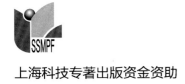

上海科技专著出版资金资助

局部晚期甲状腺癌的多科联合诊治

Locally Advanced Thyroid Cancer: MDT Diagnosis and Treatment

主　编　樊友本　郑　起
副主编　杨　异　杨松林　赵　珺
　　　　张晓丽　易红良　杨庆诚

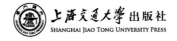

内容提要

局部晚期或多次手术甲状腺癌患者并不少见,明显影响患者生命质量,也是甲状腺癌主要的死亡原因,但其诊治牵涉专科多,处理颇为棘手,手术风险有时很大。本书是关于局部晚期甲状腺癌多科联合诊治的专著。由全国50多名著名甲状腺外科大师和上海交通大学附属第六人民医院甲状腺多科协作专家,系统介绍了相关解剖、精准的术前诊断、密切的多科协作手术、并发症的防治、合理的术后综合治疗。详述了手术的总原则和宝贵技巧,尤其是神经、气管、喉、食管、上纵隔、大血管、广泛皮肤肌肉组织受侵的手术方法,并具体分享了15例特难病例独到的处理经验。

本书特别适合于甲状腺外科、头颈外科、普通外科中高级医师和研究生,及住院、规培、进修的甲状腺专科医师参考;同时对参与甲状腺癌多学科诊疗的内分泌、核医学、影像、病理、麻醉监护、放化疗和其他相关外科的医师也有较大帮助。

图书在版编目(CIP)数据

局部晚期甲状腺癌的多科联合诊治/樊友本,郑起主编. —上海:上海
交通大学出版社,2017
ISBN 978-7-313-18171-8

Ⅰ.①局… Ⅱ.①樊…②郑… Ⅲ.①甲状腺疾病-腺癌-诊疗
Ⅳ.①R736.1

中国版本图书馆 CIP 数据核字(2017)第 232703 号

局部晚期甲状腺癌的多科联合诊治

主　　编:樊友本　郑　起
出版发行:上海交通大学出版社　　　　　　　地　　址:上海市番禺路 951 号
邮政编码:200030　　　　　　　　　　　　电　　话:021-64071208
出 版 人:谈　毅
印　　制:苏州市越洋印刷有限公司　　　　　经　　销:全国新华书店
开　　本:787mm×1092mm　1/16　　　　　印　　张:19.75
字　　数:399 千字
版　　次:2017 年 10 月第 1 版　　　　　　　印　　次:2017 年 10 月第 1 次印刷
书　　号:ISBN 978-7-313-18171-8/R
定　　价:188.00 元

樊友本：主任医师，教授，博士。上海交通大学甲状腺疾病诊治中心执行主任，上海交通大学附属第六人民医院疝中心主任。先后毕业于湖南医学院、上海医科大学、上海交大医学院，曾到美国西南医学中心和匹兹堡医学中心做访问学者。在甲状腺和甲状旁腺的多科协作、疑难危重手术、微创美容手术、规范化诊治、质控做出较大成绩，对疝与腹壁外科、肝胆胰和胃肠乳腺外科也有较多经验。主编、主译著作4部，副主编和参编8部，发表英文文章16篇，中文文章70余篇。承担国家自然基金面上项目和上海市科委项目若干项。连续入选荣获甲状腺外科和疝外科中国百强医师TOP10。

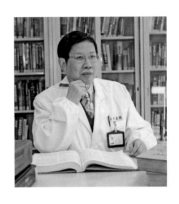

　　社会任职：中华医学会外科学分会内分泌外科学组委员，中国医师协会甲状腺外科医师委员会副主委，中国医促会甲状腺疾病专委会副主委，中国研究型医院协会甲状腺专委会常委兼甲状腺手术学组组长，中国抗癌协会甲状腺肿瘤专业委员会委员。中国医师协会疝与腹壁外科专业医师委员会委员，中国研究型医院协会微创外科专委会委员，美国甲状腺学会（ATA）、美国内分泌外科协会（AAES）、国际内分泌外科协会（IAES）、美国疝学会（AHS）委员。同时兼任《中华外科杂志》《中华内分泌外科杂志》《中华疝和腹部外科杂志》《Journal of Surgical Oncology》等编委或通讯编委。

郑　起：主任医师，教授，医学博士。上海交通大学附属第六人民医院普外科主任，大外科教研室主任，博士生导师。有30多年丰富的普外科临床经验，手术细致，技术精湛，尤其擅长各种肝胆胰外科手术，主要有肝癌、胆囊癌、胆管癌、胰腺癌及胆道复杂疾病的外科手术治疗，对肝癌早诊断、早治疗及针对不同个体的合理治疗有其独特的风格和疗效。目前从事外科临床工作和肿瘤复发转移机制研究，先后在国内外专业杂志上发表包括SCI在内的学术论著50余篇，主编和参编专著10余本，承担国家自然科学基金和市、局级课题多项，曾获中华科技奖二等奖和上海市科学技术进步奖一等奖等奖项。多次赴欧美国家相关医学中心考察学习。

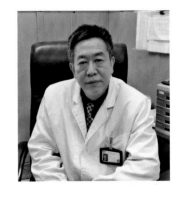

　　社会任职：上海胆道学组副组长，国际肝胆胰协会中国分会委员，中国医师协会肝癌协会委员，中国医师协会肝脏外科专业委员会常委，上海医师肝癌专业委员会委员，上海普外科专业委员会委员，肿瘤外科和跨学科治疗专业委员会委员，上海卫生专业高级职称评定委员会委员，上海市医学感染与化疗专科分会委员，上海交通大学甲状腺疾病诊治中心主任。兼任《肿瘤》《外科理论与实践》等杂志编委。

编委会名单

主　　编：樊友本　郑　起

副主编：杨　昇　杨松林　赵　珺
　　　　张晓丽　易红良　杨庆诚

学术秘书：邓先兆　康　杰

编　　委：（按姓氏拼音顺序排序）

包玉倩	上海交通大学附属第六人民医院
陈　杰	湖南省肿瘤医院
陈立波	上海交通大学附属第六人民医院
邓先兆	上海交通大学附属第六人民医院
丁　正	上海市第八人民医院
樊友本	上海交通大学附属第六人民医院
房居高	北京同仁医院
付　杰	上海交通大学附属第六人民医院
高　非	上海交通大学附属第六人民医院
高　明	天津市肿瘤医院
葛明华	浙江省肿瘤医院
郭伯敏	上海交通大学附属第六人民医院
郭　良	浙江省肿瘤医院
郭明高	上海交通大学附属第六人民医院
郭　翔	上海交通大学附属第六人民医院
郭朱明	中山大学肿瘤防治中心
胡　兵	上海交通大学附属第六人民医院

黄玉耀　　　　　上海交通大学附属第六人民医院

嵇庆海　　　　　复旦大学肿瘤医院

康　杰　　　　　上海交通大学附属第六人民医院

李汉贤　　　　　南华大学附属第一医院

李跃华　　　　　上海交通大学附属第六人民医院

李　艺　　　　　上海交通大学附属第六人民医院

林　峰　　　　　上海交通大学附属第六人民医院

刘　杰　　　　　中国医科院肿瘤医院

刘绍严　　　　　中国医科院肿瘤医院

刘胜辉　　　　　河北医科大学附属四院

楼建群　　　　　浙江省肿瘤医院

陆汉奎　　　　　上海交通大学附属第六人民医院

陆　靖　　　　　上海交通大学附属第六人民医院

罗全勇　　　　　上海交通大学附属第六人民医院

秦建武　　　　　河南省肿瘤医院

孙　滨　　　　　上海交通大学附属第六人民医院

孙元珏　　　　　上海交通大学附属第六人民医院

谭德炎　　　　　复旦大学临床解剖中心

谭　卓　　　　　浙江省肿瘤医院

王朝晖　　　　　四川省肿瘤医院

王道恒　　　　　上海交通大学附属第六人民医院

张莹莹　　　　　复旦大学肿瘤医院

张　园　　　　　江苏省肿瘤医院

赵　珺　　　　　上海交通大学附属第六人民医院

郑　起　　　　　上海交通大学附属第六人民医院

郑向前　　　　　天津市肿瘤医院

朱精强　　　　　四川大学华西医院

朱一鸣　　　　　中国医科院肿瘤医院

庄奇新　　　　　上海交通大学附属第六人民医院

　　近年来,甲状腺癌发病率无论是从国际范围还是国内范围来看均呈上升趋势,目前已成为当前实体瘤中发病率增长最快的恶性肿瘤。临床上,我们常遇到甲状腺癌患者在就诊时,已经处于局部进展期,肿瘤侵犯气管、食管、喉返神经、喉咽部、食管、颈总动脉、颈内静脉、上纵隔等部位。对该类患者进行手术治疗具有高风险性和挑战性。而且,随着医学的进步,新的诊疗策略和理念的提出,对局部进展期甲状腺癌的治疗已经发展为手术、核素^{131}I治疗、内分泌治疗、放疗、化疗、生物靶向治疗等多学科(multidisciplinary team, MDT)参与的综合治疗。

　　在局部晚期甲状腺癌的诊治中,MDT诊疗模式涉及甲状腺外科、耳鼻咽喉科、胸外科、血管外科、整形外科、麻醉科、内分泌科、核医学科、影像科、超声科、放疗科、肿瘤内科、病理科等。通过以甲状腺外科为主导、各相关学科通力合作的诊疗模式,为患者提供了最佳诊治方案,有利于提高治愈率、延长患者生存期、减少并发症、改善术后生活质量,真正体现了"以患者为中心"的理念。

　　为了更好地总结和推广经验,樊友本教授牵头,组织国内相关领域50余名专家编写了此书。书中首先通过多种方法的应用进行术前评估,然后再用大量的篇幅介绍了外科手术策略和手术方式,并通过具体的典型疑难病例来分享治疗经验。此外,本书对甲状腺术后出血、呼吸困难、甲状旁腺损伤、淋巴漏、神经损伤等并发症的预防和处理方面的经验及术后综合治疗也进行了详细的阐述。该书可读性强,对于甲状腺专业的医生来说是一本临床指导意义很强的参考用书,相信读者一定会从中受益,从而更好服务于甲状腺患者!

中国医师协会外科分会甲状腺外科医师委员会　主任委员

中国研究型医院协会甲状腺疾病专业委员会　主任委员

中国人民解放军总医院普通外科　副主任

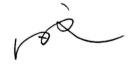

2017 年 6 月 25 日

近年来，甲状腺癌呈逐年快速上升的趋势，虽以早期甲状腺癌为多，但中晚期的病变也较常见，尤其是晚期分化型甲状腺癌，是甲状腺癌临床诊治的难点。局部晚期甲状腺癌往往累及周围组织结构，如喉返神经、喉腔、下咽、气管、食管、颈部大血管和纵隔结构，彻底的手术切除获得阴性切缘是取得良好预后的必要条件，但是手术彻底切除却有一定困难，肿瘤切除后也可能影响咽喉、气管、食管的功能，影响患者的生活质量；如何能更好地挽救这些患者，提高患者的生存率和生存质量，是所有甲状腺癌诊治医生所关注的。非大型甲状腺中心一般难以有太多类似疑难病例的经验积累，遇到此类问题，往往会无案例可鉴，束手无策。

由樊友本教授等领衔，国内众多甲状腺领域的知名专家联合编写的《局部晚期甲状腺癌的多科联合诊治》就要结集出版了，本书的参编专家都是多年从事甲状腺癌诊治的临床医生，他们结合自己的临床实践，将丰富的、宝贵的局部晚期甲状腺癌诊疗经验进行总结，以飨读者。

本书从影像诊断、细针穿刺、分子病理诊断，到基本的手术原则和技巧、患者管理和处理思路，再到甲状腺癌侵犯喉、下咽、气管、食管、颈部大血管及上纵隔结构等的外科处理，循序渐进，规范化、系统化地为该类病变的外科及综合临床诊治提供了重要的参考依据。可以相信，本书的出版，对提高我国晚期甲状腺癌的诊治水平有重大意义，故不吝推荐给致力于甲状腺癌治疗的各位同仁，是为序！

房居高 博士

首都医科大学附属北京同仁医院头颈外科 主任 教授 博士生导师

中国医疗保健国际交流促进会甲状腺疾病分会 主任委员

二零一七年五月 于北京

序 三

近年来,甲状腺癌的发病率不断上升,而面对甲状腺癌的爆发式增长,过往我们并未完全做好准备来迎接挑战,因而对甲状腺癌手术指证的把握、手术技术的掌握、手术清扫的规范、并发症的防治及术后管理等方面有所欠缺。此外,国内各地区间、各等级医院间、甲状腺专科与非专科医师间甲状腺癌规范诊治水平也存在较大差距。因此,目前甲状腺癌术后残留、复发、转移病例并不少见;还有一些病例就诊时已处于局部晚期,甚至危及生命。

这些疑难甲状腺疾病的手术存在很高风险和极高难度,可能涉及喉返神经切除吻合或移植、喉气管或食管切除、预防性气管造瘘术甚至转皮瓣、劈胸、血管移植。不仅术后出血、喉神经损伤、甲状旁腺损伤等常规并发症发生率升高,同时食管瘘、气管瘘、严重感染等少见严重并发症也时可见到。因此局部晚期甲状腺肿瘤的术前精准评估、手术方式的个体化制订、术者全面娴熟的手术技巧、术后密切监护及后续辅助治疗的合理选择等就显得尤为重要,以期显著降低手术并发症发生率和围手术期病死率,同时明显延长患者生存期和改善患者生活质量。

本书从局部晚期甲状腺癌诊治的各个方面进行了详尽描述,图文并茂,内容翔实,同时注重原则和细节。不仅强调涉及喉、气管、食管、颈部大血管、上纵隔及广泛皮肤侵犯等特殊病情的手术处理技巧,而且还联合多学科进行甲状腺癌诊断 MDT、甲状腺癌手术MDT、肿瘤综合治疗 MDT,制订甲状腺疾病特别是局部晚期甲状腺癌的个体化精准综合诊治方案,真正达到患者利益最大化。

此书由樊友本教授牵头,同时联合了国内头颈外科或甲状腺外科极有造诣和建树的外科专家以及上海交通大学附属第六人民医院甲状腺疾病多学科协作团队共同编撰,他们在实际临床工作中救治大量此类病例而积累的丰富经验,必将使该专著的内容更翔实、更有实际指导意义。相信此著作的出版将有助于甲状腺疾病相关科室医师能更好地救助此类严重患者，防治甲状腺疾病，为推进"健康中国 2030 规划"做出贡献。

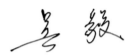

上海复旦大学附属肿瘤医院　头颈外科　教授　博导

复旦大学甲状腺肿瘤研究中心　主任

中华医学会外科学分会内分泌外科学组　副组长

近年来,甲状腺癌发病率快速增高,不仅早中期甲状腺癌如微小癌明显增多,而且,由于诊治较迟或不当,疑难或复发的局部晚期甲状腺癌比例也不低。后者由于生长在颈部"咽喉"要道,容易引起声音嘶哑、呼吸困难、吞咽障碍,可侵犯皮肤、大血管、纵隔,有时尚伴有肺、骨转移,处理极为棘手,需要挽救性手术,"挽狂澜于既倒,扶大厦之将倾"。但手术风险很大,对手术的技能要求很高、很全面,对围手术期的序贯诊治需要多科密切协作。

上海交通大学甲状腺疾病诊治中心在国内较早地做了以下方面的工作:①建立甲状腺外科专业组和多科协作机制;②推行甲状腺手术的规范化、微创化、个体化,推行手术质控,使永久性甲旁减、永久性声带麻痹、术后出血二次手术等并发症发生率均控制在1%以下;③认真培训专科进修生、研究生、规培生;④定期牵头"民办"上海甲状腺疾病国际论坛、交大甲状腺论坛、上海中青年甲状腺专家俱乐部;⑤参加国际多个甲状腺学术组织(AAES/IAES/ATA),到欧美亚进行甲状腺专科学习和交流;⑥定期进行甲状腺的外科专科或 MDT 业务学习;⑦参编多个甲状腺疾病诊治相关指南;⑧主编或主译多本甲状腺相关专著;⑨十分注重总结诊治经验,发表多篇中英文文章;⑩疑难甲状腺/甲状旁腺多科整合门诊;⑪建立甲状腺/甲状旁腺病患的微信随访群;⑫引进超声刀、腔镜、神经监测仪、纳米炭、高频钨针等先进辅助器械或手段。

作为上海交通大学甲状腺疾病诊治中心的牵头单位,我们一直十分重视局部晚期甲状腺癌的诊治,团结组织上海交通大学附属第六人民医院多科诊治专家,涵盖甲状腺癌的诊断 MDT、肿瘤综合治疗 MDT,特别是疑难手术 MDT,努力做到精准的术前诊断、密切的多科手术协作、合理的综合治疗,特别是成功治疗一些外院无法或难于手术的疑难患者,而且我们完成的这些挽救性手术,围手术期并发症较低,生活质量得到显著改善,生存时间明显延长。

为此,我们怀着诚恳激动的心情,邀请了上海交通大学附属第六人民医院多科协作专家,以及全国20余家三甲综合或肿瘤专科医院的顶尖甲状腺头颈专家,把大家丰富的知识、技巧、经验甚至教训,收集、整理、总结、汇编成册,相信本书对全国从事甲状腺疾病诊治的医师,特别是甲状腺外科医师,在征服诊治甲状腺疾病特别是局部晚期甲状腺癌这座

"高峰"时,有所参考、借鉴和帮助。本书还总结和反思了常规甲状腺疾病规范化诊治的得失,相关内容可用于更好地培养甲状腺外科的中青年医师,造福于我国广大的患者,为"健康中国2030"做贡献,同时集中展现我国在局部晚期甲状腺癌的多科诊治方面取得的巨大成就。

"路虽远,行则将至;事虽难,做则必成"。甲状腺和甲状旁腺外科是发展相对较晚的亚专科,在十分繁忙的临床工作、科研、教育之余,短短6年时间,从主编或翻译《内分泌外科技术图谱》《内镜甲状腺和甲状旁腺手术学》《甲状腺和头颈外科诊治经验和教训》、《甲状旁腺外科诊治进展》、到再次为全国同道撰写、编校、整理这本《局部晚期甲状腺癌的多科联合诊治》,为甲状腺和甲状旁腺外科的学科建设和发展,构建比较完善的理论参考体系之一,希望有助于迅速推进我国内分泌疾病的诊治能力,接轨和赶超世界先进水平。

再次感谢全国知名外科专家和六院MDT同道花费宝贵的业余时间共同编写《局部晚期甲状腺癌的多科联合诊治》,十分感恩他们丰富的经验和辛勤的劳动。也十分感谢上海交通大学附属第六人民医院各级领导及交大医管处领导,以及上海交大出版社的大力支持。希望本书的出版也带动我国甲状腺疾病单中心MDT、全国多中心协作,有助于我国甲状腺诊治经验的传帮带和创新发展。

本书的出版填补了国内外同类书籍的空白,但由于编者水平有限,学科发展迅速,一些内容虽经反复商讨校对,仍难免存在不当甚至错误,敬请读者批评指正。

樊友本　MD PhD

上海市六医院外科暨交大甲状腺疾病诊治中心　主任医师　教授

中华医学会外科学分会内分泌外科学组　委员

中国医师协会甲状腺外科医师委员会　副主任委员

中国医促会甲状腺疾病专委会　副主任委员

中国研医会甲状腺疾病专委会　常委　兼甲状腺手术学组　组长

中国抗癌协会甲状腺肿瘤专委会　委员

目　录

第一章

术前评估及诊断

第一节　甲状腺复杂手术相关应用解剖

一、甲状腺

甲状腺（见图 1.1.1～图 1.1.2）是人体最大的内分泌腺体，其滤泡细胞可分泌甲状腺素，调节人体的代谢；滤泡旁细胞分泌降钙素，参与人体内钙离子的代谢。甲状腺由左右两个侧叶和连接两个侧叶的峡部组成，峡部常有一向上伸出的舌状突出的甲状腺组织称锥体叶或锥状叶，有的人无峡部或锥体叶，锥体叶也可能从左侧叶或右侧叶伸出，可接近舌骨。两侧叶覆盖气管两侧，一般侧叶上极高度位于甲状软骨后缘中、下 1/3 交界处附近，上极的顶为胸骨甲状肌所束缚，术中断扎（部分）胸骨甲状肌有利于上极的暴露。侧叶的下极多数位于第 5～6 气管环高度，偶可达胸骨后，以右侧腺叶进入胸骨后较常见。峡部多数位于第 2～4 气管环范围内。

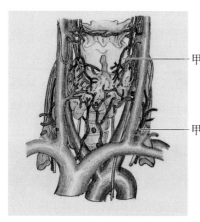
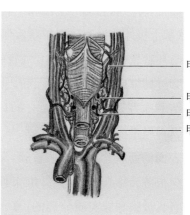

图 1.1.1　甲　状　腺

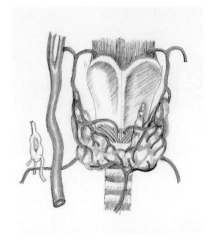

图 1.1.2   甲状腺的动脉

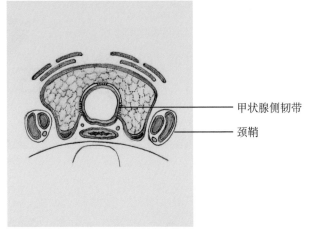

甲状腺侧韧带

颈鞘

图 1.1.3   甲状腺侧韧带与筋膜

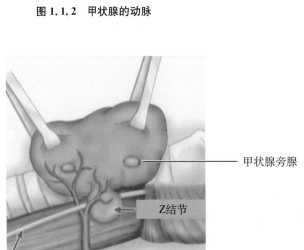

甲状腺旁腺

Z 结节

神经   下甲状腺动脉

图 1.1.4   Z 结 节

包绕甲状腺的筋膜称甲状腺前筋膜和气管前筋膜(见图 1.1.3),均来源于颈深筋膜中层,此层筋膜在胸锁乳突肌深面外侧形成,先形成颈动脉鞘包绕颈总动脉、颈内静脉、迷走神经。甲状腺前筋膜薄而透明。气管前筋膜位于甲状腺的后外侧和气管的前面,将甲状腺紧连于甲状软骨、环状软骨和气管软骨环,起着固定作用,当吞咽时,甲状腺随喉的上、下移动而移动。在甲状腺侧叶的内上侧,气管前筋膜增厚,形

成甲状腺悬韧带,将甲状腺侧叶上端和甲状软骨相连接,手术时分离甲状腺上极必须切断此韧带,甲状腺上极才能游离。在甲状腺侧叶侧面的中部,有侧韧带又称 Berry 韧带,它使甲状腺侧叶与环状软骨下缘及第 1、2 气管软骨环侧面相连接,此处与喉返神经关系密切,喉返神经可穿过韧带或经韧带后方入喉。甲状腺侧叶最后面部分邻近 Berry 韧带区域延伸而形成的结节称为 Z 结节(见图1.1.4)(1902 年,Zuckerkandl 定义)。Z 结节是甲状腺术中暴露喉返神经重要的解剖学标志。

甲状腺表面的筋膜称甲状腺假被膜,又称外科被膜(见图1.1.3),紧贴甲状腺腺体表面的显微组织很薄又称真被膜,其纤维束伸入腺实质内,成为分隔小叶的结缔组织隔,手术时是无法将真被膜和腺实质分离的,真、假被膜之间有疏松的结缔组织相连接,易于分离,手术时可利用此特点将甲状腺和周围组织及器官分离开,甲状腺下动脉、甲状腺中静

脉及喉返神经均在间隙内。手术时保留甲状腺被膜,实质上是保留了部分甲状腺腺体及其真被膜,应尽量全部切除,尤其是癌肿侧,防止癌灶残留,有利于后续核素清甲清灶治疗。

　　1. 甲状腺的血供(见图1.1.1、图1.1.2)

　　每侧腺叶有甲状腺上动脉及甲状腺下动脉,前者是甲状腺的主要血供来源,甲状腺上动脉起源于颈外动脉,少数起源于颈总动脉分叉部或颈总动脉干,甲状腺上动脉接近甲状腺时分成前后两支。甲状腺下动脉源于甲状颈干,上行于椎前筋膜深面,至第6颈椎横突水平穿出,并弓曲向内行于甲状腺侧叶的后面。有13%的人有甲状腺最下动脉,其来源不恒定,可来自头臂动脉、锁骨下动脉、颈总动脉或主动脉弓,于峡部下缘进入腺体。甲状腺的静脉有上中下3对,甲状腺上静脉与上动脉伴行,引流入颈内静脉,甲状腺中静脉不恒定,大多数情况横过颈总动脉引流入颈内静脉,临床上可以通过血管与颈总动脉的关系判断甲状腺下动脉与中静脉。甲状腺下静脉分别引流入左右头臂静脉,食管、喉、气管静脉也可汇入甲状腺下静脉,形成甲状腺奇静脉丛,静脉的变异较大,除甲状腺上静脉较固定外,其余静脉有时缺失,其位置或走行时有变动。

　　2. 甲状腺的淋巴回流

　　甲状腺的淋巴回流(见图1.1.5)分上下两部,甲状腺上部的淋巴注入颈深上组淋巴结,少数入咽后淋巴结。甲状腺中、上部淋巴可以注入颈深中部淋巴结、喉前淋巴结、气管前淋巴结(位于甲状腺峡部下方),向下与上纵隔的气管前淋巴结相连续注入颈深下组淋巴结。甲状腺峡部的淋巴回流直接注入颈深下组淋巴结或气管旁淋巴结。气管旁淋巴结

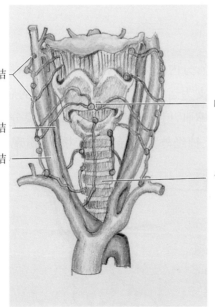

图1.1.5　甲状腺淋巴结汇流

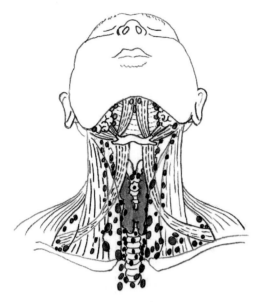

图 1.1.6 甲状腺癌颈淋巴结

为沿喉返神经排列的 4~12 个淋巴结,手术中清扫此区淋巴结时要注意保护喉返神经及甲状旁腺。另外,甲状腺癌常于右侧喉返神经深面存在淋巴结转移(见图 1.1.6),不要遗漏。

3. 甲状旁腺的解剖(图 1.1.1、1.1.4)

甲状旁腺一般有 2 对,即上甲状旁腺和下甲状旁腺,左右各 2 个。有 4 个甲状旁腺者约占 80%,有 4 个以上的占 13%,有 3 个甲状旁腺者占 3%,也有 3 个以下的。约有 20% 的甲状旁腺发生异位,位于胸腺及其周围组织内占 10%~15%,后纵隔占 5%,甲状腺内占 1%~3%,食管后占 1%,颈动脉鞘内占 1%。上甲状旁腺位置较固定,约 80% 位置限定于甲状腺下动脉与喉返神经交叉部以上 1.0 cm 处,即大约位于侧叶内后的上、中 1/3 交界处附近。下对甲状旁腺位置变化较大,多位于甲状腺下极至后方,少数可在胸腺之颈段部分发现,或随胸腺进入上纵隔,甲状旁腺血液供应来自甲状腺上动脉的后支,或甲状腺下动脉的分支或来自甲状腺上、下动脉的交通支,甲状旁腺的静脉纤细。临床上应注意保留每一个甲状旁腺的动脉血供,而静脉损伤时,可出现旁腺瘀血而使旁腺颜色变暗,可以通过针尖多点刺破旁腺被膜好转。

4. 喉上神经(图 1.1.7)

喉上神经来自迷走神经,分内外两支,内侧支为感觉支,经甲状舌骨膜入喉,分布于声门裂以上的喉黏膜上,外侧支为运动支,邻甲状腺上动脉的后内侧,穿进胸骨甲状肌止点的深面,支配环甲肌及咽下缩肌,但也有感觉支穿过环甲膜分布至声带及声门下区前部的黏膜。甲状腺手术损伤喉上神经外支可导致声带松弛,出现声音低沉。手术中结扎甲状

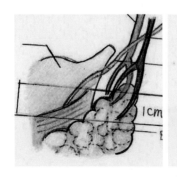
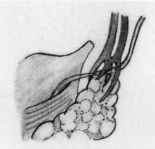
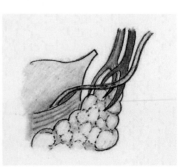

图 1.1.7 喉上神经与甲状腺上动脉

腺上动脉及分离甲状腺上极悬韧带时尽量注意靠近甲状腺腺体而离开环甲肌表面,有学者提出将甲状腺上动脉分支逐个裸化结扎(脱帽法),既可以控制出血,保持术野清晰,又可以避免损伤喉上神经外支。喉上神经位置高低不一,在普通甲状腺手术切口不太容易寻找,术中分离皮瓣至甲状软骨板中部水平以及切断胸骨甲状肌有利于暴露喉上神经(见图1.1.7)。如肿瘤位于上极则术中更难寻找,应以切净肿瘤为主,不必过分解剖寻找它,有条件时可采取神经监测。

5. 喉返神经(图1.1.8、图1.1.9)

迷走神经下行后分出喉返神经,两侧神经走行不同。右侧在锁骨下动脉之前离开迷走神经,自动脉浅面绕至动脉深面(故当右侧喉返神经存在时,迷走神经在锁骨下动脉水平应走行于血管浅面),于椎前筋膜浅面上行至环甲关节后方进入喉内。左侧喉返神经变异少见,路径较长,迷走神经经过主动脉弓时分出,绕动脉并由其深面向上沿气管食管沟上行,自环甲关节后方进入喉内。一般来讲,左侧喉返神经平行且靠近气管食管沟,而右侧喉返神经走行偏离气管食管沟而与其有一个角度。当然,解剖变异和术中牵拉都可以改变喉返神经走行方向。喉返神经主要为运动神经,但也有感觉分支分布于声门下腔、气管、食管及一部分喉咽的黏膜。

喉返神经与甲状腺下动脉之关系(见图1.1.10)是外科医生必须了解的,以免术中将其损伤。绝大多数喉返神经在甲状腺下动脉之深面,于是甲状腺肿大时喉返神经走行方向移位不是很大,手术不易损伤。但当喉返神经位于下动脉浅面或分叉之间时,甲状腺肿

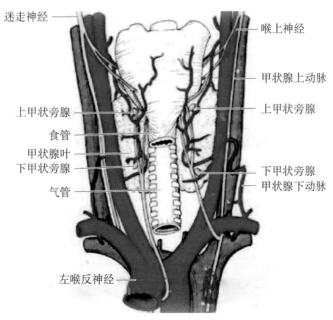

图1.1.8　喉返神经、喉上神经

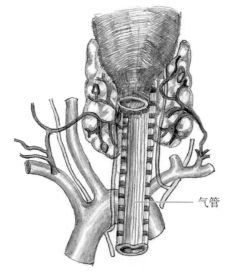

图 1.1.9　喉返神经

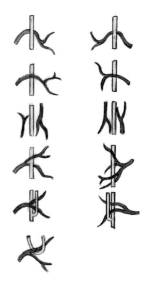

图.1.10　喉返神经与下动脉关系

大会导致血管移位牵拉喉返神经向前向外移位,手术中在切断血管时易造成损伤。喉返神经可存在伴行血管,术中可将神经误判为血管而将喉返神经断扎。喉返神经与甲状腺下动脉的解剖变异可达 20 多种,但其他类型解剖变异相对少见。一般只存在于右侧锁骨下动脉从食管后方绕过时,术前增强 CT 扫描可以协助诊断,术中神经监测更易分辨。

　　喉返神经分支变异甚多,一般在环甲关节后面或内面分为前、后两支,但也常见在环状软骨以下处进行喉外分支者。后支进入环杓后肌(见图 1.1.11),支配环杓后肌及甲杓肌,负责声门开大;前支在环甲关节后面上行进入环杓侧肌,支配除环甲肌、环杓后肌及甲杓肌以外的喉内各肌,主要是环杓侧肌和杓间肌(杓横肌和杓斜肌),负责关闭声门。总

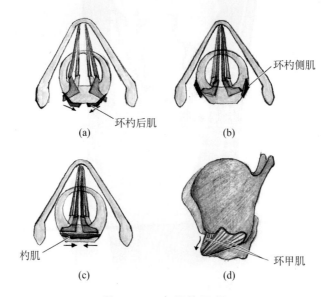

图 1.1.11　声门的开闭

之,喉上神经支配环甲肌,喉返神经支配除环甲肌外的其他喉内肌肉。甲状腺术中由于忽略喉返神经分支,而误伤到喉返神经后支,可导致声带不全麻痹而出现声音嘶哑。

喉返神经左侧路径较右侧长,故临床受累机会较多。单侧喉返神经损伤后出现短期声音嘶哑,若双侧受损则使声带外展受限,常有严重呼吸困难,需做气管切开术。

6. 甲状腺的毗邻

甲状腺的前面由浅入深依次有皮肤、浅筋膜、颈筋膜浅层、舌骨下肌群及气管前筋膜;甲状腺峡部正中处无肌肉覆盖,直接与筋膜、皮肤相邻;侧叶的后内侧邻近喉、气管、咽、食管,以及位于气管食管沟内的喉返神经和近上极的喉上神经外支;侧叶的后外侧与颈动脉鞘及颈交感干相邻;侧叶后缘处有甲状旁腺附着。当甲状腺肿大时,如向后内侧压迫气管,可出现呼吸困难;压迫食管,可出现吞咽困难;压迫喉返神经则可出现神经刺激症状,如咳嗽,损伤喉返神经会出现声音嘶哑;如向后外方压迫颈交感干,出现霍纳综合征,即瞳孔缩小、上睑轻度下垂及眼球内陷等。局部晚期甲状腺癌侵犯上述周围器官会出现相应的症状,手术难免会产生副损伤,导致严重并发症。

二、喉的解剖

喉是由咽演化而来,只存在于用肺呼吸的脊椎动物。居于颈部正中,舌骨下方,上通口咽,下接气管。喉上端为会厌和喉口游离缘,下端为环状软骨下缘水平,前邻甲状腺峡部、舌骨下肌群,后为下咽及颈椎的锥体,两侧为颈部的大血管、神经、甲状腺侧叶。在成年男性相当于第 3～6 颈椎平面,长约 8 cm。喉以软骨为支架,由关节、肌肉、韧带和纤维组织组成。喉不仅有呼吸功能,还有发声、保护、吞咽等重要的生理功能。

1. 喉的软骨(见图 1.1.12～图 1.1.14)

构成喉支架的软骨共有 11 块,形状、大小不同。单个而较大的有甲状软骨、环状软骨及会厌软骨,成对而较小的有杓状软骨、小角软骨、楔状软骨共 9 块。此外,尚有数目不定的籽状软骨及麦粒软骨。

(1)会厌软骨位于舌骨及舌根后方,在喉入口之前,上宽下窄形如树叶。会厌软骨的前后覆以黏膜,称会厌,为喉口的活瓣,吞咽时会厌向后下方封闭喉口,阻止液体和食物进入喉和气管。

(2)甲状软骨为喉软骨中最大一块,由左右对称的四方形甲状软骨板组成,构成喉前壁和侧壁的大部分。甲状软骨板在正中线上突起称前角,上端

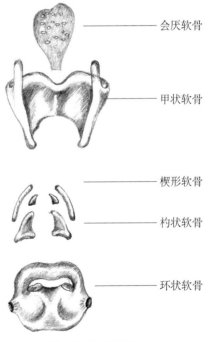

会厌软骨

甲状软骨

楔形软骨

杓状软骨

环状软骨

图 1.1.12 喉软骨

尤其前凸,称喉结(男性明显),上缘有"V"形切迹,称甲状软骨切迹(见图1.1.13)。甲状软骨板的外侧面自后上向前下有一斜线(见图1.1.13),为甲状舌骨肌、胸骨甲状肌(这两组肌肉同时附着在斜线,又称接力肌)(见图1.1.14)及咽下缩肌的附着处。其中胸骨甲状肌覆盖甲状腺上极,当暴露甲状腺术上极或喉上神经外支困难时,可以切断内侧部分胸骨甲状肌。斜线上端名甲状上结节,下端名甲状下结节。甲状软骨板后缘向上、向下的突起,分别称为上角和下角。上角借甲状舌骨侧韧带与舌骨大角连接。下角内侧面有关节面与环状软骨形成环甲关节,成为它们的两个共同支点。

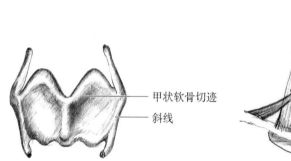

图1.1.13　甲状软骨

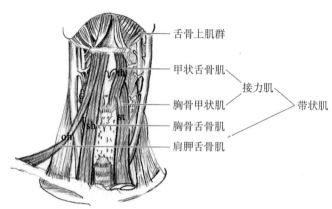

图1.1.14　带状肌

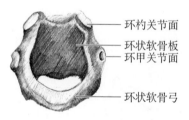

图1.1.15　环状软骨

(3) 环状软骨是喉部唯一完整环形的软骨,对于支撑呼吸道,保持其通畅特别重要,是形成喉腔下部的前壁、侧壁,特别是后壁的支架。如被损伤,常导致喉狭窄。环状软骨前部细窄称环状软骨弓,后部高而成方形称环状软骨板。环状软骨两侧的板弓相接处的外侧各有一个关节面,与甲状软骨下角形成环甲关节。环状软骨板的上缘两侧各有环杓关节面(见图1.1.15)。

环状软骨弓的上缘与甲状软骨下缘之间为环甲膜,膜前皮下有一淋巴结,称喉前淋巴结(见图1.1.16),甲状腺癌术中需将其清扫。环状软骨下缘借韧带与第一气管相连。故环状软骨弓也是环甲膜穿刺或气管切开术的重要解剖标志。

(4) 杓状软骨,犹如三棱锥体,坐落于环状软骨板上缘的两侧,并与之构成环杓关节。杓状软骨在此主要作垂直轴的旋转运动(也有滑行运动),依此调节声门的大小。杓状软骨向前伸出的突起称声带突,有声韧带附着,向外的突起称肌突,大部分喉肌附着于此。杓状软骨自身也是声门的组成部分,其内侧面光滑,为声门裂后1/3的软骨间部,构成声门的呼吸部。晚期甲状腺癌,双侧声带麻痹的患者,可以在支撑喉镜下切除杓状软骨,扩大喉腔呼吸部,达到改善呼吸发音的目的,拔除气管套管后应防止窒息。

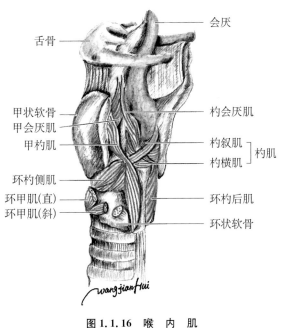

图 1.1.16　喉　内　肌

2. 喉的肌肉

喉的肌肉分为喉内肌和喉外相关肌肉两组,均为横纹肌,除杓横肌外均成对存在。

(1) 喉外相关肌肉:将喉与周围结构相连,包括附着于颅底、舌骨、下颌骨、喉及胸骨的肌肉。以舌骨为中心可分为舌骨上肌群和舌骨下肌群。前者包括二腹肌、茎突舌骨肌、下颌舌骨肌和颏舌骨肌;后者包括胸骨舌骨肌、胸骨甲状肌、甲状舌骨肌和肩胛舌骨肌(这4 对肌肉被称为带状肌)(见图 1.1.15)。其作用是使喉体上升或下降,同时使喉固定,并辅助吞咽和发音。发声时,如舌骨固定,则在胸骨甲状肌的共同作用下,使甲状软骨向前、下方倾斜,从而增加声带的张力。

(2) 喉内肌(见图 1.1.11、图 1.1.16):起点及止点均在喉部,收缩时使喉的有关软骨发生运动。依其功能分为 4 组:

① 使声门张开:主要是环杓后肌,收缩时使声门裂开大,并使声带紧张。环杓后肌为喉内肌中唯一的外展肌,如两侧同时麻痹,则可能发生窒息。

② 使声门缩小:环杓侧肌和杓肌。环杓侧肌收缩时,声带突内转,向中央会合,使声带内收、声门裂的膜间部关闭。声带稍显弛缓,声门裂的后 1/3(软骨间部)则呈三角形张开。杓肌为杓横肌和杓斜肌的合称。杓肌收缩时使两块杓状软骨滑行靠拢,以闭合声门裂的后 1/3(软骨间部),至此,环杓侧肌和杓肌共同将声门裂完全关闭。

③ 使声带紧张和松弛:环甲肌和甲杓肌。环甲肌收缩时甲状软骨和环状软骨弓接近,以环甲关节为支点,增加杓状软骨和甲状软骨前联合之间的距离,将甲杓肌拉紧,使声带紧张度增加,并略有声带内收的作用。甲杓肌收缩时使杓状软骨声突内转,以缩短声带及使声门裂关闭。甲杓肌、声韧带及其黏膜组成声带,发音的音调与甲杓肌等的紧张度有关。

④ 使会厌活动：杓会厌肌收缩使喉入口收窄,甲状会厌肌收缩使喉入口扩大。

3. 喉腔(见图1.1.17)

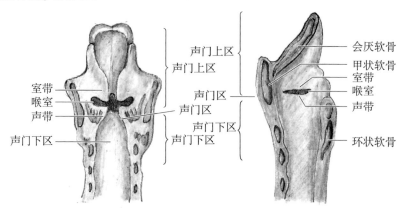

图 1.1.17　喉

喉腔是以软骨为支架,并与软组织一起围成的管腔。上起自喉口,下连于气管。以声带为界,分为声门上区、声门区和声门下区三部分。

(1) 声门上区：位于声带上缘以上,其上口呈三角形,称喉入口。声门上区分为两个亚区：上喉区(即喉前庭,呈漏斗形)和上喉区以下的声门上区。前者包括会厌,两侧杓会厌襞,双侧前庭襞及其间前庭裂。后者包括喉中间腔、室带及喉室。

(2) 声门区：位于声带之间,包括两侧声带、声门裂、前联合、杓状软骨和后联合。

声门由声带和声门裂构成;声带由声韧带、声带肌和表面的黏膜一起构成;声门裂位于两侧声襞和杓状软骨基部及声带突之间的裂隙。弹性圆锥或环甲韧带自甲状软骨前角后面,向后下止于杓状软骨声带突和环状软骨上缘,其上方内侧游离缘增厚,紧张于甲状软骨与声带突之间,称声韧带。在间接喉镜下声带呈白色带状,边缘整齐。两侧声带前端融合成前联合。后端附着于杓状软骨的声带突,故可随声带突的运动而张开或闭合。声带张开时,出现一个等腰三角形的裂隙,称为声门裂。空气由此进出,为喉最狭窄处,也是整个呼吸道最狭窄处。声门裂的前 2/3 介于两侧声韧带之间,称膜间部,又称发音部。声门裂后 1/3 介于两侧杓状软骨声带突之间,称为软骨间部,又称呼吸部。局部晚期甲状腺癌侵犯双侧喉返神经或双侧损伤,术后行气管切开的患者,待甲状腺疾病治疗稳定后,可于支撑喉镜下行激光切除双侧部分呼吸部,来达到拔管的目的。

(3) 声门下区：即声门裂以下的部分,上窄下宽,略呈圆锥形。此区黏膜下组织比较疏松,炎症时易引起水肿,尤其在幼儿易引起喉堵塞,从而产生呼吸困难,抢救时可做环甲膜穿刺。

4. 喉的神经

喉的神经主要有两条：喉上神经和喉返神经(见图1.1.7、见图1.1.8),均为迷走神经的分支。

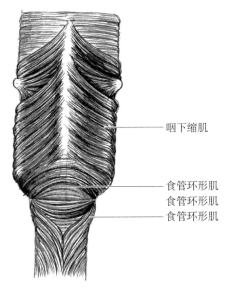

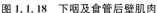

图 1.1.18　下咽及食管后壁肌肉

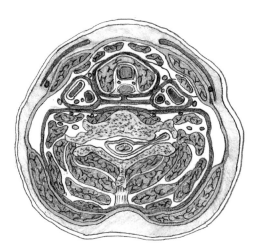

图 1.1.19　颈部筋膜

喉上神经支配环甲肌,环甲肌收缩,使甲状软骨前倾,拉紧声带,声调变高(见图 1.1.7)。甲状腺术中处理上极时需注意保护喉上神经,防止损伤,导致术后声音低沉,不能发高音,影响唱歌说话质量。

甲状腺癌可侵犯喉,视病变情况可行喉部分切除术、喉全部切除术。

三、颈段气管

气管(见图 1.1.5、图 1.1.9)上起环状软骨的下缘,相当于第 6 颈椎平面,下达第 5 胸椎平面,气管软骨呈马蹄铁形,气管环后面的缺口约占气管横断面周长的 1/3,由弹性纤维和平滑肌纤维形成气管后壁(称气管膜部)。气管环由纵行的弹性结缔组织形成的气管环间韧带相连,其中第 1 和第 2 环常紧密相连。

气管在颈部居中线,前面有皮肤、筋膜、胸骨舌骨肌、胸骨甲状肌等,左侧喉返神经经过气管食管沟,右侧喉返神经则与气管侧壁毗邻;在第 2~4 气管环前面,有甲状腺峡部跨越。颈部共有 7~8 个气管环,颈部气管的长度及其位置深浅与头位有关,当头前倾时,颈部气管环部分进入胸腔,位置较深;头后仰时,颈部有较多气管环,位置变浅,易于暴露。甲状腺附着于颈部气管,故临床上行气管切开及甲状腺手术时,取垫肩后仰头位,易暴露颈部气管,有利于手术。在颈下部胸骨柄上方,气管的位置较深,颈部的大血管距气管较近,气管切开的位置不宜低于第 2 环,常于 2、3 环切开。

甲状腺癌常可侵犯气管,视病变情况可行局部烧灼、气管窗式或袖状切除及气管造瘘术。

四、喉咽(下咽)与颈段食管

下咽为咽部的最低部分,上起于会厌尖水平,下止于环状软骨下缘水平,向下与食管相延续。根据解剖和疾病发生大致分为双侧梨状窝、喉咽后壁及环后区,各区之间相互重叠。

食管分为3部分:颈段、胸段和腹段。颈段食管自环状软骨下缘至胸骨上缘或颈静脉切迹(第2胸椎体下缘),长4.5～6 cm。食管壁主要由内环外纵的横纹肌组成,其上端环形肌稍增厚形成食管上括约肌(图1.1.7、见图1.1.18)。颈段食管血供主要来源于甲状腺下动脉,神经支配为喉返神经。

在下咽与食管入口处有薄弱的咽下缩肌包绕,甲状腺上极恶性肿瘤侵犯该处肌肉切除后,易发生咽瘘及食管瘘而造成术野感染。故甲状腺上极恶性肿瘤术前应留置胃管,为术中保护食管及下咽提供引导。若术中发现瘘口,直接缝合瘘口即可,术后鼻饲1周。术后怀疑伤及下咽及食管者,可口服亚甲蓝稀释液后观察引流液颜色。如证实有瘘,没有食物污染可通过鼻饲营养待瘘口自行愈合。术后一旦发现引流液中存在食物残渣,应及早敞开伤口,经过一段时间的鼻饲营养及外科换药多能愈合。

五、颈部的筋膜和区域淋巴结

1. 颈部的筋膜

颈部器官包裹在颈部筋膜(见图1.1.19)中,即颈浅筋膜及颈深筋膜。颈浅筋膜包裹颈阔肌,颈清扫时切开皮肤及颈阔肌,在颈阔肌下分离皮瓣。临床上颈深筋膜通常分为3层,第1层称为颈深筋膜浅层,又称封套筋膜,上自下颌骨下缘、乳突及枕骨上项线,下端附着于锁骨及胸骨柄。这层筋膜包裹胸锁乳突肌、斜方肌及舌骨下带状肌。胸骨上间隙内连接颈前静脉的颈静脉弓(见图1.1.20)是清扫时沿胸锁乳突肌深面分离的下界标志,易被误以为锁骨下静脉,由于管壁较薄,清扫到位时容易导致出血,可缝扎或使用小"双极电凝"止血。第2层称为颈深筋膜中层(又称气管前筋膜或内脏筋膜),包绕咽、喉、甲状腺、气管、食管等脏器;也包裹颈总动脉、颈内静脉及迷走神经形成颈动脉鞘。第3层为椎前筋膜,又称

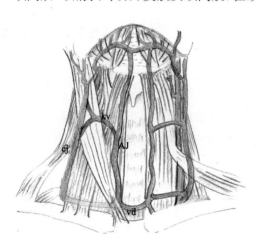

图1.1.20　颈静脉弓

为颈深筋膜深层,在喉、下咽和食管的后面,覆盖颈椎和椎前肌(头长肌、颈长肌及前、中、后斜角肌)。交感神经、颈丛神经根部、膈神经均在椎前筋膜掩盖下。颈部全部淋巴结均位于颈深筋膜第1层和第3层之间。因此,颈清扫术就在两层筋膜间操作。

2. 颈部区域淋巴结

头颈区域淋巴管引流头皮、头颈部皮肤、上呼吸消化道黏膜、腮腺及甲状腺的淋巴到特定区域的淋巴结群;肿瘤经区域淋巴扩散到淋巴结群(见图1.1.6)是可预测、有顺序的。颈

前中央区淋巴结是公认的甲状腺癌第 1 站淋巴结,包括位于甲状软骨正中引流喉淋巴的喉前淋巴结[delphian 淋巴结或环甲膜淋巴结(见图 1.1.5)]和位于甲状腺附近的甲状腺周围淋巴结(见图 1.1.21)。气管食管沟淋巴结引流甲状腺、下咽部、声门下和颈段食道。位于前上纵隔的淋巴结引流甲状腺、颈段食管,也就是颈前中央区内解剖结构的第 2 站引流淋巴结。

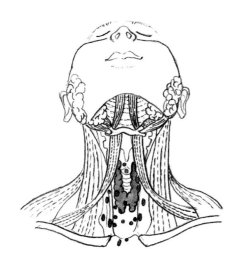

图 1.1.21 甲状腺周围淋巴结

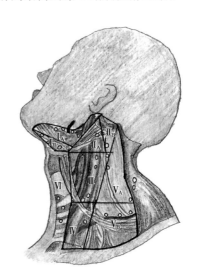

图 1.1.22 颈部分区

为了建立一致性的、易重复且大家都愿意使用的一种描述区域性颈淋巴结的方法,方便临床医师与病理医师间交流,美国纪念 Sloan-Kettering 癌症中心头颈外科描述了一种颈部淋巴结的分区系统。该系统将颈侧区淋巴结分成 5 组;(见图 1.1.22)除此之外,颈前中央区淋巴结分为Ⅵ和Ⅶ区。

Ⅰ区:颏下组,位于舌骨以上,下颌骨以下,颈中线自二腹肌后腹。二腹肌前腹至颈正中线的为颏下组(Ⅰa),二腹肌前后腹与下颌骨之间的为颌下组(Ⅰb)。颌下腺周围淋巴结和面动脉周围淋巴结均属于该组。

Ⅱ区:颈内静脉上组,位于Ⅰ区的外侧,上自颅底下至舌骨水平。前界为胸骨舌骨肌外侧缘,后界为胸锁乳突肌后缘。一般在胸锁乳突肌内侧的称颈内静脉上淋巴结(Ⅱa),胸锁乳突肌深面的为副神经上淋巴结(Ⅱb)。

Ⅲ区:颈内静脉中区淋巴结,颈内静脉中 1/3 淋巴结,位于Ⅱ区以下,肩胛舌骨肌以上和胸锁乳突肌后缘之间。下界常以肩胛舌骨肌与颈内静脉的交角和环状软骨下缘水平,分别作为外科和放疗科的临床标志。

Ⅳ区:颈内静脉下区淋巴结,颈内静脉下 1/3 周围的淋巴结,上起Ⅲ区,即肩胛舌骨肌以下至锁骨水平的胸锁乳突肌深面区域。

Ⅴ区:颈后三角淋巴结,位于胸锁乳突肌后缘、斜方肌前缘和锁骨围成的三角区内,包括副神经下段和颈横血管周围的淋巴结。可分为环状软骨水平以上至颅底的Ⅴa,和环状软骨水平至锁骨之间的Ⅴb。

Ⅵ区：中央区淋巴结，位于喉前、气管前、气管旁和气管食管沟内的淋巴结。上起舌骨，下至胸骨上切迹和左右颈动脉鞘之间。

Ⅶ区：上纵隔淋巴结，主要位于胸骨上缘至左头臂静脉水平，和头臂干与左颈总动脉之间区域内的气管食管附近淋巴结。

分化型甲状腺癌区域淋巴结转移的发生率较高。临床上，颈部淋巴结阴性的分化型甲状腺癌，发生微转移第1站淋巴结为甲状腺附近淋巴结，即甲状腺周围淋巴结、气管食管沟淋巴结和上纵隔淋巴结。随后转移到颈内静脉下区、中区、上区淋巴结，和颈后三角淋巴结，甲状腺癌转移至Ⅰ区非常少见。故甲状腺癌的清扫通常包含中央区清扫、颈侧及颈后外侧清扫术（见图1.1.23～图1.1.25）。

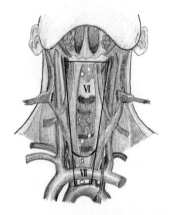

图1.1.23　颈部中央区清扫范围

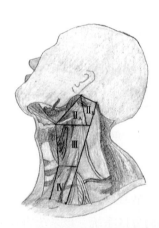

图1.1.24　颈侧清扫范围（保留胸锁乳突肌）

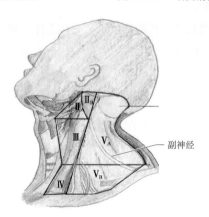

图1.1.25　颈后外侧清扫范围

六、颈部的肌肉

1. 颈部浅层肌肉

从外科观点看，位于颈部大动脉浅面的肌肉称为颈部浅层肌肉，包括颈阔肌和胸锁乳突肌。

（1）颈阔肌（见图1.1.26）：位于颈部浅筋膜内的皮肌，薄而宽阔，起自胸大肌和三角肌筋膜，肌纤维斜向上内方，越过锁骨和下颌骨至面部，前部肌纤维止于下颌骨的下缘和口角，其最前部的纤维左右交错，后部肌纤维移行于腮腺咬肌筋膜和面部。有的颈阔肌内侧部分可有不同程度的缺失，以致颈正中切口不见肌纤维。颈阔肌是颈部切口深浅的重要解剖标志，其深面也可作为分离皮瓣的手术界面。

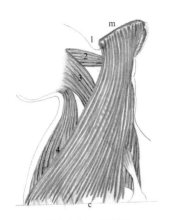

图1.1.26　颈阔肌

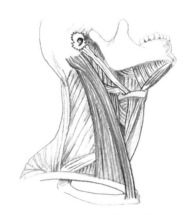

图1.1.27　胸锁乳突肌

（2）胸锁乳突肌（见图1.1.27）：位于颈部前外侧，大部分被颈阔肌覆盖。起自胸骨柄和锁骨的胸骨端，两头会合斜向外上，止于乳突。部分覆盖颈动脉鞘。此肌主要维持头的姿势，此肌若被切断或切除时，由于其他肌肉的代偿作用，头部还可随患者的意愿而运动。胸锁乳突肌表面有从其内上斜向外下的颈外静脉经过。其后缘中点约1 cm范围内有颈丛的皮支浅出，其中颈横神经和耳大神经分别经胸锁乳突肌表面走向颈内侧和耳垂方向，锁骨上神经以爪形向下。再向上约1.0 cm处辨识副神经。胸锁乳突肌后缘深面中上1/3交点，被枕小神经勾绕，是寻找副神经的标志。

2. 舌骨下肌群

舌骨下肌群又称带状肌，位于颈阔肌之深面颈中线的两侧（见图1.1.15），延续于胸骨和舌骨之间，在喉、气管和甲状腺的表面。每侧有4块肌肉，分为2层：第1层自外侧向内侧为肩胛舌骨肌、胸骨舌骨肌；第2层自下而上为胸骨甲状肌和甲状舌骨肌。两侧的肌肉借深筋膜连接于颈前正中，呈白色筋膜线，称为颈白线。颈白线是颈部手术的常规入路。

（1）肩胛舌骨肌：位于胸骨舌骨肌之外侧，大部分被胸锁乳突肌所遮盖，为细长的带状肌。起自肩胛骨上缘，止于舌骨体。此肌在环状软骨平面以下移行于中间腱（故也是二腹肌），该腱借颈深筋膜连于锁骨。沿胸锁乳突肌深面分离时，在肩胛舌骨肌浅面分离不会伤及颈鞘组织，故为重要解剖标志。

（2）胸骨舌骨肌：位于颈前正中线的两侧，肩胛舌骨肌的内侧，为窄带状肌肉。起自胸锁关节的后面，止于舌骨。二次或多次手术患者，胸骨舌骨肌外侧缘因可避开原术区瘢痕,常为理想入路。

（3）胸骨甲状肌：位于胸骨舌骨肌的深面,紧贴甲状腺的浅面。此肌上狭下宽,较胸骨舌骨肌短而宽。起自胸骨柄之后面,止于甲状软骨。甲状腺上极的顶为胸骨甲状肌所束缚,术中断扎（部分）胸骨甲状肌有利于上极的暴露及喉上神经外支的保护。

（4）甲状舌骨肌：为短小的长方肌,可视为胸骨甲状肌向上的延续部分,同样也被胸骨舌骨肌遮盖。因为与胸骨甲状肌同时附着在斜线,故又称接力肌。

以上肌肉群之特点是都可以使舌骨和喉下降,受舌下神经支配。临床上常见术后带状肌萎缩,与术中伤及舌下神经祥有关。甲状腺癌侵犯带状肌后常可切除,切除后可影响颈部外观,但无功能受限。

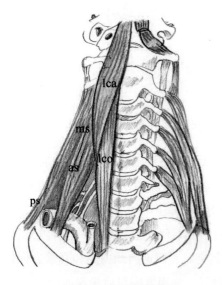

图1.1.28　颈深肌群

3. 颈深部肌肉（颈深肌）

颈深部肌肉分为椎前肌和斜角肌。

（1）椎前肌（内侧群）：位于脊柱前面正中线的两侧,共有4块（见图1.1.28）,一般的外科手术不需分离或切断这些肌肉。但很多手术野紧靠这些肌肉,因此也应了解。

颈长肌（lco）位于颈椎和上3个胸椎体的前面,延伸于寰椎前结节及第3胸椎之间,其前面为咽和食管所掩盖。头长肌（lca）居颈长肌的上方,遮盖后者之上部。此肌起自第3～6颈椎横突,肌纤维斜向内上方,止于枕骨底部的下面。头前直肌位于寰枕关节的前面,其内侧部分为头长肌掩盖,为短小的肌肉。头侧直肌位于头前直肌的外侧,也是短肌。

（2）斜角肌（外侧群）（见图1.1.28）：位于脊椎两侧,包括前斜角肌（as）、中斜角肌（ms）和后斜角肌（ps）。前斜角肌位于胸锁乳突肌和颈内静脉的深面。起自第3～6颈椎横突,斜向外侧,止于第1肋骨上面,膈神经自后上至前下走行于前斜角肌表面。中斜角肌位于前斜角肌的后面,起自第2～6颈椎横突,斜向外下,止于第1肋骨上面,锁骨动脉沟以后的部分。后斜角肌居中斜角肌的后方,起自5～7颈椎横突,斜向外下方,止于第2肋骨中部。

三块斜角肌从前外侧保护了突出于胸廓上口（锁骨内侧1/3）的胸膜顶。前斜角肌后方与中斜角肌之间为斜角肌间隙,由锁骨下动脉和臂丛穿出,前下方由锁骨下静脉经过,沿肌表面下降的为膈神经。在清扫该区域时应注意血管神经与表面筋膜的关系,避免伤及深部的结构。

4. 颈后外侧肌肉

颈清扫术至手术野的后外侧,会遇到一些肌肉,要善于识别,有时还要利用这些肌肉。

（1）头夹肌：起自项韧带的下部及第 3 胸椎棘突，斜向上外，止于上项线和乳突后缘。在颈部Ⅱ区清扫时，此肌需要显露得比较清楚。

（2）肩胛提肌：位于颈侧，呈带状长肌。肌的上部位于胸锁乳突肌的深面，下部位于斜方肌深面。该肌起自上位 4 个颈椎横突，斜向后稍外，止于肩胛骨。此肌有上提肩胛的作用。Ⅱ区清扫时应辨认出此肌肉。

（3）斜方肌：主要位于颈部和背上部，从后面观两侧的肌肉合成为斜方形，故得此名。此肌上外侧部分的纤维起自枕骨上项线内 1/3、枕外隆凸、项韧带全长、第 7 颈椎棘突、全部胸椎棘突及其棘上韧带。上部纤维斜向下外，止于锁骨外 1/3。所以在颈清扫术时，此肌的前缘即为Ⅴ区的后缘，也是项部和狭义颈部的分界线。斜方肌前缘可见多条神经，位于中、下 1/3 交界且走行于其深面者为副神经。斜方肌为副神经支配。此肌收缩时，可帮助上举上肢，该肌瘫痪时，则会产生塌肩。

七、颈部的部分神经

1. 迷走神经

（1）迷走神经、舌咽神经和副神经都从颈内静脉孔出颅。在颈内静脉孔内居于颈内静脉之前。三者出颅后即与舌下神经结伴，4 条神经皆列于颈内静脉和颈内动脉之间（见图 1.1.1、图 1.1.8），但很快分开走行。

迷走神经出颅后即垂直下降，约 1.2 cm 处即膨大为结状神经节，此节呈长圆形，色红，长约 1.8 cm。初居颈内动脉和颈内静脉之间，继居颈总动脉和颈内静脉之间，直径约 1.8 mm。迷走神经虽居动静脉之间，但位置较后。动脉、静脉和神经皆包绕在颈动脉鞘内，在鞘内迷走神经又单独包绕有薄结缔组织。行颈清扫术时，从外侧掀起颈内静脉即可发现迷走神经依靠在动脉上。迷走神经对牵拉敏感，术中操作应仔细，尽量减少牵拉。上海交通大学附属第六人民医院曾有 3 例颈清扫过度牵拉迷走神经导致声带暂时性麻痹的教训（牵拉点为下方神经洛监测信号良好）。

在颈根部与胸部交界处左右侧的迷走神经行程不完全相同：右侧者越过锁骨下动脉的第 1 段，下降入胸腔；左侧者先越过胸导管之前，经颈总动脉与锁骨下动脉之间下降入胸腔。

（2）迷走神经的分支：

① 耳支：较细，分布至耳郭后部的皮肤和外耳道的后下部皮肤。

② 咽支：是咽部的主要运动神经，咽支发源于结状神经节之上部，经颈内静脉和颈外动脉之间斜向前下行，咽支与舌咽神经的咽支和交感神经颈上神经节的分支组成咽神经丛，此丛支配咽缩肌、腭帆提肌、悬雍垂肌、舌腭肌和咽腭肌，并有感觉纤维至咽的黏膜。

③ 喉上神经：较粗，发自迷走神经的结状神经节，经颈内动脉之内侧深面斜向下前，趋向甲状软骨，并且分为喉内支和喉外支。

④ 喉返神经：右侧喉返神经发于迷走神经越过锁骨下动脉处，发出后即钩绕至该动脉

后面而上行,继向内上方经颈总动脉的后面。左侧喉返神经于主动脉弓前面发出,钩绕至动脉弓后面上行。在颈部,两侧喉返神经皆沿气管食管沟上行,经过甲状腺下动脉之前或后,终则潜伏于咽下缩肌下缘,支配喉部的肌肉。

(3) 迷走神经的损伤:现已证实,在人类于喉返神经以下切断迷走神经不会出现功能障碍。在喉返神经起始处以上切断,发生喉返神经麻痹;在喉上神经起始处以上切断,则发生喉上神经和喉返神经的麻痹症状。

① 文献报道迷走神经被切断的病例,皆无严重的并发症,少数病例曾发生脉搏加快或呼吸障碍,但系暂时性,均可恢复正常,切断一侧的迷走神经,不致发生神经障碍,也不会发生胃和食管的运动和分泌障碍。然而,对迷走神经的机械刺激反而会发生严重的后果。手术时牵拉、钳夹、挫压或误扎神经,皆可导致严重呼吸及循环系统的症状。呼吸障碍表现为呼吸困难、咳嗽、浅而不稳的呼吸;循环障碍表现为心跳过速、心跳缓慢,甚至心跳停止。也可表现为持续性呕吐。

② 损伤了喉上神经喉外支可出现声带松弛,音调降低,但不嘶哑。喉镜检查可见患侧声带皱缩。临床上,喉上神经喉外支的损伤往往被忽视。甲状腺的手术一般不会伤及喉上神经喉内支。

③ 喉返神经损伤会导致同侧除环甲肌外的所有喉内肌麻痹。损伤喉返神经后,同侧声带固定于正中位或旁正中位,但手术原因导致的损伤多位于正中位。挤压或牵拉导致的喉返神经麻痹,一般经过3～6个月可恢复。

单侧喉返神经损伤的症状轻重不一,当麻痹存在时,正常的发音功能可能在数月后恢复。此时,健侧声带向患者过度内收,起代偿作用。

若患者同时出现双侧喉返神经麻痹,多形成严重的呼吸困难,声带不能在呼吸位置活动,关闭状态,常有生命危险,需行气管切开术。临床上常出现一种容易被忽略情况,即患者一侧喉返神经无法保留,而对侧喉返神经保留却功能受损,加之此类患者病变多属晚期,手术创伤大,术后易出现低蛋白血症而加剧喉头水肿,故患者常于术后出现呼吸困难而行气管切开术。术中神经监测可以评估筛选该类患者。另外,术后注意蛋白变化,及时补充蛋白,也可避免气管切开。

2. 副神经

副神经完全是运动纤维,支配胸锁乳突肌和斜方肌。副神经出颈内静脉孔后位于颈内动脉和颈内静脉之间,然后越过颈内静脉的外侧或经颈内静脉内侧(见图1.1.25),向后下行,经二腹肌后腹和茎突舌骨肌之深面;继则转入胸锁乳突肌上部的深面,位于乳突的下方,并分支到胸锁乳突肌,此处有很多淋巴结围绕在它的周围,并有枕动脉的胸锁乳突肌支与之伴行。在胸锁乳突肌后缘中上1/3交界处进入颈后三角(一般在颈外静脉与胸锁乳突肌后缘交点上方约2.0 cm处,耳大神经与胸锁乳突肌后缘交点上方约1.0 cm处)。副神经出胸锁乳突肌时位置虽固定但比较深,在向后下走行过程中逐渐变浅,甚至位于皮下,故分离皮瓣时可以误伤,在颈外侧三角沿其走行方向分离更容易暴露副神经。在斜方肌前缘中、下 1/3 交界处,副神经潜行入斜方肌深面。当副神经行于胸锁乳突肌深面时,可有颈丛第 2 支分支与它联合,在颈外侧三角处,有第 2、3 颈神经与之联合,在斜方肌之深面,第 3、4 颈神经与之形成一神经丛,由神经丛分出很多小支到斜方肌。因此,斜方肌并非由副神经单独支配,也部分由颈神经支配。

同时切除副神经和颈丛,斜方肌瘫痪,因而肩下垂,术后患者抬肩和担重物受限,但尚能抬肩以手摸头。术中单纯切断副神经只有部分麻痹、肩轻度下垂和斜方肌前缘的萎缩。

3. 舌下神经

舌下神经(见图 1.1.29)从枕骨的髁前孔出颅,刚出颅时位于迷走神经、副神经及颈内静脉的内侧,然后趋向颈内动脉和颈内静脉之间下降,位于茎突诸肌和二腹肌后腹深面的颈动脉鞘上。在下颌角处,神经呈弓状弯曲向前,经枕动脉之下,舌动脉和颌外动脉之间,越过颈外动脉。越过颈外动脉后即进入二腹肌肌腱深面,此神经向前弯曲到下颌舌骨肌深面以达舌组织,它支配除舌腭肌外的全部舌肌。术中清扫颈动脉三角时若深及椎前筋膜,可伤及舌下神经,但只要层次清楚,仍可清楚显露。

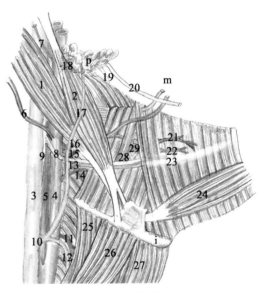

图 1.1.29 舌下神经

舌下神经的降支是一细长的分支,在舌下神经绕过枕动脉处发出,于颈总动脉前面下降,有时在颈动脉鞘内下降,与第 2、3 颈神经的降支合成为舌下神经袢(颈袢),分支到肩胛舌骨肌、胸骨舌骨肌及胸骨甲状肌。手术时可利用舌下神经降支向上逆行找到舌下神经主干。在颈淋巴清扫术时,应保留舌下神经,舌下神经在二腹肌后腹之覆盖下与副神经紧相邻,并位于副神经的内侧。它是舌运动神经,在成人,当它向前弯行时,位于它所遇到的所有血管即颈内动脉、颈外动脉的前面,舌动脉、甲状腺上动脉和面动脉的浅面。当它再度行于二腹肌后腹的深面进入二腹肌三角后,在该处再度越过舌动脉的浅面,经舌骨大角后端的上方。当它邻近二腹肌时,其浅面只有 3 个神经血管结构,为面总静脉及其二主要分支,耳大神经和面神经颈支。

舌下神经,色白亮,手术时易辨认,不易损伤。损伤后可出现伸舌偏向患侧,发音含混不清,舌头咀嚼搅拌功能受损,并出现患侧舌萎缩。舌下神经降支切除无明显功能障碍。

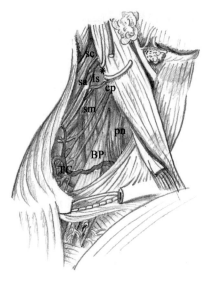

图 1.1.30　颈部神经

4. 颈丛

颈丛(cp)是袢状丛,为上 4 颈神经的前支构成,位于颈侧之上部,肩胛提肌与中斜角肌前面,列胸锁乳突肌的被覆下,上袢伸往前,位于颈内静脉之后,寰椎横突之前。第 2、3 袢,由第 2、3 和 3、4 颈神经连成,依附中斜角肌上分的浅面,颈丛所发分支可以分为浅、深两层(见图 1.1.30)。

(1) 浅支:浅支又分为升、降、横 3 类。升支为枕小神经和耳大神级,横支为颈横神经,降支为锁骨上皮神经。术中保护这些神经可以避免术后颈部麻木。

① 耳大神级:发自第 2、3 颈神经,为颈丛皮支中最大的分支,当它绕过胸锁乳突肌后缘后即转而依附于该肌的浅面,朝向下颌角向前上,穿颈深筋膜,沿颈外静脉后侧上方约1.0 cm处与其平行上升。此神经分支至乳突部的皮肤、耳郭颅侧面下 2/3 与外侧面下 1/3 的皮肤,以及腮腺和咬肌的下部皮肤,并有小细支进入腮腺内。

② 枕小神经:系第 2 颈神经的一个感觉支,从胸锁乳突肌的被覆下出现,先循该肌后缘上升少许,继则穿出颈深筋膜,分支至枕骨和乳突部之皮肤,并分支至耳郭颅侧面上 1/3 皮肤。

③ 颈横神经:颈横神经由胸锁乳突肌后缘之中点处,向前横过胸锁乳突肌之浅面,支配颈前区皮肤。

④ 锁骨上皮神经:锁骨上皮神经在胸锁乳突肌后缘之中点处露出,通行于颈阔肌及颈深筋膜的深面,达锁骨上方,此神经呈扇形向下展开,越过锁骨分布于第 2 肋水平以上的胸部、肩部和肩胛冈以上的皮肤。锁骨上神经,可分为内侧、中间和外侧锁骨上皮神经 3 组。有时易混淆外侧锁骨上皮神经与副神经,而误伤副神经,但副神经走行于斜方肌深面,而锁骨上皮神经走行于斜方肌浅面。

(2) 深支:主要支配颈深部肌、肩胛提肌、舌骨下肌群和膈肌。

① 膈神经:是深支的很重要的一支,其纤维主要来自第 4 颈神经,少部分纤维来自第 3 和第 5 颈神经。膈神经在颈部不发分支,沿前斜角肌的表面下降,透过椎前筋膜可以看到此神经。由于前斜角肌由内上斜向外下,因此膈神经先于此肌的外侧缘,沿其表面下降至其内侧缘。膈肌除膈神经支配外,有些人可出现副膈神经,常见于一侧,多来自颈 5 或颈 4、5,也有颈 6。副膈神经一般位于膈神经的外侧,于锁骨下静脉附近加入膈神经。

膈神经位于椎前筋膜深面,一般不易发生损伤,清扫 Ⅴ 区时如需切断颈丛神经根应靠外,防止误伤膈神经。单侧膈神经损伤通常临床症状不明显,因此不易引起注意。但由于患侧膈肌处于高位,可出现轻度的呼吸困难,伴有肩部疼痛。双侧膈神经损伤容易引起严重呼吸困难,需要呼吸机支持。

5. 臂丛

臂丛由下位 4 个颈神经(颈 5、6、7、8)的前支和第 1 胸神经的前支组成。臂丛的 5 个神经根,先经椎动脉后侧及前后横突肌之间向外侧行。再从胸锁乳突肌后缘,环状软骨水平,于前斜角肌和中斜角肌间穿出。

臂丛自斜角肌间隙穿出时,锁骨下动脉位于臂丛的前下方。至颈外侧三角的颈根部,颈横动脉、肩胛舌骨肌、肩胛上动脉等皆在臂丛的浅面越过。

6. 颈部交感神经

颈交感干(见图 1.1.31)位于椎前筋膜的深面,颈动脉鞘的后内侧。一般每侧交感干有 3~4 个神经节,分别称颈上、中、下神经节。

(1)颈上神经节:为 3 个节中最大者,长 25~45 mm,位于第 1~3 颈椎横突前方。自颈上神经节发出的分支沿颈内动脉上行,并随之入颅,直至进入海绵窦,在此分成小支。此神经包绕颈内动脉成丛,并随眼动脉至眶内。此神经也分支至颈总动脉和颈外动脉。

(2)颈中神经节:为 3 个节中最小,有时缺如,位于第 6 颈椎横突处。

(3)颈下神经节:位于第 7 颈椎横突根部

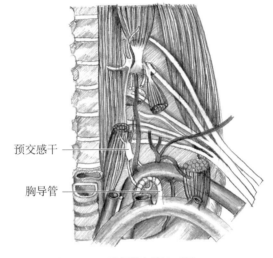

颈交感干 ————

胸导管 ————

图 1.1.31 胸导管与颈交感干

的前方,椎动脉起始段的后方,有 75%~80% 的人颈下神经节与第 1 胸神经节合并成星状神经节,即颈胸神经节。

交感神经很少有外科意义,而且颈清扫时很难辨别它的分支,可能被牺牲。当清扫颈动脉分叉处时,常可遇见血压明显下降,这是刺激颈外动脉丛或压迫颈动脉窦的结果。颈交感干的损伤可出现霍纳综合征,首先出现上睑下垂和瞳孔缩小,其次是眼球内陷、睑裂狭窄和半面无汗其危害仅限于面部畸形,很大一部分患者可在数月内恢复,只有不到 10% 的患者不能恢复。

常规颈清扫达不到颈动脉鞘的后内方,因此不会伤及颈交感干,但当转移灶深达该部位时,手术应该也达到这里,那就有可能损伤颈交感干。

八、胸导管和右淋巴导管

1. 胸导管

胸导管的起始部由左、右腰干和肠干在胸 12 至腰 1 椎体前方汇合而成,该汇合处膨大,为含有小肠消化吸收的脂肪颗粒的淋巴,呈乳白色,故称乳糜池,向上行走穿过膈肌主动脉裂孔,接受左支气管纵隔干、左锁骨下干和左颈干的淋巴,约占全身 3/4 部位的淋巴回流。胸导管于主动脉弓上方,食管的左后向上左离开胸腔至颈根部左侧,经颈动脉鞘的后面和椎动脉的前方,向外注入由颈内静脉和锁骨下静脉汇合而成的左静脉角(见图 1.1.31)。胸导管可向上弯曲到颈部再下降(多见于胸廓口窄),也可不向上弯曲(常见于胸廓口宽)。胸导管高者可达锁骨上 5 cm。

胸导管末端注入左颈内静脉角者最多,终于左锁骨下静脉者次之,注入左颈内静脉者最少。此外,尚可注入左头臂静脉,或以两支分别汇入左静脉角和左锁骨下静脉或左颈内静脉,但 2 支或 3 支者较少见。

当胸导管经过膈神经和前斜角肌之前时,它与膈神经之间只隔一层椎前筋膜。如果是小损伤,常以暂时压迫来处理,如果穿孔较大或断裂,则应结扎或缝扎。

2. 右淋巴导管

右淋巴导管由右颈淋巴干、右锁骨下淋巴干和右支气管纵隔淋巴干汇合形成。因此它接受右侧头颈部的淋巴、右上肢和右胸部的淋巴。3 个淋巴干合为一个管道再通入静脉的比较少,实际上它们分别通入静脉或形成不同的组合再通入静脉。它们通入右颈内静脉、锁骨下静脉或这两个静脉的相交处。

3. 胸导管和淋巴导管的损伤

胸导管的形状并不特殊,没有逆行的血流充满,手术时不易辨认。重要的是当手术损伤时要认出自胸导管流出的乳白色液。如淋巴液中混有血液一同流出,则不易辨认,左侧颈淋巴清扫术时可能发现胸导管并应加以保护。

胸导管有时与右淋巴导管有吻合支。如在颈部结扎了胸导管,这种吻合即可起代偿作用。切断胸导管的病例并不少见,如果切断,应将其找出并予以结扎。

由于胸导管与右淋巴导管有丰富的吻合支及向头臂静脉有副开口,故结扎胸导管是无害的。

如损伤胸导管又未及时结扎,则淋巴液外流形成瘘口或在组织内形成潴留囊肿。胸导管漏每日可排出大量淋巴液、水分、蛋白质和脂肪,对患者非常不利,可引起营养不足而死亡。瘘管和潴留囊肿也可发生感染。

如果术后发现这种较严重的并发症,可行禁食及局部压迫等保守治疗。保守治疗无效,应及早打开伤口施行结扎(术前口服牛奶或橄榄油,术中可以更好地暴露瘘口)。

(河北医大四院头颈外科　刘胜辉;荆州市第一人民医院头颈外科　张军华;复旦大学临床解剖中心　谭德炎)

第二节　局部晚期甲状腺癌的超声诊断

一、甲状腺癌的常见病理类型及声像图表现

甲状腺癌根据起源于滤泡细胞或滤泡旁细胞，将其分为滤泡上皮癌和髓样癌，而滤泡上皮癌又可分为乳头状癌、滤泡状癌及未分化癌，前两者为分化型甲状腺癌，其中乳头状癌最为常见，分化程度高，恶性度小，约占全部甲状腺癌的 80%，其次是滤泡状癌约占 15%，未分化癌发病率最低，约占 2%，髓样癌约占 3%。不同病理类型的肿瘤临床生物学特性差异很大。

1. 乳头状癌声像图表现

甲状腺内出现一个或多个低回声结节，外形不规则，纵横比大于 1，边缘呈毛刺样改变，部分结节后方出现声衰减；结节内部常可探及高阻型动脉血流；部分结节内部可出现微钙化或形态多样的钙化，部分结节内部可为囊实性或以囊为主。常出现颈部淋巴结转移。转移性淋巴结的声像图特征是，形态呈圆形或椭圆形，皮髓质分界不清楚，内部常可出现钙化或液化，血流较丰富。

病例 1：女性，46 岁，发现甲状腺结节 5 年。术后病理：甲状腺左叶两个病灶均为甲状腺乳头状癌伴左侧颈部Ⅳ区淋巴结转移。如图 1.2.1 所示。

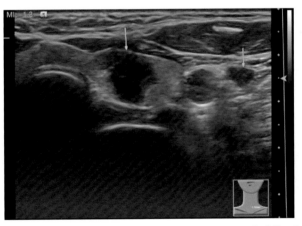

图 1.2.1　甲状腺乳头状癌声像图表现：肿瘤侵及甲状腺前、后被膜，伴同侧淋巴结转移

2. 滤泡癌声像图表现

滤泡癌的声像图表现声像图表现与腺瘤相似，常缺乏特征性，多表现为实性结节，肿瘤体积较大，形态较规则，边缘多规整，呈低或等回声，内部回声不均匀，少数可出现液化，后方回声无衰减。可能的恶性征象包括：厚而不规则的声晕，病灶内出现微小或粗大的钙

化,迂曲扩张及紊乱的内部或边缘血管。

病例2:男性,37岁,发现甲状腺结节3年,每年随访有增大趋势。最近一次超声图像如图1.2.2所示。术后病理诊断:甲状腺滤泡癌。

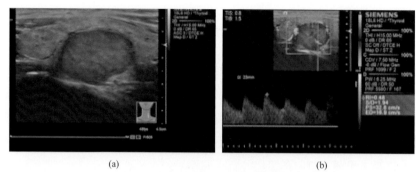

(a) (b)

图1.2.2　甲状腺滤泡癌声像图表现

(a)示甲状腺左叶低回声肿块,边界尚清,向后凸出;(b)示肿块内见较丰富彩色血流,周边血流较丰富,血流呈低阻型动脉血流

3. 髓样癌声像图表现

呈低回声占位,形态可以规则或不规则,边界清晰,内部回声均匀,少数可出现出血或液化,周边多无声晕,少数可出现微钙化或粗大钙化灶,彩色多普勒超声检查显示肿瘤内部有丰富血流。

病例3:患者,女性,58岁,体检发现甲状腺结节,降钙素1 182 ng/L,癌胚抗原28.29 ng/L,图1.2.3为甲状腺髓样癌声像图表现。术后病理诊断:甲状腺髓样癌。

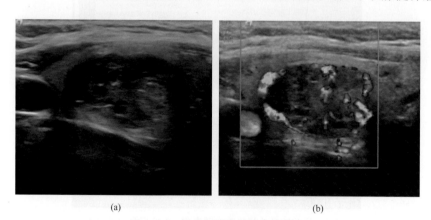

(a) (b)

图1.2.3　甲状腺髓样癌声像图表现

(a)示甲状腺右叶内低回声结节,大小约25 mm×16 mm,边界尚清,内部有小蜂窝状无回声区,内有点状强回声;(b)示结节内可见较丰富而杂乱的彩色血流信号

4. 未分化癌声像图表现

肿瘤体积较大,可浸润一侧叶甚至整个甲状腺,呈低回声实质性肿块,形态不规则,边界不清,常伴有钙化,内部常有较丰富彩色血流,通常为高速高阻动脉血流。常伴有颈部

多发淋巴结转移及周围组织浸润,如血管、气管、食管侵犯等。

病例4:女性,78岁,发现颈前肿物10年,突然增大3个月,伴有声音嘶哑及呼吸困难,声像图如图1.2.4所示。术后病理诊断:甲状腺未分化癌侵及气管及右侧喉返神经。

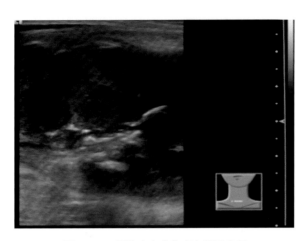

图1.2.4　甲状腺未分化癌声像图表现

甲状腺右叶低回声肿块,占据整个右叶,形态不规则,内回声不均匀,有钙化,侵犯气管

二、局部晚期甲状腺癌的超声表现

由于人们健康意识的提高和健康体检的普及,现在晚期甲状腺癌相对比较少见,多发生于低分化或未分化癌以及术后复发癌。一般肿块较大,通常在短时间内迅速增大,进展较快,容易侵犯气管或喉返神经引起呼吸困难或声音嘶哑,有些还可以侵犯食管引起吞咽困难。肿块较大时可以包绕或压迫颈部血管。

肿瘤转移以颈部淋巴结转移最常见,晚期可转移至纵隔或肺。超声检查可清晰地显示颈部淋巴结的位置、大小、形态、数目及内部结构特征,彩色多普勒(CDFI)检查可以敏感地显示淋巴结内血流情况。对中央区淋巴结的显示由于位置较深或淋巴结较小,准确率20%～30%,对于侧区淋巴结转移准确率在90%以上。

1. 声像图表现

肿块较大,形态不规则,多呈低回声,边界不清,内回声不均匀,多伴有钙化,肿块内可探及较丰富的彩色血流,多为高速高阻型,肿块常侵及甲状腺包膜或气管。肿块向表面凸出,可侵犯包膜或前方的肌肉组织,也可以向后凸侵及气管或食管,向侧方可以推挤或包绕颈动、静脉。对于纵隔淋巴结转移或纵隔内大血管的侵犯超声显示常较困难,可结合CT或MRI检查进行综合评估。术前准确评估周围组织的侵犯及淋巴结转移情况对于外科选择治疗方法、手术方式、判断预后有重要意义。

甲状腺乳头状癌最常见转移是颈部淋巴结转移,最早常发生于Ⅵ区,然后向同侧侧区转移,也可发生跳跃式转移或发生双侧淋巴结转移。有38%～70%患者就诊时已伴有区域性淋巴结转移,有时原发灶很小,就可以出现淋巴结转移,个别患者是以转移性的颈部淋巴结肿大为首发症状而就诊。转移性淋巴结的征象有:淋巴结肿大,形态饱满多呈圆形或椭圆形,淋巴结的长/宽比值小于2∶1,淋巴结中央的髓质高回声区消失而呈低回声,或低回声内出现液化或钙化,淋巴结内部血流丰富,颈部淋巴结内出现液化或钙化是乳头状癌转移的特异性表现。

2. 典型病例分析

病例5:男性,71岁,5年前因左叶甲状腺结节行左叶甲状腺切除术(外院),术后病理诊断为乳头状癌,2年前行左侧颈部淋巴结清扫术加食管修补术(外院),1个月前体检发现颈部肿块,无明显自觉症状。

超声所见:气管左侧探及一低回声区。大小:左右径25 mm,前后径31 mm,上下径40 mm,形态不规则,边界欠清,肿块侵及气管。CDFI:内见较丰富彩色血流信号。流速:PSV:12 cm/s;EDV:0 cm/s;RI:1。胸骨上窝偏左侧(左侧颈总动脉起始部偏左前方、静脉角内侧)探及一低回声区,大小约23 mm×17 mm,紧贴左侧颈内静脉,CDFI:内见较丰富彩色血流信号。

术后病理诊断:甲状腺乳头状癌,颈部淋巴结转移。

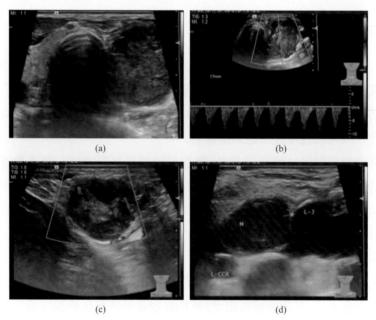

(a)　　　　　　　　　　(b)

(c)　　　　　　　　　　(d)

图 1.2.5　局部晚期甲状腺癌声像图表现

(a) 示气管左侧低回声区,与气管分界不清;(b) 示 CDFI:内见较丰富彩色血流信号,频谱呈高速高阻型;(c)、(d) 示胸骨上窝偏左侧低回声,紧贴并压迫左侧颈内静脉,CDFI:内见较丰富彩色血流信号

病例6:患者男性,55岁,无意中发现右侧颈部肿物1周,局部无红肿、疼痛。

超声所见:甲状腺右叶近峡部可见一5.3 mm×5.0 mm 的低回声,边界不清,内未见明显彩色血流,左叶近后背膜处探及一4.0 mm×2.8 mm 的低回声,纵横比大于1,边界不清，内未见明显彩色血流。右叶近下极背侧气管旁可见一低回声，大小 3.6 mm×3.0 mm，形态饱满。右侧颈部Ⅳ区可见一低回声，大小 17 mm×9 mm，内回声不均匀，可见小片状无回声区及砂粒状强回声。

术后病理诊断：双侧甲状腺乳头状癌伴颈部侧区及中央区淋巴结转移。

该患者以发现颈部淋巴结肿大为首发症状就诊，后做超声检查发现右叶和左叶均可见直径<1 cm 的微小癌。

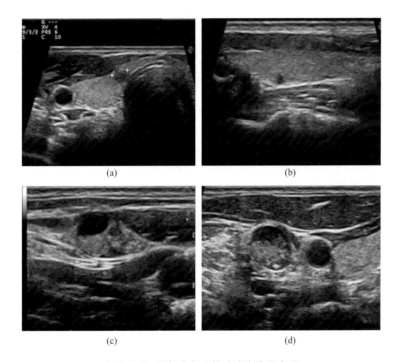

图 1.2.6　局部晚期甲状腺癌声像图表现

(a) 示甲状腺右叶近峡部低回声，边界不清；(b) 左叶近后背膜处低回声，纵横比大于 1，边界不清；(c)、(d) 右侧气管旁淋巴结，形态饱满，内可见液化，实性部分可见微钙化

三、局部晚期甲状腺癌的术前综合评估及鉴别诊断

1. 术前综合评估

术前检查时应特别注意观察肿块部位、大小、有无包膜及周围组织的浸润，有无气管、食管、喉返神经的浸润，颈部有无淋巴结转移及其位置分区，与颈部大血管的关系。高频超声显像可清晰显示肿块与周围组织的关系，但扫查切面比较抽象，缺乏整体关系的显示，这并不像 CT 或 MRI 扫描显示得清晰。

2. 常见易误诊肿瘤的鉴别

(1) 与食管癌复发鉴别。

病例 7：女性，72 岁，发现颈部包块 50 余年，5 个月前肿块增大明显，伴呼吸困难。

2013年因食道癌曾行食管手术（食管中下段恶性肿瘤）。

术后病理诊断：（左侧甲状腺）：甲状腺组织内见低分化鳞癌浸润，结合免疫酶标记结果和临床病史（2013年因食管癌曾行食管手术），首先考虑食管低分化鳞癌甲状腺转移。颈部淋巴结为低分化鳞癌转移。声像图如图1.2.7所示。

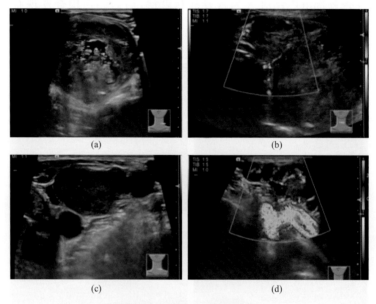

图 1.2.7 病例 7 声像图表现

（a）示甲状腺左叶内低回声肿块，内有小片状无回声区；（b）示 CDFI：内见较丰富彩色血流信号；（c）示其上方另见一低回声，大小约 46 mm×26 mm×28 mm，形态不规则；（d）示内见较丰富彩色血流

鉴别诊断要点：该病例曾误为甲状腺癌伴颈部淋巴结转移，术后病理诊断为食管低分化鳞癌甲状腺转移伴颈部淋巴结转移。该患者肿块位于甲状腺内，体积较大伴有钙化及少量液化，病史较长，伴有侧区淋巴结转移，在无明显原发病史情况下，首先考虑甲状腺癌伴颈部淋巴结转移，但入院后询问病史发现2013年因食管中下段恶性肿瘤手术治疗。为鉴别诊断行肿块及淋巴结穿刺活检，诊断为食管低分化鳞癌甲状腺转移伴颈部淋巴结转移。行甲状腺全切，喉返神经探查，颈部淋巴结清扫术。

（2）与颈部淋巴结结核鉴别。

病例8：女性，25岁，甲状腺乳头状癌行甲状腺全切术后5年，每半年例行复查，无发热盗汗。图1.2.8示最近一次超声检查图像。手术病理诊断：淋巴结结核，伴大片凝固性坏死，抗酸染色阳性。

鉴别诊断要点：甲状腺乳头状癌颈部淋巴结转移，多表现为圆形低回声，常伴有钙化或液化，或淋巴结内出现高回声区，转移性淋巴结内常可探及较丰富彩色血流，进展较慢。而该病例半年前检查未见异常肿大淋巴结，说明该淋巴结是半年内新出现的，内部没有钙化或液化，血流不丰富，应考虑到有淋巴结核的可能。

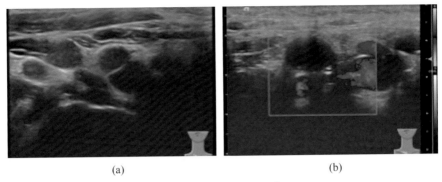

图 1.2.8 病例 8 声像图表现

(a) 右侧气管旁可见多个圆形低回声,最大者 13 mm×12 mm,中心未见明显钙化和液化;(b) 示内未见明显彩色血流信号

(3) 与颈部神经鞘瘤鉴别。

病例 9:女性,70 岁,发现左侧颈部肿块 2 年(见图 1.2.9)。

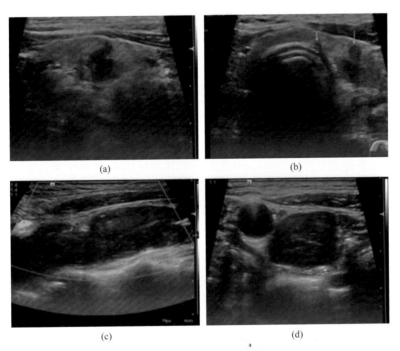

图 1.2.9 病例 9 声像图表现

(a) 甲状腺左叶中下部贴近气管旁一低回声;(b) 示甲状腺左叶及峡部偏左侧两个低回声小结节,疑似恶性;(c)、(d) 示左侧Ⅱ区颈内静脉后方探及一低回声,大小约 55 mm×15 mm×21 mm,呈梭形,内见少许彩色血流

鉴别诊断要点:该患者因双侧甲状腺内可探及多个低回声结节,声像图都倾向于乳头状癌,因乳头癌很容易发生颈部淋巴结转移,故左侧颈部的实质占位就首先考虑淋巴结转移。一般发生淋巴结转移的顺序首先为Ⅵ区,然后是Ⅳ区、Ⅲ区,Ⅱ、Ⅴ区则更晚发生转移。一般转移性淋巴结的特点是:形态饱满,呈圆形或不规则形,皮髓质分界不清,常伴

有钙化或液化,内部血流较丰富。而该患者肿块在Ⅱ区,其他区域未见肿大淋巴结,而该肿块较大呈梭形,但没有钙化或液化,内部见少许彩色血流,与转移性淋巴结不同,应考虑有其他肿瘤的可能,神经鞘瘤多发生于神经干或大血管周围,呈较均匀的弱回声,有包膜,肿瘤内可测及高阻血流。

(上海交通大学附属第六人民医院超声医学科、上海超声医学研究所　王　燕)

第三节　局部晚期甲状腺癌的 CT 诊断

一、甲状腺的影像学检查

(1) 甲状腺是位于颈前部的浅表器官,它紧贴在柔软、菲薄的皮肤下,超声探头可以很好地触及甲状腺,由于没有其他组织干扰,且操作简便、无射线辐射,因此它是体检和甲状腺病变筛查的最好方法,也可以对甲状腺病变做出初步的诊断。

(2) 核医学在甲状腺病变的诊断方面有比较长久的传统。但是,随着医学影像学的进展,它已经被超声等其他方法取代,但是 ECT 和 PET/CT 检查对晚期甲状腺肿瘤在骨骼和全身转移方面的发现和诊断比较敏感,在甲状腺病变的治疗上,核医学也有较好的效果。

(3) CT 和 MRI 在晚期甲状腺癌的检查、诊断方面要明显地优于其他检查方法。它可以有效、直观地评估肿瘤对甲状腺周围的器官如:气管、食管、血管受侵犯的细节,以及颈部、锁骨上窝、上纵隔是否有淋巴结肿大。但是 CT 与 MRI 各有优缺点,CT 有 X 线辐射,而且含碘造影剂对甲状腺功能异常的患者有一定的禁忌,但它的高清晰、高分辨率的图像一直受到影像学和外科医生的青睐,CT 检查对肿瘤侵犯骨组织的诊断不可或缺。MRI 没有辐射,但是它的图像质量细节、分辨率目前还是不能与 CT 媲美。

二、甲状腺的 CT 检查

以往认为甲状腺与气管、肺尖相邻,密度差异过大,以及咽喉部的吞咽反应都会影响 CT 图像质量。但是,近些年来影像设备和成像技术得到飞速发展,高质量、高性能的 CT 诊断仪可以将人体切成 0.5 mm 的超薄层断面图像,X 线球管旋转一圈,可以得到 64～256 幅,或更多的超薄层断面图像,高性能的计算机后处理工作站可以在几秒钟内将大量的薄层断面扫描信息重建成诊断医生所需的高清晰的各种切面图像(见图 1.3.1～图 1.3.3),还可以将某器官、某血管的影像提炼出来(CTA),便于诊断医生分析、观察。高效能的 CT 机可大大降低 X 射线剂量,减除人们对射线的惧怕感。目前,由于图像分辨率的大幅度提高,有望可以减少含碘造影剂的使用。

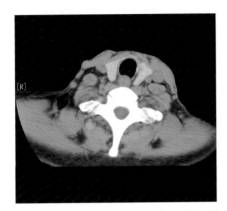

图 1.3.1　系常人甲状腺 CT 平扫,双侧甲状腺对称,为均匀高密度

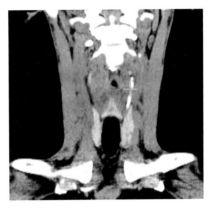

图 1.3.2　系冠状面重建图像,见双侧甲状腺位于气管两侧

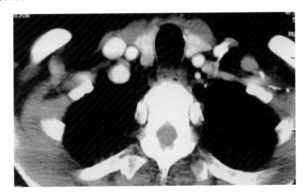

图 1.3.3　系甲状腺增强检查,见双侧甲状腺均匀强化

甲状腺是摄碘器管,在 CT 上是高密度的(CT 值约 70 Hu 以上),增强(吸碘)后可明显强化,增强造影后不强化,说明甲状腺摄碘功能下降。

CT 能谱成像可以测定甲状腺的含碘量,由于不同甲状腺结节含碘量不同(正常甲状腺含碘量＞甲状腺腺瘤＞甲状腺腺癌),根据甲状腺结节所含碘浓度的不同(定量),可以推断甲状腺结节的病理性质。图 1.3.4 为甲状腺腺瘤 CT 能谱成像。

在临床应用方面,CT 不仅可以帮助临床手术医生对晚期甲状腺癌侵犯周围组织结构以及颈部和远处淋巴结的转移的了解,而且 CT 三维和仿真内镜成像技术(见图 1.3.17),可以引导麻醉插管,规避手术风险。

晚期甲状腺癌颈部淋巴结多见转移,转移性淋巴结多呈球形;单个转移淋巴结阈值≥8 mm;多发转移淋巴结阈值可≥5 mm;甲状腺癌出现气管食管沟微小淋巴结也要考虑转移;颈部肿瘤周围 3 个以上小淋巴结,转移可能大。

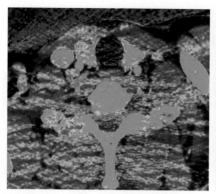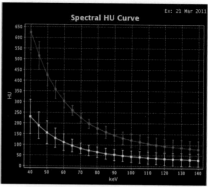

图 1.3.4　右侧甲状腺前叶腺瘤的 CT 能谱成像

　　晚期甲状腺癌侵犯颈鞘血管时,可见肿块贴住或包绕颈总动脉(或颈内、颈外动脉)、颈内静脉,如果肿块包绕血管半圈以上(大于 180°角),血管壁肯定受侵。肿瘤侵犯食管时,最主要的临床症状是吞咽障碍,早期会有吞咽不适(或有异物感)、涎液增多,进而吞咽困难,即进食有阻力,通过困难,甚至水和流质会溢入喉、气管,发生呛咳。进而下咽梗阻,不能吞咽。当肿瘤侵犯喉部时,CT 可以清晰发现甲状软骨、杓状软骨或环状软骨的密度改变和骨质破坏。肿瘤累及喉返神经时,即出现声音嘶哑,肿瘤侵入喉腔时,会发生呼吸困难(见图 1.3.5~图 1.3.16)。

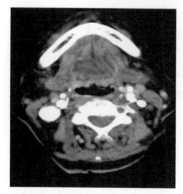

图 1.3.5　甲状腺滤泡状癌双侧颈动脉鞘多发转移小淋巴结

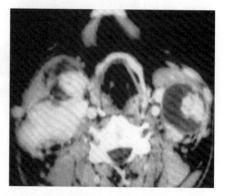

图 1.3.6　甲状腺乳头状癌双侧颈动脉鞘多发淋巴结转移(大)

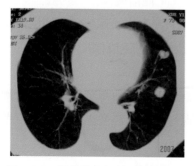

图 1.3.7　甲状腺癌左肺两枚转移结节

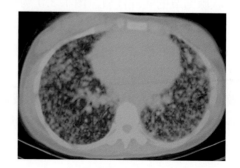

图 1.3.8　甲状腺乳头状癌两肺弥漫性转移

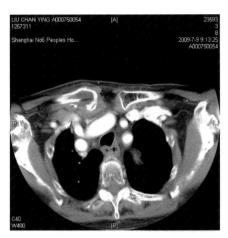

图 1.3.9 甲状腺癌右侧锁骨头骨转移,伴右锁骨上窝肿大淋巴结

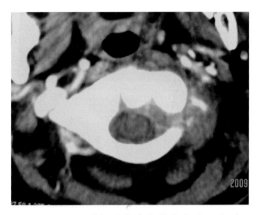

图 1.3.10 甲状腺低分化滤泡状癌术后,左颅底及颈椎旁转移,并且侵及左侧椎管内

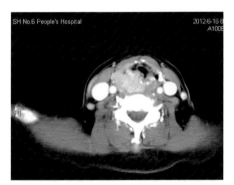

图 1.3.11 甲状腺低分化滤泡状癌侵犯喉部,见左侧喉软骨骨质破坏

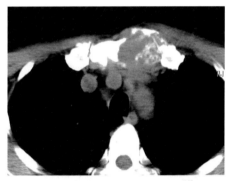

图 1.3.12 甲状腺低分化滤泡状癌侵犯胸骨

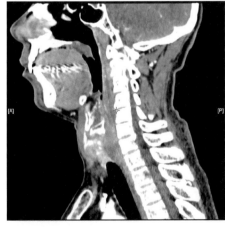

图 1.3.13 甲状腺癌侵犯食管入口和喉部

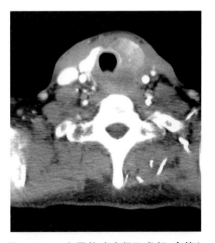

图 1.3.14 左甲状腺癌侵犯喉部、食管入口、左侧颈动脉,左侧颈内静脉受侵、闭塞

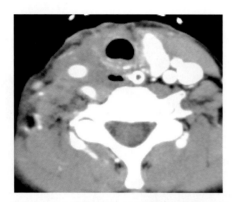

图 1.3.15　右甲状腺未分化癌肿块包绕、侵犯颈鞘血管

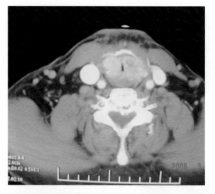

图 1.3.16　甲状腺癌侵犯喉部喉软骨破坏肿块侵入喉腔、气管狭窄

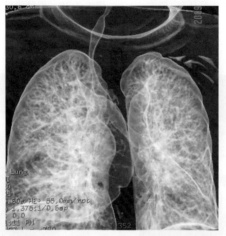

图 1.3.17　气管插管前 CT 三维透明法表面重建示胸后甲状腺压迫气管,气管狭窄、右移

三、CT 检查方法

　　CT 扫描基线:扫描上缘为听眶线(外耳道与眼眶底部的连线),下缘要达到无名动脉与主动脉弓的结合部。扫描工作电压:≥120 kV,电流 200≥mA 准直器宽度 2 mm,FOV 为 20 cm×(20～25 cm)×25 cm,矩阵≥512×512。如果要行增强扫描,则要在肘静脉注射碘造影剂 100 mL,流率 3 mL/s,需延迟 30 s 开始扫描,若要观察肿瘤与动脉的关系,则延迟时间约 20 s 为妥。扫描后可以行图像薄层重建,重建间隔小于或等于准直器宽度的50%,(通常为 1～0.65 mm 层厚的重建),并且行矢状面和冠状面重建以观察肿瘤与周围结构的关系,必要时使用最大密度投影技术(maximum intensive projecting,MIP)可更直观地观察颈动脉及其分支的受累情况,也可以用仿真内镜成像技术观察气管内腔的受累或狭窄程度,以引导麻醉(插管)的顺利进行。

(上海交通大学附属第六人民医院放射科　庄奇新)

第四节　局部晚期甲状腺癌的 MRI 诊断

一、病史摘要

女性 62 岁，发现颈前区肿块 1 年，近半年增大明显。

二、影像表现

双侧甲状腺弥漫性增大，分界不清，信号异常，横断位 T1WI 呈低信号［见图 1.4.1(a)］，横断位 T2WI 呈不均匀较高信号［见图 1.4.1(b)］，横断位 T1WI 增强扫描实质部分明显不均匀强化，中间坏死区域无强化［见图 1.4.1(c)，图 1.4.1(d)］，冠状位 T1WI 增强扫描显示右侧气管受侵犯［见图 1.4.1(e)，图 1.4.1(f)］，肿块包绕气管及双侧颈总动脉，右侧气管壁局部高信号环消失（黑色箭头所示），双侧颈部多发肿大淋巴结，增强扫描不规则强化（空心箭头）。

三、影像诊断

双侧甲状腺弥漫性病变，考虑晚期甲状腺癌，双侧颈总动脉包绕，右侧气管侵犯可能大。

四、病理诊断

双侧甲状腺未分化癌，伴坏死，肿瘤侵及右侧气管壁（见图 1.4.1 中黑色箭头所示）。

局部晚期甲状腺癌是头颈部肿瘤常见病变，目前外科手术切除为治疗的主要手段，术前明确病变对周围重要组织的侵犯范围、程度有助于指导临床制订手术方案，了解手术可切除性和手术风险。随着医学影像技术的发展，B 超和 CT 的应用日渐成熟，磁共振成像（magnetic resonance imaging，MRI）在临床的应用越来越普遍，已经成为局部晚期甲状腺癌重要的影像学诊断方法之一。

在 CT 中，被照物体和每个检测器之间的空间位置是一一对应的，通过检测 X 线在人体的吸收衰减，反映断层面的空间位置。但在 MR 成像中，是通过接收磁共振系统发出的 FID（free induction decay）信号作为信号源，再通过适当的变换进行图像重建的。磁共振成像的依据是，与生理、生化有关的不同人体组织密度对核磁共振的反应也不相同。

MRI 可以从多方位、多层面显示病灶。甲状腺病变良恶性病变诊断的关键在于病变的形态、边缘以及相邻结构是否受到浸润。良性病变边缘一般较为清晰、规则，可见完整的包膜；恶性病变形态多不规则，边界模糊，增强后可表现为部分包膜缺失和不连续。良性病变与相邻的腺外结构分界清楚，增强后可见分界更清楚；恶性病变可侵犯邻近的腺体外结构。

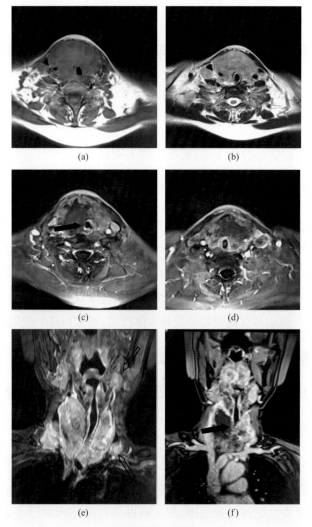

图 1.4.1　双侧甲状腺未分化癌 MRI 表现

　　甲状腺癌磁共振表现：T1WI 呈现以低信号、等信号为主，信号混杂不均匀；在 T2WI 信号呈现以稍高或高信号为主的混杂信号，形态不规则，显分叶状，边缘模糊，如伴有钙化，T1WI，T2WI 均表现为低信号，动态增强扫描可见明显不规则强化，病变不规则，与周围正常组织界限不清，多伴包膜不完整，常见不规则形态的分叶状肿块突出于甲状腺区外。囊变者囊壁厚薄不均，部分患者可有壁结节形成，增强后可见壁结节增强。弥散轻度受限，DWI(diffusion weighted imaging) 表现为等信号或稍高信号。

　　MRI 扫描面广，软组织分辨率极佳，是其独到的优点，能较好地显示病灶对邻近组织器官侵犯。晚期甲状腺癌患者有可能粘连或侵犯气管、食管、咽喉、周围肌肉、皮肤、颈动脉、颈静脉等周围组织器官，磁共振的意义主要在于进一步评估局部晚期甲状腺癌对喉气管、食管、大血管是否侵犯及侵犯程度，便于指导手术(见图 1.4.6)。侵犯气管主要表现为气管环的部分中断，气管内壁锯齿状或气管内突入软组织肿块影[见图 1.4.1(c)、图 1.4.1

(f)、图 1.4.4，图 1.4.5]，侵犯食道、咽喉主要表现为浆膜层、肌层的破坏，伴或不伴软组织肿块突入腔内[见图 1.4.2(a)～图 1.4.2(c)，图 1.4.3(a)～图 1.4.3(e)，图 1.4.4，图1.4.5]，食管、咽喉气管周围与甲状腺的高信号环周脂肪间隙消失，侵犯肌肉、皮肤主要表现局部出现不规则软组织肿块，伴不规则强化。侵犯颈部血管主要包括包绕、破坏颈动脉或静脉，或颈静脉内出现瘤栓[见图 1.4.2(c)，图 1.4.3(e)]。

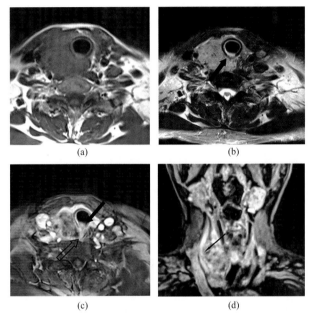

(a)　(b)　(c)　(d)

图 1.4.2　甲状腺低分化癌侵犯气管后侧、食管右侧壁、右侧颈内动脉内侧壁

(a) 为横轴位 T1WI；(b) 为横轴位 T2WI；(c) 为横轴位 T1WI 增强扫描；(d) 为冠状位 T1WI 增强扫描。右侧甲状腺区不规则软组织肿块，T1WI 呈低信号，T2WI 呈不均匀稍高信号，增强扫描可见明显不均匀强化，气管后方（黑色粗箭头）、食管右侧壁（黑色空心箭头）、右侧颈内动脉内侧壁可见累及（黑色细箭头），局部脂肪间隙消失

局部晚期甲状腺癌多伴区域淋巴结转移[见图 1.4.1(e)]，位于两侧颈静脉鞘周围、气管旁、甚至上纵隔、锁骨上窝等，可伴有囊变坏死，增强扫描明显不均匀强化，结合三维成像技术进行定位。血管在 MRI 上为流空低信号，这可区别血管与肿大的淋巴结，弥补增强 CT 的不足。

部分患者可出现远处脏器转移，如肺、骨骼、脑等，主要表现为肺内多发结节，骨骼的不规则骨质破坏[见图 1.4.3(g)]，或颅内不规则强化结节伴周围明显水肿。

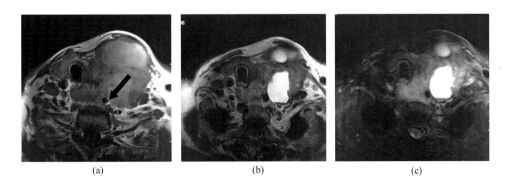

(a)　(b)　(c)

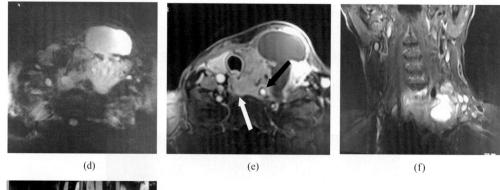

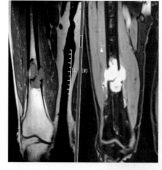

图 1.4.3　左侧甲状腺乳头状癌(部分未分化癌)侵犯食道左侧壁、包绕左侧颈总动脉

(a) 为横轴位 T1WI；(b) 为横轴位 T2WI；(c) 为横轴位 T2WI 脂肪抑制；(d) 为横轴位弥散图像；(e) 为横轴位 T1WI 增强扫描；(f) 为冠状位 T2WI 脂肪抑制。左侧甲状腺区巨大囊实性肿块，T1WI 呈不均匀稍低信号，T2WI 呈不均匀稍高信号，其内可见高信号囊性灶，DWI 呈稍高信号，左侧甲状腺包膜不完整，增强扫描可见明显不均匀强化，囊性部分未见明显强化，左侧颈总动脉包绕(黑色粗箭头)，食管左侧壁受侵犯(白色粗箭头)，局部多发肿大淋巴结，冠状位 T2WI 呈高信号。(g) 为冠状位股骨 T1WI，T2WI，股骨下段可见明显转移病灶，T1WI 呈低信号，T2WI 呈高信号，形态不规则(黑色细箭头)

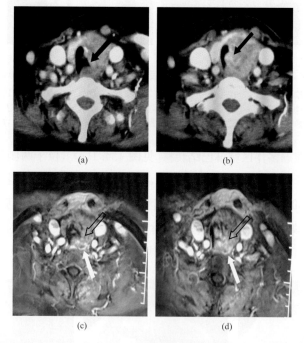

图 1.4.4　左侧甲状腺癌侵犯气管、食管

(a)、(b) 为横轴位 CT 增强扫描图像；(c)、(d) 为横轴位 T1WI 增强扫描图像。左侧甲状腺区不规则软组织肿块，左侧气管受侵犯，CT、MRI 基本都明确显示。CT 显示左侧食管与肿块关系密切，但无法明确有无侵犯(黑色箭头)，磁共振明确显示左侧食管累及，食管环不完整，食道后壁部分显示(白色箭头)，食管前部明显肿瘤侵犯，增强扫描不均匀强化(空心黑色箭头)，较 CT 检查有较明显优势

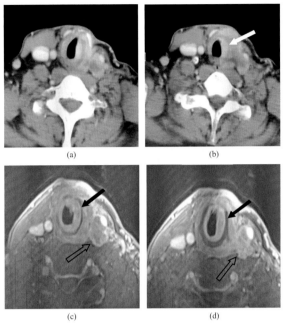

图 1.4.5 左侧甲状腺癌侵犯气管伴局部淋巴结转移

（a）、（b）为横轴位 CT 增强扫描图像；（c）、（d）为横轴位 T1WI 增强扫描图像。左侧甲状腺区不规则肿块，侵犯左侧气管，CT 表现为左侧气管形态不规则，局部气管壁增厚（白色箭头），磁共振表现为左侧气管壁明显增厚，可见肿瘤样强化（黑色箭头），较 CT 显示气管侵犯有较明显优势，局部淋巴结转移（空心黑色箭头）

MRI 可对甲状腺巨大淋巴瘤进行很好的鉴别诊断（见图 1.4.6）。但淋巴瘤增强扫描为轻度强化，肿瘤内钙化或坏死少见，转移淋巴结多无囊变、坏死，而晚期甲状腺癌常可见到以上表现；淋巴瘤 T1WI，T2WI 多表现为等信号，弥散受限，DWI 多表现为高信号（见图1.4.7）；而晚期甲状腺癌 T1WI 多表现为低信号，T2WI 高信号，DWI 多表现为等或稍高信号。

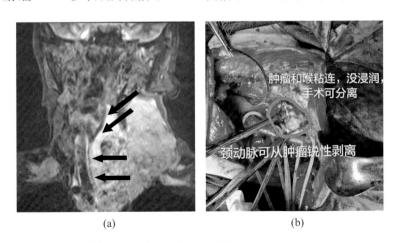

图 1.4.6 左侧巨大甲状腺癌压迫气管，无侵犯

（a）为磁共振冠状位 T1WI 脂肪抑制增强扫描图像；（b）为术中图片。左侧甲状腺巨大肿块，与气管左侧壁关系密切，但磁共振显示气管喉左侧壁与肿块低信号脂肪间隙存在（黑色箭头），术前诊断喉气管只是受压表现，无浸润侵犯，术中顺利切除

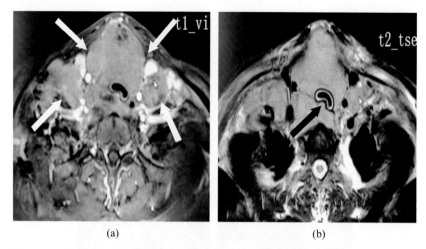

图 1.4.7　弥漫性大 B 淋巴瘤（峡部和淋巴结切除活检病理证实），气管左后方受压改变

（a）为磁共振横断位 T1WI 脂肪抑制增强扫描图像；（b）为横断位 T2WI 图像。双侧甲状腺及峡部弥漫性病变伴周围多发淋巴结肿大（白色箭头），T2WI 呈稍高信号，增强扫描可见轻度强化，肿块占位效应不明显，信号基本均匀，气管左后方受压，周围低信号环完整（黑色箭头）

　　MRI 增强使用的是不含碘的对比剂，尚可对伴有甲状腺功能亢进的晚期甲状腺癌患者进行增强扫描。但 MRI 检查扫描时间较长，体内金属植入物患者无法检查是其缺点。

　　总之，MRI 软组织分辨力极佳，能更好地显示局部晚期甲状腺癌病灶本身及周围重要器官如喉气管、食管、大血管的影像以及淋巴结转移情况，对晚期甲状腺癌局部侵犯情况的精准诊断和手术抉择具有重要辅助价值。

（上海交通大学附属第六人民医院放射科、上海交大影像医学研究所　李跃华　陆　靖）

第五节　^{18}FDG PET/CT 在局部晚期甲状腺癌中的临床应用价值

　　PET（positron emission tomography）的中文全称为正电子发射断层显像。PET 成像是基于人工生产的正电子核素经衰变（也称正电子衰变）释放出正电子 β^+，β^+ 粒子在介质中与电子发生湮灭效应，释放出一对方向几乎完全相反的 γ 光子，光子能量 0.511 MeV。利用辐射探测技术同步测量对光了，并对湮灭辐射原点进行空间定位，绘制出正电子核素的分布图或路线图。在临床医学上，使用正电子核素对各种药物进行标记，再将正电子核素药物作为示踪剂注入体内。PET 显像的实质就是显示正电子核素药物在机体内特定时间段的分布过程或代谢变化图谱。由于 PET 图像对机体解剖定位的精细度有限，因此现代多数 PET 显像仪与 X - CT 机器组合，成为 PET/CT 一体机。

　　临床目前常用的正电子核素为氟 - 18(^{18}F)，其物理特性类似氢元素。^{18}F 可以标记很多体内小分子或药物分子，其中临床最常用的是 ^{18}F 标记脱氧葡萄糖(DG)。^{18}FDG 为葡萄糖类似物，注入人体后其代谢过程与 DG 的代谢途径相似。因 ^{18}FDG 结构与 DG 略有不同：^{18}FDG 经磷酸化后生成 $6 - PO_4 - ^{18}F - DG$，它不能继续分解而较长时间停留在细胞内，$6 - PO_4 - ^{18}F - DG$ 滞留量即代表了机体细胞糖代谢的实际分布(见图 1.5.1)。

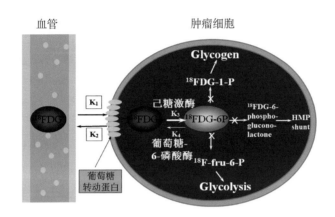

图 1.5.1　^{18}F—FDG 进入细胞和沉积其中的化学过程(引自潘中允，2009。)

　　早期对 ^{18}FDG 的 PET 显像研究主要集中于脑代谢，因脑是糖代谢率最高的组织。到 20 世纪 90 年代后，临床实践显示 ^{18}FDG PET 显像的最主要临床价值在于发现多种恶性肿瘤的转移和(或)代谢状况判断，因许多恶性肿瘤组织细胞的糖代谢率远高于其周围正常组织细胞。

　　甲状腺癌是 PET 临床早期研究对象之一。但与其他临床常见的恶性肿瘤(如淋巴瘤、肺癌等)有所不同，多数甲状腺癌尤其分化性甲状腺癌(DTC)在发展早期其癌细胞的糖代谢率不高，因此 ^{18}FDG PET 显像对于 DTC 肿瘤原发灶的良恶性鉴别诊断、颈部微小淋巴转移及远处转移的早期发现和(或)鉴别诊断等方面的临床应用价值总体很有限。

　　不过，处于临床进展期的 DTC、低分化和未分化型甲状腺癌(ATC)以及甲状腺髓样癌(MTC)恶性程度较高，此类患者的转移病灶可出现细胞糖代谢率不同程度显著升高[见图 1.5.2(d)]，对这些患者 ^{18}FDG PET 显像可帮助确定疑似转移病灶的鉴别诊断、指导术后个体化辅助治疗方案，等。有临床研究显示，约 10% 的甲状腺癌患者可因 ^{18}FDG PET 显像发现局部或全身性的新转移病灶而改变临床分期或改变后续的诊疗计划(见图 1.5.3、图 1.5.4)。

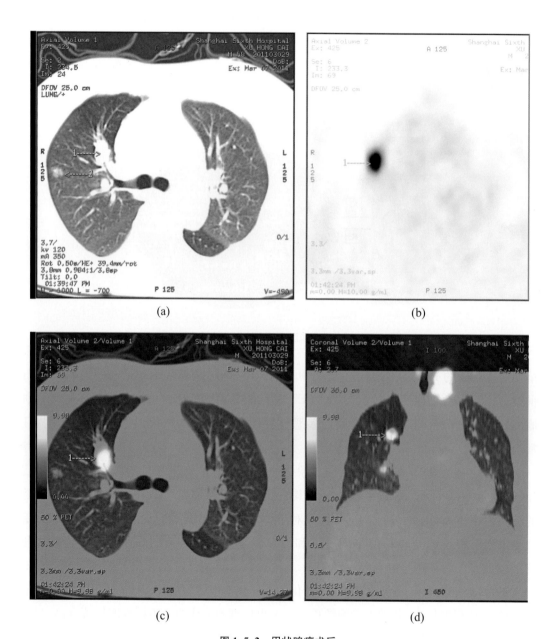

(a)　　　　　　　　　　　　　(b)

(c)　　　　　　　　　　　　　(d)

图 1.5.2　甲状腺癌术后

PET/CT 显示两肺及两侧肺门散在结节影，部分 FDG 代谢增高，考虑肺转移

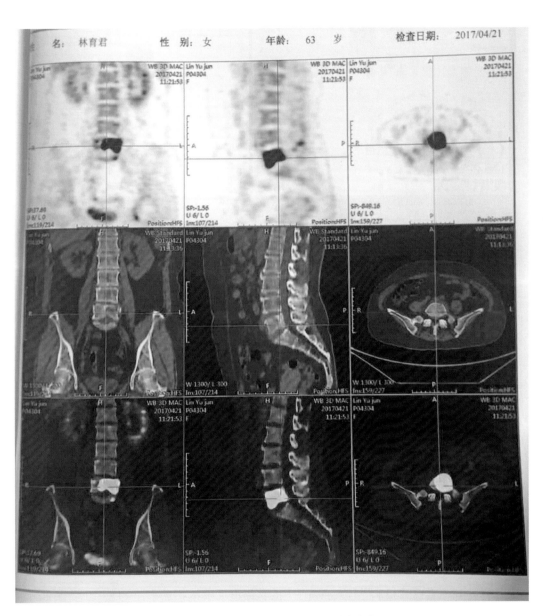

图 1.5.3 甲状腺癌(低分化或胸腺样癌难定)

术后 1 年 PET/CT 显示 L5 明显骨质破坏,糖代谢增高,考虑 L5 转移,准备消融＋骨水泥治疗

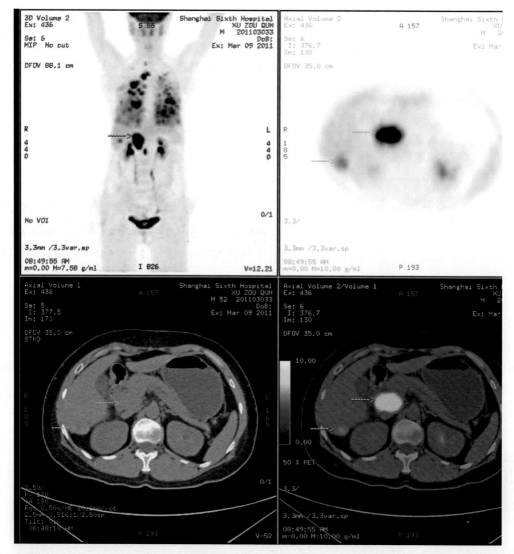

图 1.5.4　PET/CT 显示甲状腺 PTC 术后胰头肿大,边界欠清晰,FDG 代谢异常增高,考虑肿瘤转移

对于临床定义有局部晚期的甲状腺癌患者,[18]FDG PET 显像的临床应用可以大致归纳为:

(1) DTC 患者经过了[131]I 治疗,局部转移病灶持续存在或在随访检查中发现病灶明显增大。但病灶不再明显摄取[131]I,或虽有[131]I 摄取但出现碘抵抗现象。[18]FDG PET 显像可帮助判断局部病灶的性质、异常高代谢的区域和范围等。这或许有助于帮助确定是否采取局部姑息性手术或对其他后续治疗的选择有指导意义。

(2) DTC 患者术后及[131]I 治疗后,局部转移病灶无明显变化,但患者出现不可解释的血清 Tg 和(或)TgAb 持续升高。研究显示,[18]FDG PET 显像可发现一些不摄取[131]I 的甲状腺癌复发和转移灶。对血清 TgAb 持续升高而[131]I 扫描阴性的患者,[18]F-FDG PET 也可发现其他全身部位的隐匿性转移灶或为临床鉴别诊断提供一些有价值的信息。

（3）临床怀疑局部 DTC 病灶为失分化或存在低分化倾向。[18]FDG PET 显像阳性病灶往往更倾向于病灶的去分化性。且随着去分化程度的进展，肿瘤摄取[18]FDG 的能力增加。有报道显示 DTC 病灶摄取碘的能力与[18]FDG 摄取存在负相关。ATC 病灶的[18]FDG PET 阳性比例很高。有研究甚至根据[18]FDG PET 显像结果对未分化甲状腺癌进行临床分期，为后续治疗提供决策帮助。

（4）MTC。因手术切除原发肿瘤灶及相应的转移灶是目前治疗 MTC 的主要甚至唯一的有效途径，因此对于局部晚期的 MTC，术前或再次手术前的评估非常关键。[18]FDG PET 显像对 MTC 转移灶的性质判断可提供一些帮助，对局部异常高代谢的区域和程度与血清降钙素（Ct）异常升高的关联度之间的判断可能会提供有益的参考价值。

不过，虽然[18]FDG PET 显像在甲状腺癌的复发和转移定位方面存在价值，但特定的临床实用价值只体现在部分患者身上，尤其是在判断对局部晚期病灶是否手术治疗或判断是否存有广泛性转移等方面。[18]FDG PET 显像对于甲状腺癌的再分期和个体化治疗有辅助作用，但对于改善患者的预后价值仍有待临床做进一步评估。

（上海交通大学附属第六人民医院核医学科　陆汉魁）

第六节　局部晚期甲状腺癌的介入性超声诊断

介入性超声（interventional ultrasound）是指在实时超声的监视下，经皮或者黏膜表面将穿刺针或导管准确地置入病灶、囊腔或管道结构中，完成抽吸、活检、引流、注药、热消融或激光消融等操作，最终达到诊断或者治疗为目的的技术，分为介入性超声诊断和介入性超声治疗。20 世纪 60 年代国内潘永辉等开展了颅脑超声定位治疗，1975 年 Hanche 在超声引导下对胰腺和肾脏的穿刺进行了研究，80 年代初我院周永昌、董宝玮教授等开始开展 B 型超声引导下经皮穿刺活检术。由于该技术具备实时、准确、简捷、安全等诸多优点，逐渐得到医生和患者的欢迎。本章将重点介绍介入性超声诊断在甲状腺疾病中的应用。

一、介入性超声诊断在甲状腺疾病中的应用基础

近年来，甲状腺结节尤其是甲状腺癌的发病率在全球范围内不断升高，高频超声检查中，有 19%～65% 的人被检出甲状腺结节，其中 7%～15% 的结节是恶性的。高频超声技

术能清晰地显示甲状腺结节的大小、边界是否清晰、边缘是否规整、内部回声是否均匀、结节内部及周围腺体的血供情况、与周边组织和器官(如气管、食管、神经、血管等)的毗邻关系、结节内部及周围腺体的血供情况。这种清晰显像能力为引导穿刺提供了重要基础,使穿刺更加精准、快捷,通过实时观察针尖和针道,以避开周围重要的组织,减少穿刺并发症。目前,甲状腺介入性超声诊断主要包括经皮穿刺抽吸细胞学检查(ultrasound guided-fine needle aspiration cytology,US－FNAC)和经皮穿刺组织学活检术(ultrasound guided-core needle biopsy,US－CNB)。

1. 所需仪器与设备

1) 仪器

优选分辨率高、性能好、血流敏感的超声仪器,以使穿刺更加具有目标性和更加精准。应选择高频探头,以 7～12 MHz 为宜,对于特别浅表的结节,可以选择更高频率的探头;对于深部结节,或是体积比较大的甲状腺结节,可以适当降低探头频率或采用低频探头来引导穿刺。

2) 引导装置

与超声探头相连的引导装置有以下 3 种:①探头穿刺附加器,可固定穿刺针并调节穿刺针进针的角度;②中心孔型探头,在探头的中央留有穿刺针的进针孔,穿刺全程中能清晰显示针尖的活动;③在垂直于穿刺探头长轴的侧方粘贴附加器,穿刺针可以沿预定的角度和深度送入探查平面,进入目标,其优点是针径最短,损伤最小,但少用。

甲状腺由于位置表浅,多数操作者不采用额外的引导装置直接徒手操作。徒手操作可以不受引导设备的限制,在最佳探测位置自由地放置探头,在路径的选择上也更加自由。在穿刺过程中可以随时对穿刺的角度进行微调,更好地监视针尖的位置,更准确地到达靶目标。但徒手穿刺对穿刺操作者的经验和手法要求较高。进行穿刺时,医生可根据患者病灶的情况和个人的习惯进行选择。

3) 穿刺针

穿刺针具一般由针芯和针套两部分组成,可分为粗针(外径大于 1 mm)和细针(外径小于 1 mm)。针的具体型号,国际上一般用 G(gauge)表示,G 越大表示外径越细;国内一般用号来表示,标号越小表示针外径越细。

甲状腺细胞学检查一般用细针,即外径小于 1 mm 的 19 G(10 号)穿刺针。为了进一步减少穿刺出血,国外一些学者使用细达 27 G 或 25 G 的穿刺针,国内一些医院采用 5 号或 7 号针,接 5 ml 或 10 ml 一次性无菌注射器,代替穿刺针,易于负压抽吸,但对操作者技术要求较高。

对于局部晚期甲状腺癌,除了 FNAC 之外,可能还需要用到超声引导下经皮穿刺组织学活检,标本尚可做免疫组化检查,这就需要用粗针,如 Chiba 针、Tru-cut 针或 turner 针,但目前最常用的是半自动活检枪,其成本较高,细针穿刺和粗针穿刺针具如图 1.6.1 所示。

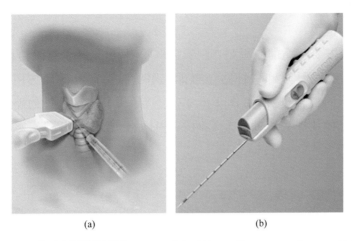

图 1.6.1　不同类型穿刺针具(引自 Pr. Dr. Saim Yılmaz：Percutaneous image-guided biopsy)

(a) 超声引导下细针穿刺；(b) Tru‐Cut 活检枪

4) 探头及引导设备的消毒

穿刺探头需放入密闭容器，用环氧乙烷气体消毒 24 h 或甲醛气体熏蒸 30 min，用无菌塑料膜包裹。普通探头一般不能用酒精或器械消毒液浸泡，除非是高密闭性能的探头才能浸入酒精或消毒液。穿刺针一般是一次性的，不需要额外消毒。穿刺架可以高温高压消毒，也可以浸泡在酒精或戊二醛等手术消毒液中。反复用的偶合剂每次均要高压消毒，也可选用独立小包装的已消毒的偶合剂，经验丰富的医生也可以选择无菌生理盐水代替耦合剂。

2. 穿刺技术分类

超声引导下甲状腺穿刺方式主要有徒手、间接定位或探头引导定位穿刺。

1) 穿刺方式

(1) 超声引导下徒手穿刺。是指不凭借穿刺架的引导，具有高度的自由性，可以根据需求随时调整方向，使穿刺针与声束在同一平面上并能清晰地显示针尖，对于操作者要求较高。以往认为只有结节较大时才适合徒手穿刺，但目前在超声引导下直径<1 cm 的结节穿刺成功率也较高。

(2) 超声间接定位穿刺。在穿刺之前，由超声医生对结节的位置、大小、深度、进针角度及深度进行综合评估，并于体表标记，然后由超声医师、临床医师或是病理科医师来进行穿刺。其优点是定位在前，穿刺时可以双手固定穿刺针，穿刺针不易发生移位，但缺点是在整个穿刺过程中并没有实施超声引导，在甲状腺穿刺中已不常用，仅用于胸腹腔积液定位。

(3) 穿刺架引导穿刺。穿刺架可以在消毒之后固定在相应的探头上，沿着屏幕上的穿刺引导线进行穿刺，优点是定位准确，路径明确，全程可监控，尤其适合于初学者。但穿刺架无法进行实时调整,穿刺灵活性变差,且需耗时消毒。

2) 穿刺进针模式

模式的选择需要遵循的原则是:便于超声监测,尽量减少组织损伤尤其是避免并发症的产生。宜从进针点和进针路径考虑。甲状腺穿刺点一般选用探头上下两端,沿着与声束平行的长轴进针[见图 1.6.2(a)],有利于观察进针的路径;经验丰富的操作者也可以选择从探头短轴的左右两侧进针,减短穿刺的路径,尽量减少创伤[见图 1.6.2(b)]。

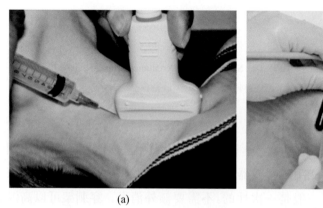
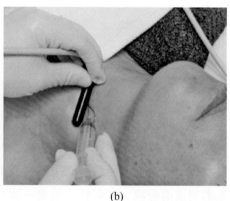

(a)   (b)

图 1.6.2   不同穿刺路径

(a) 沿着与声束平行的长轴进针;(b) 从探头短轴的左右两侧进针

不管选择哪种路径进针,均需要尽量避开甲状腺周围血管及其他器官。在穿刺的过程中,最好一直都能显示针尖,以提高穿刺的效率,也能有效地防范对周围组织的损伤。当失去对针尖的显示时,可轻微调整探头扫描角度,或轻弹针座,或者小幅度反复快速提插穿刺针,或转入彩色多普勒模式(针尖会产生闪烁伪像),均有助于寻找针尖位置。如反复寻找仍无法定位针尖,或是针尖已经偏离目标区域,需要退出穿刺针重新穿刺,切忌在组织内部强行改变进针角度。

3. 穿刺的不良反应及并发症

不良反应主要分局部性和全身性。局部反应包括头颈部疼痛(含穿刺部位或耳后的疼痛)、局部炎症和神经麻痹。全身性的反应包括发热、甲状腺功能异常等。

常见的并发症发生率率约 1.7%,包括声音嘶哑、气管或食管的损伤、结节内出血、皮下血肿、静脉血肿及动脉壁内血肿。术后出血是最常见的早期并发症,最严重的并发症是大血管出血导致的气管受压。肿瘤经针道转移十分罕见,但在粗针穿刺中有过报道,值得注意。

穿刺不良反应和并发症的产生与患者全身情况、甲状腺自身的基础疾病、解剖结构、结节的位置、血供情况有关，也与操作者的经验、仪器设备的性能也有关。对于实质血供丰富的 Graves 病患者和部分活动期的桥本甲状腺炎患者，穿刺后发生出血的危险度增加，尤其是粗针穿刺，需要尽量避免多次反复在同一部位抽提。对于有凝血功能障碍的患者或是服用阿司匹林的患者，穿刺须更加谨慎。

对于出现穿刺部位疼痛的患者，如超声检查鉴别是局部轻微的炎症不须特殊治疗，消毒随访即可。如鉴别是出血，要根据出血量的多少、受压的部位、是否为陈旧性出血或持续出血进行综合判断和治疗。需要强调的是，对于大血管出血导致的气管迅速受压呼吸困难需要即刻进行穿刺抽血并止血，保持气道的畅通，必要时手术止血。

4. 穿刺前准备和术后随访

虽然甲状腺穿刺对组织损伤并不大，但是必要的术前准备仍然是不能忽视的。术后的随访也便于医师及时地了解患者的反馈，有利于技术的不断完善。

1）超声引导下甲状腺穿刺的术前准备

患者在穿刺前须完成血常规、凝血功能检测、甲状腺功能及其抗体检测及穿刺当天的心电图检查，若服用阿司匹林、华法林等抗凝药的患者需停药 1 周，血压、血糖尽量控制在正常范围内。

操作者在穿刺之前需了解穿刺目标的位置、大小、毗邻，设计好探头的摆放位置，进针位置、角度及深度。在穿刺前，操作者或其助手需要向患者解释穿刺的必要性、操作过程及可能存在的不良反应和并发症，患者充分知情后须签署书面的知情同意书方可进行操作。

甲状腺细针穿刺一般不需要麻醉，粗针穿刺或活检枪穿刺时，推荐选择利多卡因局部麻醉。

2）术后随访

临床经验证明，术后的并发症多出现在 48 h 以内，约 80% 出现在术后 4 h 以内，约 60% 出现在术后 2 h 以内。一般情况下，对于没有出血病史凝血状况良好的患者，脱脂棉球按压 15 min 无明显不适即可离院，应嘱患者如有不适须立刻告知负责医生进行超声复查，必要时留院观察。对于大多数患者，若有轻度不适，电话随访即可，大部分轻度不适可自行缓解，无须特殊治疗。

二、超声引导下甲状腺细针抽吸细胞学检查

甲状腺穿刺术的历史最早可以追溯到 1843 年，但 20 世纪 30 年代后报道日益增多。1933 年，Martin、Ellis 和 Stewart 首次在美国报道了甲状腺细针穿刺，50 年代后期北欧学者对甲状腺穿刺也做出了一定的贡献，Persson 于 1967 年对各种甲状腺炎的细胞学诊断做了详尽的描述。1972 年，Goldberg 首先报道了超声引导下细针抽吸细胞学检查（ultrasound guided-fine needle aspiration cytology，US-FNAC），1977 年 Walnsh 等对

US-FNAC进行了系统的评价和研究。随着FNAC染色方法的改良和高频超声仪器的不断发展,US-FNAC的成功率和准确率均不断地提高,目前认为其诊断恶性结节的敏感度和特异度均在85%以上。由于其安全、微创、准确的优点,US-FNAC已经被临床医生和患者广泛接受,ATA、NCCN、AME、AACE等多个有关甲状腺诊治指南的协会机构均提到FNAC已经被证实是一种有效的诊断甲状腺癌的手段,US-FNAC使得穿刺成功率提高,假阴性率下降。此外,密切结合常规超声的声像图特点,进一步降低甲状腺恶性肿瘤的诊断的假阴性率。

1. US-FNAC的适应证

虽然US-FNAC是诊断甲状腺疾病的有效手段。但是,并不是所有的甲状腺结节都必须进行US-FNAC。其适应证在不同学者或指南存在一定的分歧。2015年,《ATA指南》中提到甲状腺结节直径>1.0 cm,如超声检查提示恶性或者可疑恶性征象,强烈推荐FNAC检查;对于没有恶性声像图特征的结节、纯囊性结节均强烈不推荐;对于直径<1.0 cm的结节,即便超声检查提示恶性,也建议结合患者的年龄和意愿进行随访,并不急于做FNAC检查,其他的情况均为"可以进行FNAC"检查。2014年,《NCCN指南》中提到只要直径<1.5 cm的结节不论是否有可疑恶性征象均须进行FNAC检查。但美国临床内分泌协会(AACE),意大利临床内分泌协会(AME)以及欧洲甲状腺协会(ETA)等指南中,推荐直径<1 cm的甲状腺结节仍可行US-FNAC检查。

相反,根据国情,中国的《甲状腺结节和分化型甲状腺癌诊疗指南》中,对于直径>1 cm的结节,如超声强烈提示恶性,那么不推荐做FNA检查,可直接外科手术;对于直径<1 cm的结节,如超声提示恶性,那么推荐做US-FNAC检查以判定性质。

我们的经验表明,高频超声在甲状腺结节的诊断中具有重要的价值,有经验的专科专家超声医生对于明显恶性和明显良性结节可以大胆诊断,其准确性达90%以上,这使许多患者免于做FNAC检查(但术中需行常规冰冻切片),减少医患负荷和术前等待,节约资源,US-FNAC检查的主要作用在于恶性与良性征象并存难以诊断时使用。

2. 禁忌证

US-FNAC检查的绝对禁忌证几乎没有,相对禁忌证中值得警惕的是凝血功能障碍,其次是无法控制的高血压、糖尿病、严重心肺功能不全、精神疾病患者。若结节很靠近周围大血管或者存在动脉瘤也需要慎重考虑。结节穿刺带来风险及可能产生的并发症的影响大于结节穿刺的价值时,也列入禁忌证范围。

3. 超声仪器、器械及穿刺技巧

US-FNAC检查的成功涉及超声仪器及探头的合理选择,适合的穿刺针具,穿刺路径的恰当选择,熟练的穿刺抽吸操作,均匀的涂片,及时的细胞数量评估。

穿刺的安全性评估还涉及患者全面的全身及局部情况评估,穿刺部位的彻底消毒,穿刺探头的可靠无菌,穿刺包和耦合剂的合格消毒。

1)超声仪器和探头的选择

尽可能挑选最佳性能的仪器,以清晰显示穿刺目标区域,一般使用高频线阵探头,也有医生偏好使用术中探头。术者可根据各自的习惯灵活选择坐在患者的左侧或者右侧,以能充分暴露术野易于操作为准,助手可站在或是坐在术者的对面,方便递探头和必要时压迫止血(见图1.6.3)。因为甲状腺穿刺多半是徒手穿刺,有些医生习惯一手持探头,一手进行穿刺,这就要求探头尽量具备小巧、轻便易控制的特点,方便在穿刺时根据需要改变方向和角度。对于一

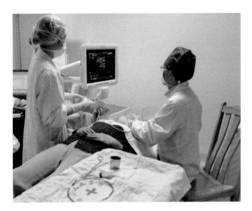

图1.6.3 甲状腺细针穿刺

部分局部晚期甲状腺恶性肿瘤,及可疑未分化癌、淋巴瘤等,需要在超声引导下取材进行病理分型和免疫组化染色,可辅以凸阵低频探头。

2)穿刺针、穿刺路径及抽吸方式

细针穿刺通常选用20~25 G(国产5~7号针头)穿刺针,针筒一般选择5 ml或10 ml注射器的针筒。近年研究表明,27 G或25 G的针头就足以获取完整的乳头结构,且相对于较粗针头,出血更少,可以减少血液背景对细胞的稀释。从物理学原理上来说,在负压抽吸时,只能抽取液体成分,针头越粗,出血越多,抽吸时血液成分越多,细胞就会被稀释增加诊断的困难。使用比抽血针还要细的27 G或25 G针头,患者的心理负担也会减轻。但针头过细可能导致穿刺时针头被掰弯,尤其是组织或结节比较硬的时候,如穿刺前弹性成像评价结节较硬时,仍宜选22~25 G。

在穿刺过程中,可能会感觉到结节有拖曳感:似乎针头被结节"吸住",这是由于结节间质中纤维成分过多导致。锋利的针头在前进中切割组织,如收集的病变目标区域大部分为滤泡上皮组织,容易与周围组织分离。所以结缔组织丰富的病变(如硬化性肿瘤),常无法获得良好的FNAC标本,此时可改用较粗的细针或改粗针穿刺活检。

穿刺路径的选择:穿刺一般根据实际情况从探头的某一端或者某一侧以一定的角度进针,以最终能显示针尖为准。

穿刺抽吸方式:分为虹吸法和负压抽吸法,前者使用的是带有针芯的专用针,在超声引导下,将专用针导入到靶区域,抽出针芯,通过边旋转边推进的方式,从多个方向获取细胞,该法的优点是获取细胞量较多,而被血液稀释的可能性小,尤其是当血流较丰富的时候。

而国内大部分甲状腺细针穿刺使用的是负压抽吸法,在保持负压的情况下,注射器的锋利针尖使组织细胞分离并进入针腔内,使针尖切割缘在病灶内快速做小幅度上下提插,

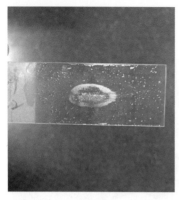

图 1.6.4　甲状腺细针穿刺涂片

此时收集的标本实际上已经进入针腔孔并被挤入和吸入针柄头内，肉眼即可观察到，称为样本的"回流"。此时应该停止提插，拔下针筒，释放负压，再插上针筒，连针头一并拔出。如果进针后立即回流，可能是 FNAC 导致的创伤性出血，此时应当立即停止穿刺，压迫穿刺部位以止血。及时止血很重要，不仅可以防止血肿形成，而且防止穿刺部位的血液污染下一次穿刺的标本。一次穿刺完成后，需将针腔内全部抽吸物推注到载玻片上，用另外一个玻片匀速、均匀地推开（见图 1.6.4）。

涂片后，针孔内通常仍有残留标本。再把针头伸入液体中，抽吸液体，再将其推出，收集到容器内。针头冲洗液也是非常宝贵的，可以细胞离心分离、液基制片、离心沉淀直接涂片、过滤法和制作细胞蜡块，用作其他辅助检测，包括分子检测。所以理想的标本获取包括高质量的细胞涂片和针头冲洗液两部分。

负压穿刺次数：为了使获取的标本更加充足，需要多次穿刺。每次穿刺均应使用新的穿刺针，穿刺不同部位，可以获取病灶内不同部位的细胞，也避免上次穿刺的出血区。有些病变在一处细胞可能表现较温和，而另一处细胞可能会表现恶性特征，所以需要行多点穿刺，并且，在每个点穿刺时，均需要提插多次，确保针芯内尽量负载充足的标本。具体的穿刺次数目前仍有争议，这与穿刺者的操作经验、获取标本的质量、病变的大小和性质、是否对标本进行现场评估等因素有关。大多数情况下，根据《Bethesda 分级指南》，一个结节穿刺最多不能超过 4 针，通常情况下一个结节 2～3 次穿刺就可以获取足够的具有代表性的标本，但某些大的病灶可能需要 5～6 次穿刺。

3）FNAC 的现场评价

FNAC 的涂片中，常可见到的是大量的血液成分，而真正对细胞学病理检查有用的则是细胞成分，涂片中细胞成分的多少直接决定了最终细胞学诊断病理结果的可信度，但是涂片拿回病理科后再进行镜下分析如果发现细胞数量不够将难以进行准确的诊断，所以许多实验室在穿刺时，配备显微镜"现场"评价细胞数量是否合格，以判断是否需要追加穿刺次数，增加样本数量（见图 1.6.5）。

现场评价通常是直接马上涂片，风干后进行 romanowsky 染色，或乙醇湿固定后进行快速巴氏染色。甲状腺 FNAC 涂片中最少含有 6 个适宜观察的滤泡细胞团，每团最少含有 10 个细胞，并且最好分布在一张涂片上。

4）病理单的填写

在送检 FNAC 样本时需附相应的病理单，病理单上需准确填写患者一般资料（包括姓名、性别、年龄、联系方式）、病例资料（包括结节的大小、位置、可疑恶性的超声特征、既往 FANC 结果）、病史（是否有甲亢、甲减、桥本甲状腺炎、Graves 病、颈部放疗史，是否有甲状

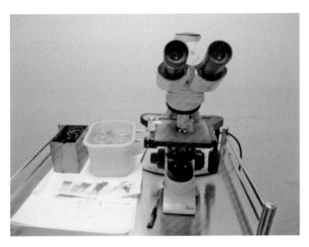

图 1.6.5　现场评价所需的显微镜、固定液及染料

腺癌及其他肿瘤病史,是否有 MEN2 家族史等)。

桥本甲状腺炎和 Graves 病的细胞学表现和甲状腺乳头状癌的表现有部分重叠;[131]I 或其他放疗治疗可能导致细胞核的改变,可能误诊为恶性;转移性肾癌与滤泡性肿瘤、黑色素瘤与髓样癌、转移性肺癌与未分化癌的病理表现很相似。此时,详细的病史尤其有助于细胞病理学专家对穿刺标本进行准确鉴别诊断。

4. 标本细胞病理学评价

细针穿刺获得的标本涂片可以选择进行风干固定-瑞氏染色(或者 Diff-quick 染色)或者湿片 95% 的乙醇固定-巴氏染色(或 H&E 染色)。标本的剩余部分可以打入 EP 管,以便后续进行补充实验。细胞病理学诊断方法参见相关章节,Bethesda 分级标准及相关风险度如表 1.6.1 所示,供临床医生参考。

表 1.6.1　甲状腺结节 Bethesda 分级标准及临床建议

分类	诊断	恶性风险/%	建议处理方式
Ⅰ	无法诊断(取材不够)	1~4	超声引导下重复穿刺
Ⅱ	良性	0~3	临床随访
Ⅲ	意义不明确的细胞非典型性病变或者意义不明确的滤泡性病变	5~15	超声引导下重复穿刺
Ⅳ	滤泡性肿瘤或者可疑滤泡性肿瘤	15~30	甲状腺腺叶切除术
Ⅴ	可疑恶性肿瘤	60~75	手术
Ⅵ	恶性肿瘤	97~99	手术

5. US-FNAC 的意义和局限性

目前人群中至少有 10% 患有甲状腺结节,判断其良恶性对于甲状腺结节正确而及时的处理具有重要的意义。FNAC 安全、可靠,是目前鉴别甲状腺良恶性结节最精确的检查,扮演着举足轻重的作用,已经成为许多国家甲状腺结节常规和标准的诊断方法。

相对于徒手穿刺,US-FNAC 可以使标本无法诊断率从 14% 降至 8%,敏感性从 92% 提高至 98%,特异性从 69% 提高到 71%,其准确率可达 98.4%。超声对甲状腺 FNAC 的引导作用非常大,对于触诊不明显的小结节,超声可以精准地对其进行定位,实时引导穿刺针精确到达目标区域;对于大肿块,可在结节不同部位具有代表性特征的区域进行穿刺从而获得更加全面的信息;对于囊混合性结节,超声可以引导穿刺针穿刺实性区域,获得更加丰富的细胞标本;对于超声发现的颈部可疑的淋巴结,也可以在超声引导下进行细针穿刺。

除了引导穿刺位置之外,结节的超声声像图特征也能为结节诊断提供更多的依据。晚期甲状腺癌比如广泛浸润型滤泡癌,超声声像图可以显示肿块大片穿透包膜,但是 FNAC 乃至粗针穿刺因为是局部取材,难以辨认肿瘤组织是否穿透包膜,对于普通的滤泡癌也是如此,穿刺后看细胞和细胞核形态的意义并不大,但声像图中滤泡癌的血流特点是杂乱的,晕环是粗细不均的,这与腺瘤的声像图存在差别,可以为诊断提供一定的线索。

US-FNAC 对甲状腺功能亢进的结节诊断具有其独到的优势。核素检查显示"热结节",会想当然诊断为甲状腺良性结节。但高代谢的甲状腺结节并不能排除其恶性可能,在转移性甲状腺肿瘤中也可见甲状腺功能亢进的现象。因此,对于热结节也同样不能够完全放弃 FNAC 检查。伴 Grave 病的患者甲状腺结节恶性率为 9.0%,不伴 Grave 病的结节恶性率为 5%,类似的趋势也发生在桥本甲状腺炎患者中。细针穿刺是在甲亢或桥本甲状腺炎患者中诊断甲状腺癌的一种可靠的方法。

良性结果是 FNAC 中最常见的结果,比例占所有 FANC 的 65%~80%,包括结节性甲状腺肿、甲状腺腺瘤、桥本甲状腺炎、亚急性甲状腺炎等。但是细胞学诊断甲状腺结节无法观察肿块的边界,这相对于组织学检查的一个明显的劣势,导致了甲状腺滤泡性腺瘤和滤泡癌的鉴别是 FNAC 的一个盲区。

文献报道,甲状腺单纯的 FANC 有 3%~15% 的假阴性率。假阴性可以通过超声引导穿刺减少一部分,但是还有很多导致假阴性的原因是目前无法解决的难题,需要通过新技术的开发和利用来进一步完善。对于 FNAC 细胞病理学提示良性的结节,仍然需要结合其超声、放射性核素检查及实验室检查结果进行综合评价,对于影像学或实验室检查有可疑恶性特征的甲状腺,需要密切随访,必要时引二次穿刺。

此外,US-FNAC 还存在 1%~10% 的假阳性。出现假阳性的常见原因有细胞学特征的重叠、退行性改变、标本不佳或者细胞病理学医师缺乏经验等。最常见的假阳性诊断是甲状腺乳头状癌,因为 Graves 病和结节性甲状腺肿的滤泡内均可出现乳头状分支的结构,也可见到上皮细胞核大、不规则,若经过 [131]I 治疗,细胞核异型性更加明显,易诊断为甲状腺乳头状癌;桥本甲状腺炎的滤泡细胞核大,并且有轻度毛玻璃样改变,还可出现异样巨细胞甚至是沙砾体,与甲状腺乳头状癌细胞有相似点,易误诊。此外,月经初潮前后的少女可出现甲状腺"乳头状增生结节",可伴有临床或亚临床性功能亢进,背景下可见显微血管轴心的真乳头结构,但仔细观察核的形态,会发现其和乳头状癌核的形态完全不同,必要时进行 HBME-1 免疫组化染色,乳头状癌通常呈阳性,而良性病变呈阴性。局部晚期甲状腺癌中,有一部分是低分化甲状腺癌,其 FNAC 标本细胞量非常丰富、缺乏胶质,核异型性不明显,但 HBME-1 呈阳性表达,可以协助鉴别。

最后,US-FNAC 的局限性还包括存在标本内细胞成分不够、取材失败的风险、对于结节病理亚型细分程度不够、髓样癌和未分化癌研究尚且不足,对于锁骨后、胸骨后结节穿刺困难等方面,这需要临床医生、影像科医生、穿刺操作者、细胞病理学家的共同努力才能不断改善。

6. FNAC 分子检测

甲状腺结节经过 FNAC 检查,仍然有 10%～30% 的结节是不确定或者可疑恶性结节,近年来分子诊断技术得到了突飞猛进的发展,并开始逐步运用到甲状腺癌的术前诊断和预后等方面,FNA 针头冲洗液制作的液基标本和细胞蜡块对术前甲状腺结节术前分子检测非常珍贵,通过术前 FNAC 标本的检测,对于性质不明确的结节,可以进一步明确其性质,对于诊断为 PTC 的患者,可以借助分子标志物对其侵袭性进行预测。

BRAF 基因突变是 PTC 中最常见的基因突变,研究表明 *BRAF* 突变可见于 35%～70% 的典型 PTC,5%～20% 的滤泡变异性乳头状腺癌。Marcheti 联合了 *BRAF* 基因检测后,PTC 的检出率从 45% 提高至 82%。对不确定的 FNAC 细胞学,可采用一组分子标志物检测,其中最有意义的一组分子组合包括 *BRAF*、*RAS* 基因突变和 *RET/PTC1*、*RET/PTC3*、*PAX8/PPARr* 基因重排,其诊断的敏感性和特异性分别可达 50%～68% 和 86%～96%;阳性预测值和阴性预测值分别可达 80%～95% 和 72%～75%。此外,对于 PTC 患者也可进行术前 FNAC 标本基因检测以判断预后,但目前和预后相关的基因突变位点和相关分子标志物的研究尚未得到明确的结论,相关内容详见分子诊断章节。

综上所述,FNAC 标本在将来可能广泛应用于术前诊断,其结果可能为临床决策提供重要的参考价值。

三、超声引导下甲状腺粗针穿刺活检

虽然 US-FNAC 在甲状腺结节疾病诊断中已经具有非常高的诊断价值,但是仍然有学者认为保留甲状腺组织结构对于评估甲状腺病变很重要,所以提倡超声引导下粗针穿刺活检(Ultrasound Guided-Core Needle Biopsy, US-CNB)。目前专门的手术切除活检已经很少见,超声引导下粗针活检克服了手术活检的一些缺点,并且提高了安全性和准确性。

1. 适应证

凡是能被超声显示的局灶性和弥漫性病变均为超声引导下 CNB 的适应证,常见的有弥漫性病变和细针穿刺失败的患者,比如肿块过硬,间质成分较多,细针无法获取足够细胞的病例。对于局部晚期甲状腺癌患者,甲状腺肿块较大,有时难以于与弥漫性病变鉴别,需要采用粗针穿刺。

2. 禁忌证

FNAC 中提到的禁忌证此处对适用,并且应该更加严格,因为 CNB 针头外径较细针粗,出血量和组织损伤程度都比 FNAC 大。对于半自动活检穿刺枪,需要仔细谨慎规划路径和穿刺枪弹出的针芯的长度,避免损伤周围组织。

3. 器械的选择

目前的穿刺针多为手动操作进入靶目标,自动弹射穿刺针切割组织条。使用方便,取材质量高。

4. 超声引导下 CNB 穿刺方法

粗针穿刺需进行表皮的局部麻醉,针尖进入皮下时,患者应短暂的屏气,在超声监视下将活检针推至病灶内或者病灶边缘,拨动开关,针芯自动切割病灶组织并退回外层针套内,完成后再屏气,退出穿刺针,整个活检过程应该在几秒钟内迅速完成。取出标本放置于镜头纸上,根据不同的需要进行相应处理。

5. 并发症及预防

(1)穿刺后疼痛。穿刺时由于麻醉剂的作用,疼痛不明显,但是穿刺后随着麻药效果的减退,疼痛逐渐明显。若是轻微的疼痛感一般无须干预,若是严重的疼痛,需检查是否有皮下血肿,穿刺完成后可以在医院观察 2 小时,待情况稳定后可以离开医院。

(2)出血。CNB 后出血需要引起临床医生的警惕,有报道曾因 CNB 发生大出血造成气管压迫的症状。所以粗针穿刺后留院观察两个小时还是有必要的,确定无活动性出血后方可以离开,若有心跳加快或者呼吸困难的症状需立即上报医生,颈部超声可以确定有无活动性出血。

(3)肿瘤种植转移。肿瘤种植转移是 CNB 最严重的并发症,好在文献报道其发生率并不高,Livrage 在他 11 700 例穿刺病例中发生了 2 例针道种植转移。只要操作得当,种植转移的情况不必过于担心。

6. US-CNB 的临床价值

既往有文献报道组织活检对甲状腺疾病诊断正确率明显优于细针抽吸细胞学检查,但是近年来文献所报道的细针和粗针穿刺诊断敏感度、特异度及准确性差异并不明显,相比之下粗针穿刺出血的风险却远远高于细针。虽然粗针可以获得完整的组织条,标本满意度较高,但是只要在细针穿刺能满足诊断要求的情况下,通常不选用粗针穿刺。对于纤维化、钙化的结节,粗针穿刺比细针穿刺效果要好,我院有多例外院细针穿刺无法确诊,到我院进行 CNB 确诊为未分化癌或淋巴瘤,便于直接外放射或化疗。

(上海交通大学附属第六人民医院超声医学科、上海超声医学研究所　胡　兵　李　艺)

第七节 局部晚期甲状腺癌的分子诊断

甲状腺癌是最常见的内分泌系统恶性肿瘤,在过去几十年里其发病率呈持续增长的趋势。据国家癌症中心2015年发布的数据显示,甲状腺癌在男性和女性中的发病率估计是3.1/10万和10.1/10万;而同期上海地区的发病率分别为11.0/10万和32.2/10万,并已升至女性恶性肿瘤的第4位。甲状腺癌常见的病理分型为甲状腺乳头状癌(PTC)、甲状腺滤泡状癌(FTC)、甲状腺髓样癌(MTC)和甲状腺未分化癌(ATC),PTC和FTC属于分化型甲状腺癌,占所有甲状腺恶性肿瘤的90%以上,其中又以PTC最为常见,占总体的80%～85%。绝大多数的甲状腺癌经手术、核素及内分泌治疗后,预后良好,分化型甲状腺癌总体5年生存率为95%,然而仍有约20%～30%的患者术后易复发,部分复发的病例由分化逐渐向失分化转变,有些出现局部晚期表现或肺、骨、脑等远处转移。

众所周知,早期的精确诊断是保证有效治疗的前提。目前,甲状腺癌诊断最可靠的方法是超声检查和对可疑的结节进行细针穿刺细胞学检测(fine needle aspiration,FNA)。然而仍有20%～30%的甲状腺结节FNA标本诊断是不确定的。据Bethesda细胞学分类,其中的不确定意义的异型增生/滤泡样病变(AUS/FLUS)、滤泡样肿瘤/可疑的滤泡样肿瘤(FN/SFN)及可疑的恶性细胞(SUS)类型给临床诊治带来困惑。对FNA标本进行分子标志物检测,如基因突变、基因重排和基因表达检测已经成为有效的辅助诊断工具。FNA活检中分子标志物的检测可以扩展诊断信息,鉴别出更具有侵袭性生物学行为的肿瘤亚型,为甲状腺癌的风险评估提供依据,并具有优化手术治疗方案的潜能,为实现个体化治疗提供依据。因此,为更精确地选择治疗方案,需要基于分子诊断标志物来指导对不确定性甲状腺肿瘤的处理。目前已有几类辅助方法被用来提高不确定性甲状腺结节FNA活检的诊断,包括免疫组化染色、基因突变/重排、microRNAs及基因表达谱等。

一、甲状腺癌的基因改变及分子诊断的理论基础

甲状腺癌的进展是通过一系列遗传和表观上的改变而进行的,包括体细胞突变的激活和失活,基因表达改变,microRNA(miRNA)调节异常和基因异常甲基化等。大多数甲状腺癌发生的分子机制涉及丝裂原活化蛋白激酶(MAPK)和磷酸肌醇-3-激酶(PI3K/AKT)信号通路的失调。MAPK和PI3K/AKT信号通路的激活在甲状腺癌的发生和发展中具有重要作用,甲状腺癌中常见的突变机制是 *BRAF*、*RAS* 基因的点突变和RET/PTC、PAX8/PPARr染色体重排。*BRAF* 基因点突变发生在40%～45%的PTC中,通过MAPK信号通路促使肿瘤发展。*RAS* 基因(包括 *HRAS*、*KRAS* 和 *NRAS*)编码G蛋白,通过MAPK和PI3K/AKT两个信号通路致瘤形成,被发现在40%～50%的FTC和

10%～20%的PTC中。而70%的PTC存在BRAF和RAS基因点突变或RET/PTC重排,RAS突变和PAX8/PPARr重排被发现在70%的FTC中。这些基因改变与临床表现、组织病理和肿瘤生物学特征相关。在甲状腺癌中,BRAF突变是最常见的基因改变,也是研究最广泛的基因。

1. 基因突变

1) BRAF突变

BRAF基因第15外显子上的第1 799位单个碱基的错义突变(T1799A),致翻译蛋白第600位密码子对应的缬氨酸被谷氨酸替代(V600E),成为活化的蛋白激酶(BRAF V600E),甲状腺癌BRAF突变中有99%为BRAF(V600E)突变。BRAF(V600E)突变通过持续激活MAPK信号通路中的BRAF激酶而引起细胞外基质蛋白及其部分受体表达水平的改变,从而促进PTC的进展。BRAF(V600E)通过基因调控肿瘤微环境、促进肿瘤浸润和转移,在PTC进展到ATC过程中发挥重要作用。研究表明在20%～40%的低分化甲状腺癌(PDTC)和30%～40%的ATC中存在BRAF突变。失分化甲状腺癌组织中有分化成分,在失分化与分化成分中均含有BRAF突变,这表明肿瘤从分化到失分化的进程,也表明这种突变可能是预测肿瘤失分化的早期事件。

BRAF(V600E)的分子检测可显著提高甲状腺肿瘤细针穿刺细胞学(FNAC)诊断的准确性,提高诊断的敏感性和阳性预测值。一项多中心的研究结果显示BRAF突变与进展的临床病理行为相关,包括淋巴结转移、甲状腺外浸润、疾病晚期(3/4期),以及疾病复发等高风险强烈相关。BRAF突变与复发甲状腺癌再次手术的增加相关,这与复发甲状腺癌的中央区淋巴结具有很高的BRAF突变(78%～95%)相一致。

2) RAS突变

RAS突变是主要的致瘤基因改变。RAS突变存在于40%的FTC和25%的PDTC中。RAS基因突变通过MAPK和PI3K/AKT信号通路的激活导致肿瘤增殖、失分化、浸润和肿瘤血管形成。RAS突变不仅存在于PTC中,也发现于PDTC、ATC及MTC中,这表明RAS突变与这些肿瘤差的临床表现相关,并可预测甲状腺癌从高分化向失分化和未分化的转变。研究发现RAS突变与FTC的转移有关,尤其是骨转移。

RAS突变对恶性肿瘤有74%～88%的阳性预测值,但RAS突变对恶性肿瘤不是特异性的。在多种甲状腺肿瘤中,包括10%～20%的PTC、40%～50%的FTC、20%～40%的PDTC和ATC中,以及45%的PTC滤泡样变、26%的滤泡腺瘤中均发现有RAS突变。RAS突变存在于恶性和良性甲状腺肿瘤中,因此也限制了其单独作为诊断标志物的意义。

2. 基因重排

包括RET/PTC重排和PAX8/PPARr重排。RET/PTC重排发生在10%～20%的PTC中,最常见的重排是RET/PTC1和RET/PTC3,两者都是染色体同臂内的倒位,

RET/PTC1 是更常见的类型,占阳性病例中的 60%~70%,而 *RET/PTC3* 占 20%~30%。

PAX8/PPARr 重排约占 FTC 的 30%~40% 及嗜酸细胞肿瘤的 5%,也见于滤泡样变的 PTC(<10%)和滤泡腺瘤中。

3. TERT 启动子突变

近来发现端粒酶反转录酶(TERT)启动子突变与侵袭的分化型甲状腺癌有关。在甲状腺癌中,TERT 启动子突变被发现在 7%~22% 的 PTC 和 35% 的 FTC 中;相比 PTC 和 FTC,TERT 启动子突变更常见于侵袭性分化型甲状腺癌、PDTC 和 ATC 中。

BRAF(V600E) 突变与 *TERT* 启动子突变的共同存在驱使了肿瘤的侵袭性进展并导致 PTC 差的临床预后。其共同突变与常见的高风险因素,如肿瘤直径大、淋巴结转移、甲状腺外浸润、血管浸润、远处转移和进展的疾病分期(3 期/4 期)有强烈的相关性。*BRAF(V600E)* 突变与 *TERT* 启动子突变在 PTC 的侵袭行为上有显著的协同作用,包括肿瘤复发风险和病死率增加。*TERT* 启动子突变能更加有效地评估甲状腺癌的不良预后。

4. microRNA 和 lncRNA

有一些特别的 microRNA(miRNA),如 miR-146b、miR-221 和 miR-222 在 PTC 中表达明显上调,在 PTC 发展中可能有促进作用。相比正常甲状腺组织,miR-146b 和 miR-222 在典型的 PTC 组织中表达上调至少 10 倍。一项研究发现 miRNA 可能是 PTC 侵袭行为的分子标志物,在 PTC 中,miR-146b、miR-222 的表达上调和 miR-34b、miR-130b 的表达下调与 PTC 的侵袭行为相关。而另一项观察发现在 PTC 中 miR-146b、miR-221 和 miR-222 表达水平增高与甲状腺外浸润有关。研究显示 miR-221 和 miR-222 在 PTC 浸润中发挥作用,与肿瘤更低的分化相关;miR-146b 与肿瘤复发风险及促进肿瘤转移和浸润相关。而 miR-21 的表达增加也与 PTC 的浸润相关,可能是其发病机制中的关键性事件。另外几个异常表达的 miRNA 也发现在 FTC 中(miR-197、miR-346、miR-155 和 miR-224)和 ATC 中(miR-30d、miR-125b、miR-26a 和 miR-30a-5p)。HMGA2 是 miRNA 表达检测的一个例子,其与甲状腺癌的恶性表型相关,在甲状腺恶性肿瘤中 *HMGA2* 基因上调对评估 FNA 样本可能有诊断价值。

目前 lncRNA 的研究分析也越来越受到重视,其参与基因组印记、染色质修饰、转录激活干扰、核内运输等多种重要的调控过程。失调的 lncRNA 通过调节 DNA 甲基化、组蛋白修饰、染色质重构,并作为 miRNA 的前体在肿瘤的发生、发展中发挥重要作用。研究表明与甲状腺肿瘤密切相关的 lncRNA 有甲状腺乳头状癌易感候选基因 2(*PTCSC2*)等。

5. 叉头转录因子

叉头转录因子 M1(forkhead box M1,*FoxM1*)是转录因子 forkhead 家族的一个成员,在许多恶性细胞中均见其表达失调,*FoxM1* 的过表达与基质金属蛋白酶(MMP)表达上调相关,并导致细胞外基质降解而使肿瘤细胞侵袭和转移。研究发现 *FoxM1* 在中东型 PTC 中表达增加,且与以低分化肿瘤高增生性及高表达 *MMP-9* 为特点的侵袭性表型密切相关,同时,研究证实当下调 *FoxM1* 时,*MMP-2*、*MMP-9* 表达降低从而导致 PTC 细胞的存活能力、侵袭性及迁移性受到抑制。该家族中的另一成员 *FOXE1* 基因,最接近 9q22.33 位点,是甲状腺癌形成的易感因素之一。我们前期研究发现,*FOXE1* 基因在 PTC 中高表达,对于 PTC 的发生、发展可能起到一定作用。

6. 其他

一些新的基因的发现也给未来的分子诊断带来希望。如在 *BRAFV600E* 突变的甲状腺癌中发现金属蛋白酶抑制基因 *TIMP3* 的甲基化,其可能在肿瘤的侵袭性生物学行为中起作用。另一项涉及 496 例 PTC 的基因组研究也发现了驱动 PTC 改变的新的基因,包括 *EIF1AX*、*PPM1D* 和 *CHEK2*。此外,还有蛋白组学类的肿瘤标志物,如半乳凝素-3 (galectin-3)、HBME-1 和 CK19 等也对甲状腺癌的分子诊断提供帮助。

二、甲状腺癌的分子诊断的适应证与应用

目前,关甲状腺肿瘤的基因检测主要应用于甲状腺结节 FNA 细胞学不能明确或可疑恶性肿瘤的协助诊断。细针穿刺细胞学对 25% 的甲状腺结节不能做出明确诊断,20%~30% 的细胞学分类的 FN/SFN 和 AUS/FLUS 最后经石蜡病理证实是恶性。基因检测可以引导更具有个体化的手术和术后处理。为 FLUS/FN 检测 BRAF、RAS、RET/PTC 和 PAX8/PPARr 可提高诊断特异性。其中 BRAFV600E 是甲状腺癌中最常见的基因改变,与 40%~45% 的 PTC 相关。*BRAFV600E* 对于 PTC 有超过 99% 的阳性预测值。*RAS* 突变已被发现在 FTC, PDTC 和 ATC 中;*RET/PTC* 重排已被明确在 10%~20% 的 PTC 中;*PAX8/PPARr* 重排被发现在 30%~40% 的典型 FTC 中。

临床上有用的最常见的分子标志物是 *BRAF* 和 *RAS* 基因点突变,通过抽取 DNA 可以鉴定,*RET/PTC* 和 *PAX8/PPARr* 重排需要更复杂的 RNA 提取方法。对于甲状腺癌分子诊断的检测平台和检测技术常取决于样本来源和突变类型。临床实验室中常用的分析技术包括 DNA 测序、免疫细胞化学(ICC)、荧光原位杂交(FISH)、聚合酶链反应(PCR)等。常规 PCR 相关的方法由于快速、可靠和敏感等优点.成为常用的方法之一。对于 *BRAF* 和 *RAS* 等点突变,PCR、桑格测序法(Sanger sequencing)、焦磷酸测序法 (pyrosequencing)、实时定量 PCR 及 PCR 后溶解曲线分析与等位基因特异性 PCR 等技术都有较高的可信度及敏感度,而 *RET/PTC* 和 *PAX8/PPARr* 等基因重排的检测,则依赖于反转录 PCR 和 FISH 技术。

《2015 年版美国甲状腺协会(ATA)指南》中已将 *BRAF* 基因突变和其他一系列临床指标一起列为分化型甲状腺癌危险程度分级的指标之一,并建议根据患者的危险级别确定手术切除范围、是否需要核素治疗、内分泌抑制治疗目标及方案。而 *BRAF* 突变对甲状

腺癌的诊断具有高特异性和低敏感性，*BRAF* 突变单独预测颈中央区淋巴结转移的阳性预测值和阴性预测值分别为 47% 和 91%。故单独使用 *BRAF* 突变为 PTC 风险分层尚有争议，尤其是因为 *BRAF*(*V600E*) 突变被发现在不到 45% 的 PTC 中，而少于 15% 的有侵袭性的临床行为。还有研究表明 *BRAF* 突变与肿瘤复发风险增加相关只限于年龄大于 65 岁的患者。

相比单独细胞学检测，细胞学联合 *BRAF* 基因检测对 PTC 的诊断敏感性可从 63.3% 增加到 80%。而相比单基因检测，进行一组基因突变检测，包括 *BRAF*、*RAS* 突变及 *RET/PTC*、*PAX8/PPARr* 重排，其诊断敏感性可从 44% 增加到 80%。因此，对不确定的 FNA 细胞学，推荐使用一组分子标志物检测，其中最有意义的一组分子组合包括 *BRAF*、*RAS* 基因突变和 *RET/PTC1*、*RET/PTC3*、*PAX8/PPARr* 基因重排，其诊断的敏感性和特异性分别可达 50%～68% 和 86%～96%；阳性预测值和阴性预测值分别可达 80%～95% 和 72%～75%。在突变阴性的 FN/SFN 结节中，这组基因可使恶性风险从 27% 降低到 14%；在突变阴性的 SUSP 结节中，可使恶性风险从 54% 降低到 28%。

对比体细胞突变如 *BRAF* 和 *RET/PTC* 检测的高特异性和高阳性预测值，基因表达芯片显示出潜在的更高的敏感性和阴性预测值。有关常见的基因表达芯片的多基因表达检测已有商业提供。目前证据表明通过基因芯片分子分类可以增加检测的敏感性和对不确定病变的阴性预测值。另外，在甲状腺 FNA 样本中检测 miRNA 表达水平的诊断应用也在探索中，如使用一组 7 个 miRNA(miR-187，miR-221，miR-222，miR-146b，miR-224，miR-155 和 miR-197)进行检测，上调其中的 3 个或更多个对预测 PTC 或 FTC 的精确度能达到 98%。然而，临床使用 miRNA 标志物进行甲状腺肿瘤的诊断尚需要进一步证实。

三、局部晚期甲状腺癌的分子诊断及展望

局部晚期甲状腺癌主要指甲状腺癌进展侵犯喉、气管、食管，颈动静脉、肌肉、锁骨等。这部分肿瘤可能包括因上述基因改变而引起激进的临床生物学行为的分化型甲状腺癌，以及在肿瘤复发过程中由分化型向低分化甚至未分化方向转变，抑或直接是低分化或未分化甲状腺癌。此类肿瘤分子诊断的目的，一方面是与颈部其他肿瘤如喉癌、淋巴瘤的鉴别，另一方面，分子检测有助于提前诊断出具有局部晚期发展倾向的肿瘤，进行提前干预以改善预后。因此，术前检测具有促使肿瘤向甲状腺外浸润、血管浸润、淋巴结转移等作用的基因可能有组于风险分层及更加精准的治疗。

甲状腺癌中具有应用前景的几个分子标志物包括 *BRAF*，*RAS*，*PIK3CA*，*PTEN*，*TP53*，*ALK* 基因突变。其中一些只发生在 PDTC 中或 ATC 中，如 *TP53* 和 *ALK* 突变；一些如 *AKT1* 突变被报道只存在于转移病变中而不在原发甲状腺癌组织中。*RAS*，*PIK3CA* 和 *PTEN* 突变逐渐发生和共同出现存在于从低级别到高级别的甲状腺肿瘤中。

因此,其共同存在能支持和预测甲状腺癌的进展。这些基因共存联合其他基因改变(如 *RTK* 基因扩增和 *BRAF* 突变)能双重激活 MAPK 和 PI3K/AKT 通路,促进甲状腺肿瘤从低级别到高级别的进展。

PTC 中 *BRAF*(*V600E*)突变与差的预后因素如甲状腺外侵袭、淋巴结转移、更晚的分期、肿瘤复发、再次手术以及肿瘤相关的病死率有关。具有 *BRAF*(*V600E*)突变的肿瘤的复发概率和带瘤的风险增加 2.14 倍,不同的研究人群这种风险一般是一致的。但也有研究显示只有 20%～30% 的 *BRAF* 突变阳性的肿瘤有进展的临床生物学行为。为更精确的风险分层,*BRAF* 突变状态目前需要联合组织病理学和其他临床预测参数。TERT 启动子突变可用于评估鉴别高风险的患者。研究发现 TERT 启动子突变在 *BRAF*(*V600E*)突变的肿瘤中更常见,这表明在 MAPK 信号通路活化和端粒酶活化间可能存在协同作用,并促进肿瘤的侵袭性行为。*RAS* 突变(主要是 *NRAS* 突变)与 PDTC 和 FTC 侵袭性增加甚至存活期减少有关。*BRAF* 和 *RAS* 突变在高分化甲状腺癌和低分化及未分化甲状腺癌中频繁地出现,可能代表甲状腺癌进展中的一个早期事件。活化的 *PIK3CA* 和 *AKT1* 突变及失活的 *PTEN* 能激活 PI3K/AKT 信号通路,据报道在甲状腺肿瘤中,*PIK3CA* 和 *AKT1* 突变更频繁地发生在进展期和失分化的肿瘤中。活化的 *PIK3CA* 突变存在于 FTC、PDTC 和 ATC 中,*PIK3CA*、*RAS* 和 *PTEN* 突变主要存在 FTC 和 ATC 中。这些基因改变联合 *BRAF* 突变更多地见于侵袭性甲状腺癌中。

另外,发生在高分化甲状腺癌浸润型及低分化和未分化癌中的突变基因还包括 *TP53* 和 *CTNNB1*[β-联蛋白(catenin)]。*TP53* 是肿瘤抑制因子,*TP53* 突变发生在大约 25% 的 PDTC 和 60% 的 ATC 中,是甲状腺肿瘤失分化中特异性的遗传事件,携带 *TP53* 突变的高分化癌很可能有失分化潜能和更激进的临床表现。在肿瘤同时具有高分化和未分化的成分时,*TP53* 突变只出现在未分化成分中,推测 *TP53* 失活可能作为二次打击触发肿瘤从失分化到 PDTC 和 ATC 的进程。CTNNB1 编码 β-catenin,涉及细胞粘连和 Wnt 信号通路,*CTNNB1* 点突变出现在超过 60% 的未分化癌中,在更侵袭和进展期甲状腺癌中,这类基因倾向于突变。目前认为 Wnt/β-联蛋白(catenin)通路激活是甲状腺细胞恶性转化过程中的晚期事件。同一肿瘤中 *BRAF* 或 *RAS* 突变与 *PIK3CA*、*AKT1* 或 *TP53* 突变共存已被显示发生在低分化和未分化肿瘤中。

《2015 版 ATA 指南》列举了使用基因表达分类和基因组合[*H-RAS*、*N-RAS*、*K-RAS*、*BRAF*(*V600E*)、*RET/PTC1*、*RET/PTC3* 和 *PAX8/PPARr*]诊断细胞学不确定的结节的数据,认为目前尚无最佳化的单个基因测试能明确排除或诊断甲状腺癌。由于芯片类型和高通量测序方法(如二代测序技术)的应用逐渐增多,会发现新的突变基因和甲状腺癌中表观遗传事件,这将加快我们对甲状腺癌的致病基因和分子机制的理解,从而提出更有效的诊治方法。甲状腺癌的分子诊断刚刚应用于临床以协助细胞学不能明确的诊断,目前尚未发现对甲状腺癌完全特异性的肿瘤标志物;对于局部晚期的甲状腺癌的分子诊断应用也处于临床探索中，尚无大样本、多中心的研究数据。在不久的将来，二代测序基础上的分子检测在评估甲状腺肿瘤的风险和协助诊断上将会有更高的精确度和准确性，尤其是对提高局部晚期甲状腺癌的综合治疗效果更有临床意义。

（上海市第八人民医院　丁　政　秦贤举）

第八节　局部晚期甲状腺癌的病理诊断

根据肿瘤起源及分化，甲状腺癌一般可分为乳头状癌、滤泡癌、低分化癌、未分化（间变性）癌和髓样癌。除髓样癌起源于甲状腺滤泡旁细胞（C 细胞）外，其余甲状腺癌均起源于甲状腺滤泡上皮细胞。分化型甲状腺癌占据全部甲状腺癌的 95％左右。各种病理类型之间，尤其是分化型与低分化及未分化癌的临床病理特点与预后差异巨大。甲状腺癌有 0.9％～22％直接侵犯周围组织，包括气管、食管、神经、动静脉、横纹肌等组织，这种情况称为局部晚期甲状腺癌。有些亚型甲状腺癌，多数为分化型甲状腺癌（乳头状癌和滤泡癌），虽然发展为局部晚期，但因恶性程度不高，生长缓慢，自然病程及手术后生存期都较长，手术病死率低，积极手术有较好效果。有些亚型甲状腺癌发现时即为局部晚期甲状腺癌，病变进展很快，极易发生淋巴结转移或者血行转移。故了解局部晚期甲状腺癌的病理分型及病理特征，对疾病的精准诊治和预后判断是必要的。

一、乳头状癌

1. 乳头状癌的组织病理学及免疫组化

乳头状癌是最常见的甲状腺恶性肿瘤，通常较为惰性，生长缓慢。可以发生于任何年龄，以 40～50 岁女性多见。儿童甲状腺恶性肿瘤 90％以上是乳头状癌。青少年或童年时期有颈部放射暴露史的，有甲状腺癌家族史的，甲状腺乳头状癌的发生率升高。桥本甲状腺炎伴发乳头状癌概率较高，可能是癌诱发自身免疫反应，或相反，莫衷一是。

乳头状癌大体通常表现为境界不清、形态不规则的结节，一般无包膜。肿瘤大小不等，从只能显微镜下分辨到直径＞3 cm。大多数是实性的，略呈白色，质硬，可伴有钙化、骨化。有时切面呈颗粒状，提示乳头状结构。坏死不是典型的乳头状癌特征，但坏死的出现应高度怀疑恶性。约 10％的病例可见显著的囊性变，甚至完全呈囊性，仅囊壁有乳头状突起，导致诊断困难。有乳头状癌转移灶的淋巴结可无明显变化，也可增大、质硬，或伴有囊性变。

甲状腺乳头状癌最具特征性的生长方式是乳头状结构（见图 1.8.1），也可表现为滤泡结构。其诊断关键是覆盖乳头的滤泡上皮细胞是否具有乳头状癌独特的核特征：核增大、核排列拥挤重叠、核轮廓不规则、核内假包涵体、核沟及毛玻璃样核。沙砾体（见图1.8.2）对乳头状癌的诊断无特异性，但出现砂粒体时要高度警惕，仔细寻找乳头状癌的诊断特征。如有较多沙砾体存在，剖开时会有沙砾感。

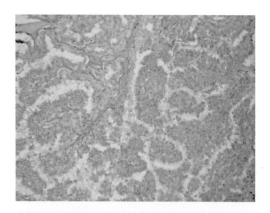

图1.8.1　乳头状癌的乳头结构复杂，呈多级分支状，具有纤维血管轴心，表面被覆细胞有乳头状癌的核特征（HE染色，中倍）

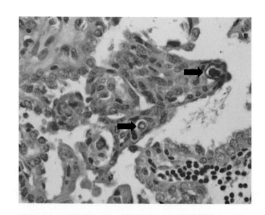

图1.8.2　胞质内见多个砂粒体（箭头）形成，为呈同心圆状分层排列的嗜碱性小体，质地坚硬，在切片中易破碎（HE染色，高倍）

　　乳头状癌有多种组织学亚型，某些组织学亚型生物学行为较经典型乳头状癌更具侵袭性，通常发现时即为局部晚期甲状腺癌，预后较差。病理学高危亚型包括：高细胞型、柱状细胞型、弥漫硬化型和实体型。

　　高细胞型乳头状癌，肿瘤成分的30%为高细胞，细胞高度3倍于宽度。一般发生于老年人，诊断时中位年龄比经典型乳头状癌大20岁。病变通常较大，直径>5 cm，常发生甲状腺外扩散，具有较强的侵袭性。病死率高达25%。

　　柱状细胞型乳头状癌，肿瘤由假复层柱状细胞构成。通常向甲状腺外浸润性生长，临床表现较经典型更具侵袭性。转移灶中出现类似结构，易与胃肠道或肺转移性腺癌相混淆。病死率高达90%。

　　弥漫硬化型乳头状癌，常见于年轻患者。临床特征是双侧或单侧腺叶弥漫性受累。临床易误诊为淋巴细胞性甲状腺炎。肿瘤伴有大量的沙砾体，间质见大量淋巴细胞，并伴间质纤维化（见图1.8.3），淋巴管及血管腔内见广泛瘤栓。诊断时除局部晚期表现外几乎均伴有淋巴结转移，约25%的患者发生肺转移。

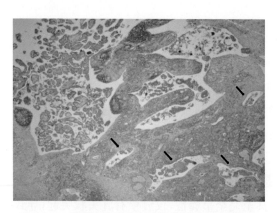

图1.8.3　弥漫硬化型乳头状癌，间质内见大量淋巴细胞，伴有大量的沙砾体，见广泛淋巴管内瘤栓（箭头）（HE染色，低倍）

实体型乳头状癌,肿瘤主要由实体片状排列的肿瘤细胞构成。约 1/3 病例可见血管侵犯和甲状腺外累及。该亚型常见于儿童及放射线暴露史患者。1980 年,切尔诺贝利核事故后发生的儿童甲状腺癌,约 34% 的病例是实体型乳头状癌。若肿瘤伴有明显的核异型性和肿瘤性坏死,则考虑为低分化癌。

免疫组织化学染色在甲状腺乳头状癌诊断中的主要作用:①明确肿瘤向滤泡细胞分化;②寻找转移灶;③辅助做出恶性诊断。常用于证明甲状腺滤泡分化的免疫组化抗体包括甲状腺球蛋白(TG)、甲状腺核转录因子(TTF-1)、甲状腺转录因子(PAX8),其中以 TG(见图 1.8.4)和 TTF-1 使用最普遍。目前,并无非常可靠的肿瘤标记物用于确定甲状腺肿瘤的性质,可用于辅助鉴别乳头状癌与良性甲状腺病变的一组抗体,包括:HBME-1(见图 1.8.5)、半乳凝素-3(galectin-3)、CK19 和 TPO(见图 1.8.6),这些抗体单一应用特异性相对较低,需联合使用并结合着色部位及周围甲状腺组织的情况辅助诊断。乳头状癌的增殖活性指标 Ki-67 一般低于 5%。

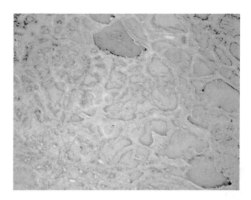

图 1.8.4 甲状腺乳头状癌滤泡腔内胶质及滤泡细胞胞质表达甲状腺球蛋白(TG)(免疫组化染色,低倍)

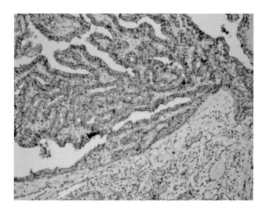

图 1.8.5 甲状腺乳头状癌 HBME-1 弥漫强阳性表达,周围正常甲状腺滤泡上皮(图片下方)不表达(免疫组化染色,低倍)

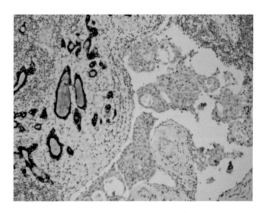

图 1.8.6 甲状腺过氧化物酶(TPO)在正常及增生甲状腺组织(图片左侧部分)中高表达,在甲状腺乳头状癌(图片右侧部分)中几乎不表达(免疫组化染色,低倍)

2. 乳头状癌的扩散转移和预后

乳头状癌呈浸润性生长,大约 1/4 的病例可突破甲状腺包膜,局部晚期甲状腺癌直接侵犯邻近的纤维脂肪组织(见图 1.8.7)或横纹肌(见图 1.8.8),偶尔可以扩散至甲状旁腺(见图 1.8.9)以及喉返神经、食管、喉和气管(见图 1.8.10)。多灶性乳头状癌占甲状腺乳头状癌全部病例的 22%~35%,可能是单个原发病灶通过淋巴管在腺内播散,也可能为多个独立克隆起源的原发病灶。乳头状癌颈部淋巴结转移常见(见图 1.8.11),尤其是年轻患者。有时原发灶很小,但颈部淋巴结已广泛转移,患者可能以淋巴结转移为首发表现。乳头状癌的血行转移比其他类型甲状腺癌的少见,占 5%～7%。其最常转移的部位是肺(70%),也可以转移至骨(20%)(见图 1.8.12),其他部位如软组织、中枢神经系统、胰腺、乳腺和许多其他器官较罕见。

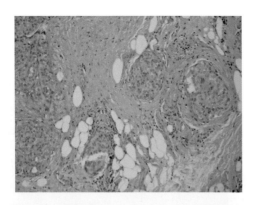

图 1.8.7　甲状腺乳头状癌侵犯邻近的纤维脂肪组织(HE 染色,低倍)

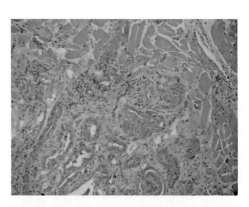

图 1.8.8　甲状腺乳头状癌侵犯邻近的横纹肌组织(HE 染色,低倍)

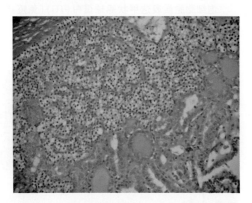

图 1.8.9　甲状旁腺(图上方)内见甲状腺乳头状癌(图下方)浸润(HE 染色,中倍)

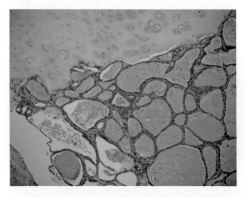

图 1.8.10　甲状腺乳头状癌侵及气管软骨组织(HE 染色,低倍)

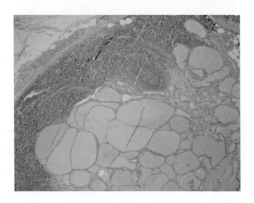

图 1.8.11　甲状腺乳头状癌淋巴结转移(HE 染色,低倍)

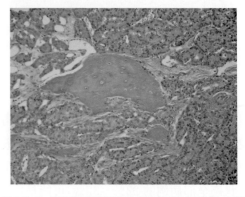

图 1.8.12　肋骨转移性甲状腺乳头状癌(HE 染色,中倍)

　　甲状腺乳头状癌是典型的惰性肿瘤，尤其是经典型乳头状癌，即使为局部晚期甲状腺癌，或并发淋巴结转移，也能经甲状腺切除和放射活性碘治疗而存活较长时间或者获得治愈，总体预后极好，20年生存率≥90%，年轻人可超过98%，与普通人群没有明显差异。影响预后的因素包括高危亚型、年龄大、肿瘤大和血管侵犯。年龄对甲状腺乳头状癌的预后影响大，随着年龄增大，乳头状癌的恶性度也增加，几乎所有死于乳头状癌的病例均为40岁以后才发病的患者。肿瘤大小与预后之间大致呈负相关关系。多中心性的肿瘤容易发生转移，转移到肺对于预后有不利的影响，转移到其他远隔部位如骨转移，预后更加不好。

二、滤泡癌

1. 滤泡癌的组织病理学及免疫组化

　　滤泡癌是一种缺乏乳头状癌诊断性核特征的甲状腺滤泡细胞高分化恶性肿瘤，是第2位常见的甲状腺恶性肿瘤，约占甲状腺癌的15%。诊断时约50多岁，罕见于儿童。

　　大体观，一般为卵圆形或圆形有包膜的实性孤立性结节，一般较大，并逐渐广泛侵犯甲状腺实质、周围软组织及气管，常见向外推进的、相对光滑的浸润性边界。肿瘤呈膨胀性生长，剖面可见肿瘤组织突出表面，呈灰黄色或褐色。

　　镜下组织学表现差异很大，从形成良好或欠佳的滤泡、筛状区域或小梁状结构到显著的实性生长（见图1.8.13），无沙砾体形成。滤泡癌唯一的恶性诊断标准是包膜侵犯（见图1.8.14）或（和）脉管浸润（见图1.8.15）或转移。可分为两组：微浸润型和广泛浸润型。微浸润型肿瘤穿透包膜的范围浅表且有限，只在镜下可见。广泛浸润型可广泛浸润邻近甲状腺组织和/或血管，无包膜。

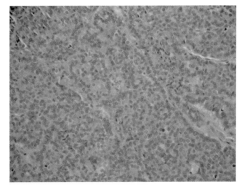

图1.8.13　甲状腺滤泡癌，滤泡形成欠佳，肿瘤细胞形成筛状或小梁状结构（HE染色，中倍）

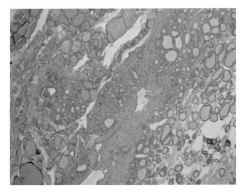

图1.8.14　微浸润型滤泡癌，肿瘤（图片右侧）穿透包膜全层，浸润邻近的正常甲状腺组织（图片左侧）（HE染色，低倍）

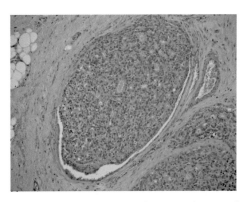

图1.8.15　甲状腺滤泡癌血管侵犯，血管位于包膜外（HE染色，低倍）

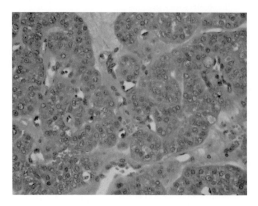

图 1.8.16　嗜酸细胞性滤泡癌,胞质嗜伊红色,肿瘤细胞体积较大,细胞核大,有明显核仁(HE 染色,中倍)

若肿瘤完全或主要(超过 75% 以上)由具有嗜酸细胞特征的滤泡细胞构成,则称嗜酸细胞性滤泡癌(见图 1.8.16)。以胞质内含有大量颗粒性嗜伊红色物质为特征,是滤泡癌的一个变异型,占所有滤泡癌的 20%～25%。大体呈特有的红褐色,通常较嗜酸细胞腺瘤大,直径≥4 cm 时,强烈提示恶性。

免疫组化研究表明,除了 TG 和 TTF-1 有助于甲状腺滤泡细胞来源的判断外,并无特异性标记物可用于甲状腺滤泡性肿瘤良恶性鉴别诊断。乳头状癌中的许多标志物滤泡癌也阳性表达,但阳性率略少,且反应强度较弱。此外,免疫组化血管内皮标志物 CD31、CD34、Fli-1、D2-40 等(见图 1.8.17)可以显示血管结构,有助于确认是否真正为瘤栓。

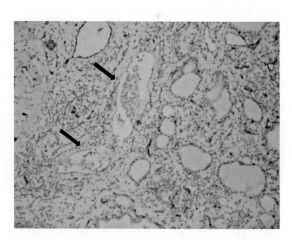

图 1.8.17　血管内皮标志物 CD34 显示血管结构,有助于确认瘤栓(IHC 染色,低倍)

2. 滤泡癌的扩散、转移和预后

微浸润型滤泡癌浸润包膜范围表浅,预后好,10 年生存率为 70%～100%。广泛浸润型滤泡癌多为局部晚期甲状腺癌,具有肉眼可见的浸润,预后差,10 年生存率为 25%～45%,以血行远处转移为主。就诊时约 10% 的患者已经远处转移,最常见的转移部位是骨(图 1.8.18)和肺。预后不良的因素包括:年龄大,体积大,甲状腺外软组织浸润(图 1.8.19),广泛的血管浸润及转移。此外,嗜酸细胞性滤泡癌在淋巴结转移率、远处转移率、复发率及病死率方面较通常类型的滤泡癌要略高。

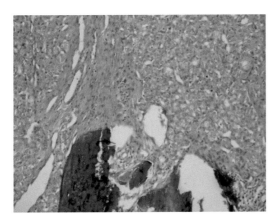

图 1.8.18　甲状腺滤泡癌骨转移（HE 染色，中倍）

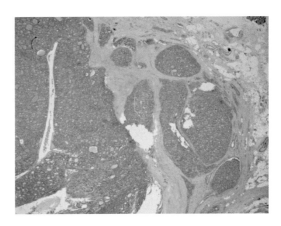

图 1.8.19　甲状腺滤泡癌侵及周围脂肪组织（HE 染色，低倍）

三、低分化癌

低分化癌又称岛状癌，是滤泡上皮起源的恶性肿瘤，好发于老年人。该肿瘤具有高度侵袭性，诊断时通常为局部晚期甲状腺癌，已有甲状腺外淋巴结受累、血管浸润和远处转移。预后比高分化甲状腺癌（乳头状癌或滤泡癌）差，但好于间变性甲状腺癌（未分化癌）。肿瘤通常较大，平均 4.7 cm，切面实性，常见出血、坏死，呈浸润性生长。

低分化癌组织学特点是形成大而界限清晰的实性瘤巢或形成岛状结构，癌巢周围可见人工裂隙（见图 1.8.20）。细胞多形性不明显，核分裂象常多见，≥3/10HPF。低分化癌如伴有间质硬化，则可能类似淀粉样物质，易与髓样癌混淆。但免疫组化显示 TG 和 TTF-1 阳性，而降钙素和刚果红染色阴性，据此可与髓样癌鉴别。

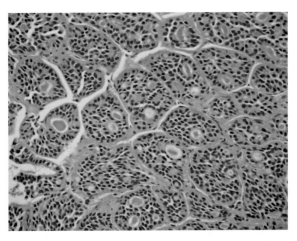

图 1.8.20　甲状腺低分化癌，肿瘤呈岛状结构或实性瘤巢，癌巢周围可见人工裂隙。肿瘤通常小而一致，细胞多形性不明显（HE 染色，中倍）

四、间变性癌/未分化癌

甲状腺间变性癌/未分化癌是一种部分或全部由未分化细胞组成的高度恶性肿瘤。少见，好发于老年人，表现为迅速增大的肿物，常导致呼吸困难。本病发现时几乎都是局部晚期甲状腺癌，是高度致死性的恶性肿瘤。诊断后平均生存期为 6.2～7.2 个月，5 年生存率只有 7.1%。

肉眼观肿瘤一般较大，无包膜，边界不清，甲状腺内外广泛浸润性生长，切面灰白色，质地硬且脆，可见大片坏死。组织学形态是由不同比例的梭形、多边形和破骨细胞样巨细胞组成（见图 1.8.21），常混合多种成分，包括鳞状细胞癌和各种类型的肉瘤，核分裂象多见，脉管内瘤栓多见，常见肿瘤细胞浸润周围脂肪、横纹肌等组织。因 50% 的病例中肿瘤内可见残余分化好的成分（见图 1.8.22），提示大多数未分化癌可能是分化好的滤泡癌或乳头状癌的终末期。

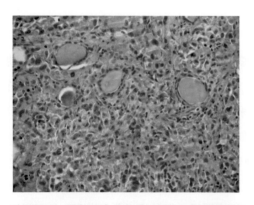
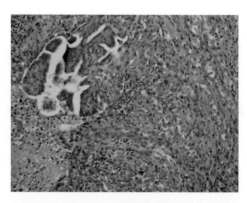

图 1.8.21　甲状腺未分化癌，肿瘤细胞异型性明显，核分裂象多见，可见少量残留正常甲状腺组织（HE 染色，高倍）

图 1.8.22　甲状腺未分化癌伴坏死，其中见少量分化好的甲状腺乳头状癌成分（图片左上方）（HE 染色，中倍）

免疫组化显示，几乎所有的间变性甲状腺癌角蛋白 CK 阳性表达，部分 EMA 阳性，P53 强阳性表达。肉瘤样癌区域波形蛋白（vimentin）表达阳性。未分化癌基本上不表达 TG 和 TTF-1，而低分化癌多见表达，可据此鉴别。

五、髓样癌

髓样癌是由 C 细胞（滤泡旁细胞）分化的一种特殊类型的甲状腺恶性肿瘤，约占所有甲状腺癌的 5%，诊断时平均年龄 50 多岁。C 细胞的主要功能是合成和储存降钙素，甲状腺组织中 C 细胞多集中在甲状腺两侧外侧叶上 1/3 和中部，故甲状腺髓样癌好发这个部位。区分髓样癌和滤泡性肿瘤非常重要，因为髓样癌一般不摄取碘，无须放射性碘治疗。此外，与滤泡上皮性恶性肿瘤不同的是，部分髓样癌具有遗传性。髓样癌可以是家族性甲状腺髓样癌（FMTC），或与多发性内分泌肿瘤综合征（MEN ⅡA 和ⅡB）的关系密切，一些患者有腹泻或偶见库欣（Cushing）综合征。研究发现，FMTC 及 MEN ⅡA 和ⅡB 型患者有原癌基因 *Ret* 基因突变。

大体上,典型的髓样癌呈实性、质硬、无包膜,但境界相对清楚,切面呈灰白色到淡黄色。镜下髓样癌的细胞呈圆形到多边形,胞质呈颗粒状、嗜双色性,形成类癌样、副节瘤样、小梁状、腺样或假乳头状结构,肿瘤间质含有纤细的血管分隔,80%的病例可有明显的淀粉样物质沉积(见图1.8.23),可有出血、水肿或骨化。转移性病变镜下表现类似于原发性病灶,间质也可见淀粉样物质沉积。

降钙素是C细胞特异性标记物,几乎所有的病例均表达降钙素(见图1.8.24),据此可将其与甲状腺滤泡上皮细胞区别开来。血清降钙素水平是诊断、随访甲状腺髓样癌或C细胞增生有用的指标。此外,髓样癌还表达癌胚抗原(CEA),和降钙素一样,血清中CEA水平也可升高。髓样癌还常表达TTF-1,但TG通常呈阴性。

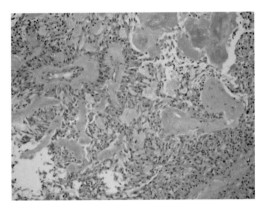

图 1.8.23 髓样癌的肿瘤细胞呈梭形,围绕血管排列,形成类癌样、副节瘤样或假乳头状结构,肿瘤间质见明显的淀粉样物质沉积(HE 染色,低倍)

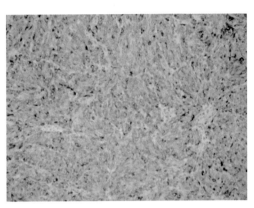

图 1.8.24 甲状腺髓样癌降钙素表达阳性(免疫组化染色,降钙素)

局部晚期髓样癌可局部浸润,并可引起颈部和纵隔淋巴结转移(见图1.8.25),也能远处转移到肺、肝和骨(见图1.8.26),这些转移病灶可以是甲状腺髓样癌的首发表现。预后良好的因素包括:年轻、女性、家族性发病、肿瘤较小及肿瘤局限于甲状腺内。

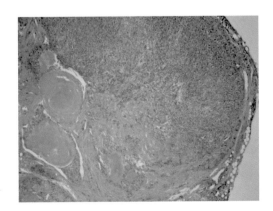

图 1.8.25 甲状腺髓样癌淋巴结转移,间质见淀粉样物质沉积(HE 染色,低倍)

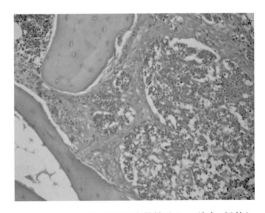

图 1.8.26 甲状腺髓样癌骨转移(HE 染色,低倍)

六、鳞状细胞癌

肿瘤全部由鳞状细胞癌成分构成,通常是角化型鳞癌。甲状腺原发性鳞癌罕见,诊断之前必须先排除转移性或浸润性鳞状细胞癌。该肿瘤生长迅速,诊断时通常为局部晚期甲状腺癌,常已侵及邻近组织。大多数病例的预后与未分化癌相似。

(上海交通大学附属第六人民医院病理科　周　隽　张惠箴)

第二章

基本手术原则及技巧

第一节　局部晚期甲状腺癌诊治的评估、管理与多科协作

　　局部晚期甲状腺癌指突破甲状腺包膜,不同程度地累及颈部器官和(或)伴有颈部严重淋巴结转移的甲状腺癌,或者多次手术的复发性甲状腺癌。由于甲状腺解剖位置的原因,局部晚期甲状腺癌会挤压、侵犯颈部重要结构,如气管、食管、血管、神经、上纵隔等导致相关症状甚至危及生命。分化型甲状腺癌进展缓慢,大多预后良好,但在有局部晚期侵犯的情况下,病死率明显增高。局部晚期甲状腺癌在分化型甲状腺癌的比例并不高,但却占了所有甲状腺癌死亡病例的1/3。因此,如何处理挽救局部晚期甲状腺癌,是临床面临的重要挑战。

　　因颈部组织器官涉及多学科领域,为使患者得到更专业的治疗,获得更好的预后,我们认识到实施规范化、标准化、精准化的甲状腺癌外科治疗,多学科联合诊治(multidisciplinary team,MDT)模式尤其重要。多学科联合诊治不是各学科治疗方法的简单叠加,而是指各学科医生们经过共同讨论,通过联合会诊的模式,提出最佳的治疗计划及诊疗方案,并联合加以实施。MDT核心的理念是以人为本,以患者为中心。MDT是医学发展必然的选择,是现代医学诊疗模式的大趋势。甲状腺癌MDT应包含两个层面,即多学科联合诊断及综合治疗。多学科联合诊断是建立在超声、放射、病理、分子检测基础上的个体化诊断。综合治疗是以外科为核心的综合治疗,强调外科与核医学、内分泌、放疗、内科靶向治疗等的有机、科学、合理的统一。对局部晚期甲状腺癌的手术,因手术复杂、涉及重要器官多、手术风险大,有时属于挽救性手术,我们强调与血管外科、整形外科、胸外科、耳鼻咽喉科、骨科、麻醉、ICU的手术MDT,以极大地提高手术的彻底性和安全性,顺利度过危重疑难手术关,明显减少并发症,为后续综合治疗奠定良好基础。这在大型综合医院条件充足,甲状腺外科专科成立时间短、底子薄时尤其重要。大型肿瘤医院头颈专科医师虽然技术相对全面,有时特别疑难病例仍需其他科(如胸外、血管外科)协作。肿瘤侵犯气管可联合胸外科或耳鼻咽喉科行窗式切除或袖状切除;侵犯喉下咽可联合耳

鼻咽喉科做喉咽切除,侵犯双侧喉返神经导致声带麻痹,可联合耳鼻咽喉科进行杓状软骨切除;局部侵犯食管可切除缝合,但严重时需联合胃肠外科做胃上提或间置游离带蒂空肠;侵犯颈总动脉、双侧颈内静脉可联合血管外科行血管切除和血管重建;广泛侵犯皮肤肌肉可联合整形外科整块切除行带蒂肌皮瓣转移;向下侵犯纵隔可联合胸外科行胸骨劈开后完全切除肿瘤和行纵隔淋巴清扫。

局部晚期甲状腺癌手术,有时属于挽救性手术,可以把患者从生命垂危中挽救出来,而且分化尚好的局部晚期甲状腺癌只要能手术切除,配合术后放射性碘治疗,辅以内分泌抑制治疗,或加用外放射或靶向治疗,仍能明显提高患者生活质量、有效延长生命。因此,通过多学科联合的模式,进行规范的诊治,是提高局部晚期甲状腺癌生存率的重要手段。

多学科联合诊治不但体现在多学科联合手术方面,还包括术前多科联合会诊共同制订合理的治疗方案,术后多科共同随访共同商讨,有利于患者术后最佳的管理。我院在国内率先建立疑难甲状腺整合门诊,包含甲状腺外科、超声影像科、内分泌科、核医学科等学科专家,方便患者、提高 MDT 工作效率,是病房和手术 MDT 的启动和延续,通过固定的整合门诊制度来协调各科的优质资源以达到较好的 MDT 效果。

一、局部晚期甲状腺癌诊治的评估

疑难危重甲状腺手术包括浸润周围重要组织器官(如气管、食管、喉、颈部大血管、广泛皮肤、胸腔纵隔)的局部晚期甲状腺癌,尚包括巨大的甲状腺肿引起气管严重狭窄、已有喉返神经或甲状旁腺损伤的二次或多次手术,Ⅲ度肿大的甲状腺功能亢进等。

局部晚期甲状腺癌的诊断一般较容易,通过彩超、颈部增强 CT、增强 MRI 等精准的影像学评估即可明确,为手术的实施提供非常有价值的信息。如影像学检查提示有气管侵犯,有时需行支气管镜检查进一步评估肿瘤侵犯气管程度;如影像学检查提示有食管侵犯,有时需行食管吞钡或纤维食管镜检查进一步评估肿瘤侵犯食管程度。肿瘤发展较快者,最好术前行粗针穿刺明确病理类型,排除未分化癌、淋巴瘤可能。术前常规行电子喉镜检查,评估双侧声带活动情况。如声带活动受限,提示肿瘤已侵犯同侧 RLN,特别是双侧声带活动受限,考虑肿瘤已侵犯双侧 RLN,术中需要常规行气管切开解决术后呼吸困难。

术前血液检查需要重点关注甲状旁腺激素、血钙、甲功,尤其是对于再次手术患者,可以明确是否业已存在甲状旁腺功能低下、甲亢。同时对于复发性 DTC,术前还应检查血清甲状腺球蛋白及其抗体水平。

特别注意全身情况尤其是心肺肝肾功能的评估,心超、Holter,胸部 CT,肝肾功能、凝血功能、血糖,血压都是必查项目,如有异常,需术前及时正确处理。

二、局部晚期甲状腺癌诊治的管理

晚期甲状腺癌常侵犯多器官及组织,涉及多学科领域,因此,晚期甲状腺癌 MDT 最大难点在于多学科联合手术。如何充分了解协调各学科,充分发挥各自优势强强联合完成手术,注意手术方案的制订包括手术的先后次序及关键和疑难步骤,术中预案的准备和随机应变都与整个手术治疗成功与否密切相关。甲状腺外科作为核心科室,全面负责、牵头、协调、指挥,十分重要。术前联合查房,共同评估,共同制订手术方案,术中联合有序手术,术后共同随访。根据术前的相关检查,精准预判肿瘤与周围组织器官的关系,评估肿瘤是否能够彻底切除、是否需要备血、是否需要劈胸、是否需要做气管和(或)食管切除、是否需要行预防性气管切开术,是否需要血管置换。另外对于气管极度狭窄、双侧喉返神经麻痹病例麻醉至关重要,术前麻醉医师评估插管难度,及制订应对措施。术前一天联系 ICU 预定床位,确保手术成功后患者安全拔管及心肺功能监测。对手术的必要性、危险性、费用、预后都要和患者及家属交代清楚,取得他们的充分同意和支持,如条件允许,需到医院主管部门行政谈话备案。

三、局部晚期甲状腺癌诊治的手术 MDT

局部晚期甲状腺癌的手术应由有经验的甲状腺外科医生施行,并联合多学科专家共同手术,力争彻底切除原发及局部转移癌灶。

(1) 若肿瘤侵犯气管可联合五官科或胸外科,肿瘤自气管前壁或侧壁腔内受侵环周不超过 50%,可采用气管壁窗式切除(见图 2.1.1、图 2.1.2),若甲状腺癌气管腔内受侵超过环周 50%,气管袖状切除加气管端端吻合是理想的术式。假如不能修复则需整形移植修复或气管造口术。

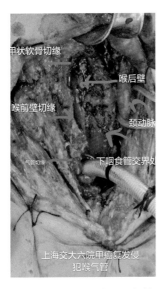

图 2.1.1　甲状腺癌侵犯气管

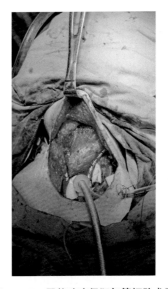

图 2.1.2　甲状腺癌侵犯气管切除术后

(2) 对侵犯喉或下咽:甲状腺癌侵入喉腔可通过 3 种不同的途径:①前方,通过环甲膜或环状软骨;②侧方,通过甲状软骨板;③后方,沿着甲状腺软骨的后方可侵入梨状窝、声门旁间隙。对于限于一侧半喉受累的患者,进行垂直半喉切除;对于肿瘤侵犯声门下区的患者,则切除声门下区后直接行喉气管吻合。

(3) 侵犯食管:若仅侵及浅肌层,未侵入腔内可剥离切除部分肌层后行肌瓣修复;较小范围全程侵犯,可全程局限切除后逐层缝合,需防止食管狭窄;严重时甚至联合胃肠外科做胃代或间置肠管。

(4) 侵犯颈总动脉可联合血管外科分离剥离肿瘤,或切除后行自体吻合,或间置人工血管、自体静脉。

(5) 广泛侵犯皮肤肌肉可联合整形外科整块切除行带蒂肌皮瓣转移。

(6) 肿瘤向下侵犯纵隔,或存在纵隔淋巴结转移,可请胸外科行胸骨劈开联合手术肿瘤或行纵隔淋巴清扫;但有时,程度较轻时,可联合骨科切除锁骨后顺利完成手术,较劈胸创伤小,恢复快。

(7) 侵犯 RLN 时,分离后无法保留需节段切除时,尽可能做喉返端端吻合。缺损节段较长无法端端吻合时,应尽可能找出 RLN 入喉端,取舌下神经袢神经进行神经修复,如有双侧声带麻痹,可联合五官科行支持喉镜下一侧杓状软骨切除,术中行预防性气管切开,解除术后呼吸困难和窒息风险。

(8) 侵犯颈内静脉:可于颈内静脉表面锐性剥离肿瘤,尽量保留血管壁的完整性,如有小的缺损可用显微外科器械缝合,缺损较大时可切断一侧颈内静脉。如需切除双侧颈内静脉时,必需保留双侧颈外静脉并尽可能保留颈前静脉。

(9) 对难以完全切除的残余组织断面可以电灼处理,银夹标记,术后外放疗,我院尚可术中放疗。

(10) 由于大多数疑难甲状腺癌病情复杂,往往局部肿瘤广泛浸润,侵犯气管、食管,包裹颈鞘者,手术难度很大。术中建议遵从"两管优先"的总原则,即手术必须优先解剖并保护颈总动脉及气管。气管、颈总动脉是重要的术中标记,通过它来寻找喉返神经及后方的食管。术前或术中放置胃管可以帮助判断保护食管。

近年来,能量平台的广泛应用、神经监测技术及甲状旁腺负显影技术的快速发展,极大地保证了甲状腺手术的安全进行。术中神经监测作为手术肉眼识别喉返神经的重要辅助,已经得到广泛应用,为术中动态评估神经功能增加了一项新的循证依据。特别是在疑难甲状腺手术的运用可明显减少喉返神经的损伤,可术中准确预测患者术后声带是否麻痹、果断决定是否需要术中气管切开,或术后在监护病房早期安全拔管等。纳米炭淋巴结示踪剂对甲状旁腺的负显影技术,在一定程度上降低了旁腺保护的难度。但是掌握甲状旁腺的解剖和变异,准确辨认,规范和轻柔操作,必要时的术中补救移植,仍是非常关键。

(上海交通大学附属第六人民医院外科、上海交通大学甲状腺疾病诊治中心   郑   起
郭伯敏)

第二节　局部晚期甲状腺癌诊治的多科联合模式经验分享

由于甲状腺癌的生物学特性有别于其他恶性肿瘤,在以往相当长的时期内一直依赖单一外科治疗。随着肿瘤学科的不断发展,如今我们认识到要实现更加规范及科学有效的甲状腺癌外科治疗,兄弟学科的协作支持十分重要,故也应特别强调 MDT 理念,尤其是诊断技术和非手术辅助治疗。甲状腺癌 MDT 应包含两个层面,即多学科联合诊断及综合治疗。多学科联合诊断是建立在影像、病理、分子遗传学基础上的个体化诊断。综合治疗是以外科为核心的综合治疗,强调外科与核医学、内分泌、生物治疗等的有机、科学、合理的统一。

由于甲状腺解剖位置的原因,局部晚期甲状腺癌出现进展会挤压、侵犯颈部重要结构,如气管、食管、大血管、喉神经等,导致痛苦不适甚至危及生命。分化好的局部晚期甲状腺癌通过手术和放射性碘治疗,辅以内分泌抑制治疗,长期生存率仍可较高。因此,通过多学科联合的模式,进行规范的诊治,是提高局部晚期甲状腺癌生存率的重要手段。

一、影像学诊断及评估

局部晚期甲状腺癌是指癌灶已穿透甲状腺被膜,累及周围组织及器官,甚至造成声音嘶哑、呼吸或吞咽困难,危及生命,或伴有广泛颈淋巴结转移和(或)远隔脏器转移。除由于患者系初诊已晚外,也包括部分经手术治疗后复发的病例。多数未分化型甲状腺癌发展迅速,就医时已属晚期。局部晚期甲状腺癌的诊断一般较容易,通过影像学诊断必要时辅以穿刺活检即可明确。

局部晚期甲状腺癌就诊时大多伴有周围组织器官的侵犯,如喉返神经、气管、食管、颈内静脉或颈总动脉,有的甚至侵犯梨状窦和喉腔,因此术前的影像学评估极为重要,可以为手术的实施提供非常有价值的信息。增强 CT 是局部晚期甲状腺癌的常规检查手段,可以对肿瘤进行分期,并评估肿瘤的侵犯范围,为外科治疗提供重要的信息,如图2.2.1所示。

二、外科处理

局部晚期甲状腺癌的临床表现多为颈部形成较大、固定的肿块,有的可侵破颈前肌群达到皮下,甚至累及皮肤或破溃形成恶性溃疡。部分肿瘤能侵犯气管、食管及喉返神经等重要组织及器官造成呼吸困难、吞咽困难及声音嘶哑,甚至颈部运动受限,也有一些肿瘤侵犯颈内静脉、锁骨下静脉甚至颈总动脉,行成瘤栓以致回流不畅,临床出现面部或上肢水肿。对于这种局部晚期的甲状腺癌,尤其是分化型甲状腺癌,大多病理分化尚良好,即使出现远处转移现象,也在短期内不至于致命,而且积极进行局部处理可以为以后的全身治疗提供可能。因此,主张对局部晚期甲状腺癌采取持积极态度,争取做扩大根治手术。

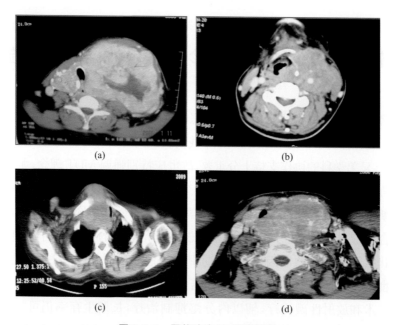

图 2.2.1　甲状腺癌 CT 增强图像

（a）甲状腺癌侵犯颈总动脉及颈内静脉；（b）甲状腺癌侵犯梨状窦；（c）甲状腺癌侵犯气管；（d）甲状腺癌侵犯食管

　　局部晚期甲状腺癌的手术应由经验丰富的医生施行，并联合多学科专家共同手术，力争彻底切除原发及局部转移癌灶。对侵犯喉或下咽的患者必要时可行喉及下咽切除，气管部分受侵袭时可做局部切除后用肌肉骨膜瓣修复，气管大部分受累，可行气管切除后吻合术，假如不能修复则需行气管造口术。食管受侵犯时可做部分切除后吻合，假如未侵入腔内可仅剥离切除部分肌层。当双侧喉返神经均切除时，应找出其入喉端及近心端，取舌下神经襻神经进行神经移植。如需切除双侧颈内静脉时，必需保留双侧颈外静脉并尽可能保留颈前静脉。对难以完全切除的残余组织断面可以电灼处理。由此可见，对于局部晚期甲状腺癌的外科处理，需要联合头颈甲状腺外科、耳鼻喉科、胸外科、血管外科甚至修复外科共同完成，从而体现在外科手术处理方面多学科合作模式的优势。总之，在处理晚期分化型甲状腺癌时，原发病灶应尽量切除，尤其是患乳头状癌的年轻患者，术后仍能获较长期的存活。

　　因此，局部晚期甲状腺癌应采取积极的外科处理态度，不应放弃，并应遵循以下原则：

　　（1）积极外科处理局部，因局部复发与病死率密切相关，多为患者致死的主因。

　　（2）宁可牺牲受累组织器官也尽量行彻底切除，保证切缘的安全界。

　　（3）术后积极采取内分泌治疗及 [131]I 内放射治疗。

　　病例分享 1：局部晚期甲状腺癌（岛状癌）侵犯前上纵隔，头颈科联合胸科行颈部切口＋胸骨劈开，将肿瘤完整切除如图 2.2.2 所示。

　　病例分享 2：甲状腺乳头状癌侵犯气管食管，头颈外科联合整形修复科行全甲状腺切除＋双颈淋巴结清除＋全喉全下咽切除＋股前外侧皮瓣修复，如图 2.2.3 所示。

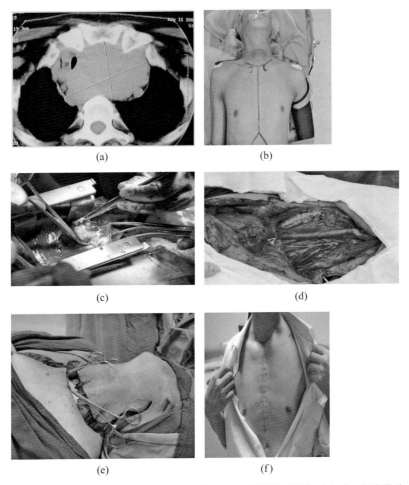

(a)　　　　　　　　　(b)

(c)　　　　　　　　　(d)

(e)　　　　　　　　　(f)

图 2.2.2　(a) 术前 CT 显示肿物深入胸腔；(b) 麻醉及切口设计；(c) 术中行胸骨劈
开；(d) 完整切除肿瘤；(e) 术后；(f) 伤口愈合情况

　　甲状腺癌累及咽/食管修复重建方法包括：胃咽吻合术、游离空肠代下咽、带蒂或游离
肌皮瓣修复（股前外侧皮瓣对缺损大晚期患者具有优势）。气管的修复及重建方法包括：
一期行袖状缝合、术中造瘘，二期修复、胸锁乳突肌肌蒂锁骨骨膜瓣（见图 2.2.3）、带血管
蒂肋骨瓣、人造气管环修复；等等。

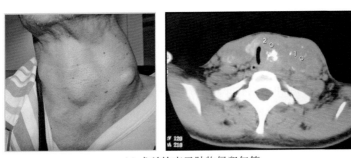

(a) 术前检查示肿物侵犯气管

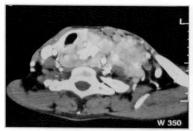
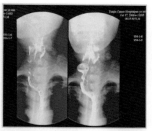

(b) CT及钡餐造影显示食管壁受累

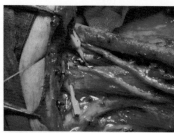
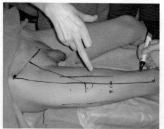

(c) 全甲状腺+全喉全下咽切除+双颈清、皮瓣设计

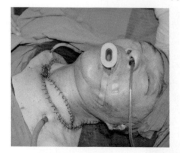
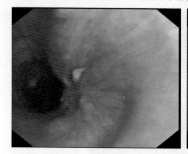

(d) 股前外侧皮瓣修复后   (e) 术后气管镜复查

图 2.2.3   胸锁乳突肌肌蒂锁骨骨膜瓣修复气管缺损术后气管镜复查

三、碘治疗及内分泌抑制

目前,甲状腺癌的治疗已由最早的单纯手术切除逐渐过渡到外科手术、内分泌抑制治疗、放射性碘治疗甚至靶向治疗相结合的多学科合作模式。局部晚期甲状腺癌诊治的多科联合模式主要优势体现在对于手术不能彻底切除或无法切除(如肺转移),或术中有少量肉眼或镜下残留的病例,术后联合放射性碘治疗,可以进一步降低肿瘤瘤负荷,延长生存期。但对于一些碘治疗不敏感或碘抵抗的患者,治疗不但增加患者的经济负担,还能使少数患者存在肿瘤失分化(dedifferentiated)的危险(见图 2.2.4),此类患者不建议使用。

最新进展表明,晚期甲状腺癌患者应常规使用促甲状腺激素(TSH)抑制治疗,并提倡兼顾患者的肿瘤复发危险度和 TSH 抑制治疗的不良反应风险,制订个体化治疗目标,摒弃单一标准。在应用药物的同时也应避免过度抑制而造成骨质疏松、心律失常等不良反应。对于局部晚期甲状腺癌,TSH 抑制治疗能在一定程度上抑制肿瘤的进展,但对预后作用效果不明显。

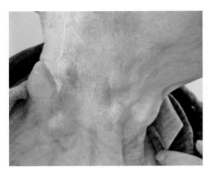
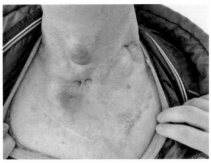

图 2.2.4 甲状腺乳头状癌术后多次碘治疗出现失分化现象

四、甲状腺癌靶向药物治疗

对大多数的分化型甲状腺癌患者,手术和正确采取放射性碘治疗已足够,而少数患者会发生肿瘤进展、转移甚至危及生命,多数甲状腺髓样癌和未分化癌更是较早发生局部侵犯及远处转移,发现时往往已失去手术机会,而放化疗往往又对这两种肿瘤不敏感。因此,近年来逐渐出现了针对这些晚期难治性甲状腺癌的分子靶向药物,而且显示出较好的前景(见图 2.2.5、图 2.2.6),这也是体现甲状腺癌多学科协作模式的一个方面。甲状腺癌的分子靶点主要涉及酪氨酸激酶受体 RET 蛋白和 NTRK1 蛋白,G 蛋白 H－RAS、K－RAS 和 N－RAS,信号调节激酶丝/苏氨酸特异性激酶(serine-threonine protein kinase,B－RAF)、磷脂酰肌醇 3－激酶(phosphatidyl inositol-3kinase,PI3K)和 AKT1,核转录因子 PPARγ1 等多个位点。RET/PTC－RAS－RAF－MEK/ERK－丝裂原活化蛋白激酶(mitogen-activated protein kinase,MAPK)信号转导通路是甲状腺癌发生的主要作用途径,约有 80% 的甲状腺癌通过上述路径的激活导致肿瘤的发生和发展。目前主要的靶向药物及治疗方法包括:①肿瘤信号传导通路抑制剂;②生长及凋亡调节剂;③血管生成抑制剂;④免疫增强剂;⑤基因治疗。分子靶向治疗的药物主要有小分子酪氨酸激酶抑制剂、表皮生长因子受体(epidermal growth factor receptor,EGFR)抑制剂和血管内皮生长因子受体(vascular endothelial growth factor receptor,VEGFR)抑制剂等。

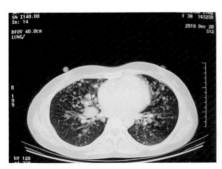
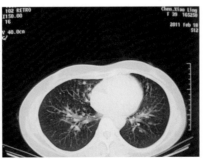

图 2.2.5 甲状腺乳头状癌肺转移病例碘治疗无效,应用索拉非尼 2 个月后肿瘤缓解

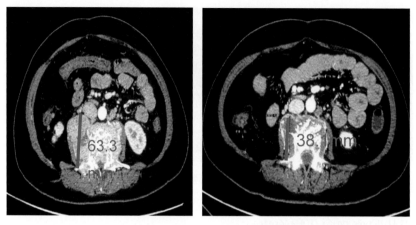

图 2.2.6　甲状腺髓样癌骨转移，应用安罗替尼 2 周期后肿瘤缓解

Ⅱ期临床试验已经证实一些靶向治疗药物，包括阿昔替尼、康普瑞丁磷酸二钠（CA4P）、莫特塞尼、安罗替尼、帕唑帕尼和沙利度胺的效果，还有一些靶向药物正在进行Ⅲ期临床试验，近期美国 FDA 已经批准索拉非尼治疗晚期放射性碘治疗无效的分化型甲状腺癌。甲状腺癌的分子靶向治疗涉及众多复杂的细胞信号转导途径。虽然分子理论水平的阐述与临床试验的结果对比表明某些分子靶向药物的治疗效果还难以令人完全满意，但随着越来越多的新的分子靶点的发现，与之对应的分子靶向药物开始进入临床试验期，因此甲状腺癌的分子靶向治疗也将迎来新的希望。

（天津医科大学肿瘤医院甲状腺颈部肿瘤科　郑向前　高　明）

第三节　疑难甲状腺癌的处理思路和经验分享

甲状腺癌是全球范围内发病率上升最快的实体恶性肿瘤。从疾病谱来看，以微小癌增长最为明显，但在实际临床工作中疑难复杂甲状腺癌病例也屡见不鲜。疑难甲状腺癌主要包括各种局部晚期及复发甲状腺癌，通常具有以下特点：①病情复杂，原发病灶或转移病灶侵犯周围重要组织，如喉返神经、气管、食管、咽喉、颈部及纵隔大血管；②肿瘤巨大，血供丰富，突入胸骨后；③复发甲状腺癌往往具有多次手术史；④手术难度大，术后并发症发生率高，医疗纠纷风险大。然而，大多数疑难甲状腺癌，尤其是分化型甲状腺癌（differentiated thyroid carcinoma，DTC），如果采取恰当的治疗，仍可挽救患者生命，改善其生活质量，部分患者甚至可治愈，长期生存。因此，如何采取合理的诊治策略是成功治疗的关键。

与常规甲状腺癌处理方式不同,疑难甲状腺癌的处理更强调个体化治疗,因为每一例患者大都有特殊之处。在制订手术方案时,除了需考虑手术方式及术中可能发生的情况外,还需要综合考虑患者的全身情况、主观诉求、经济情况、手术条件及术者技术等诸多因素。本节就疑难甲状腺癌的处理思路及经验进行阐述,以期对临床工作有帮助。

一、处理总策略

对于疑难甲状腺癌,尤其是处于局部晚期、浸润广泛、手术风险巨大者,应该重点考虑如下:①逆向思维。对这类患者应该首先明确有无手术禁忌证,而不是有无手术指征。仔细寻找是否合并比该病预后更差的疾病,如果有,则没有必要手术,考虑姑息性保守治疗,如内分泌治疗、放化疗、靶向治疗,甚至基因治疗。②充分考虑患方的诉求及期望值。如果期望值太高,根本无法达到,则要进一步沟通,如果还是不能达成共识,则千万别手术,建议转诊到能满足其期望值的医院手术。③患方对治疗的态度。这是决定是否手术及手术方案的重要因素,一定掌握"患方积极医生就积极,患方不积极医生千万别积极"的原则。④患者的经济状况及社会背景也应该综合考虑。

二、手术治疗

1. 术前评估和准备

1)非手术因素评估

所谓非手术因素,主要是指患者及家属的主观诉求及经济基础。大多数疑难甲状腺癌患者常具有以下两个特点:①经济基础差;②主观诉求明显,期望值高。对于初次晚期甲状腺癌患者来说,一般很早就诊断该疾病,往往由于经济原因无法治疗,从而导致病情逐渐进展加重。当出现无法忍受的临床症状时(如呼吸困难、吞咽困难、肿瘤侵犯皮肤导致溃破出血等)才进行治疗,而且治疗时往往是倾其所有。对于复发甲状腺癌患者来说,由于既往手术效果不理想,患者几经周折来到大医院,对于手术效果及安全性都具有很高的期望值,一旦手术效果不满意,或发生了手术并发症,往往难以理解。这类患者因多次手术,经济状况也都欠佳,或由于并发症增加费用,很容易导致医疗纠纷。因此,术前对非手术因素的评估至关重要,是减少术后医疗纠纷的重要一环。术前应与患者及家属充分沟通,让患者及家属对疾病的疑难程度、手术风险有一个全方位的认识,之后再考虑是否手术治疗。

2)手术因素评估

所谓手术因素,主要包括患者的全身情况、手术风险、手术条件、术者技术及预备方案等。如果医生在术前未进行充分评估而仓促手术,这样会造成术前准备不足,术中措手不及,给患者带来不必要的痛苦和再次手术风险。患者的全身情况评估主要指评估其合并的基础疾病对手术安全性的影响，如是否合并高血压、糖尿病、冠心病及血液系统疾病等。

此外，手术风险评估还需要重点评估疑难甲状腺癌本身。初次手术需要评估肿瘤和周围组织的关系，是否侵犯气管、食管、血管、神经等重要结构。肿瘤侵犯气管腔可出现咯血；侵犯食管可出现吞咽困难；侵犯一侧喉返神经，可出现声音嘶哑；侵犯双侧喉返神经或压迫气管，可出现呼吸困难。再次手术评估，除了对肿瘤局部状况评估外，还需要评估一些潜在性风险，尤其是再次手术后的喉返神经损伤及甲状旁腺损伤。

手术条件和术者技术，主要指医院的手术室条件、主刀医师及其团队的水平，包括主刀医生能否切除病灶；麻醉医师能否对气管极度狭窄的病例行气管插管，对于实在不能插管者能否行体外循环麻醉；其他可能涉及的科室的水平（包括血管外科、胸外科、耳鼻咽喉科、整形科、ICU 等），多学科会诊协作将有助于制订合理的治疗计划，这些都是保证手术成功的关键。而预备方案同样重要，通过术前的相关检查，可初步判断肿瘤与周围组织的关系，是否能够彻底切除、是否需要做气管及/或食管切除、是否需要行血管置换等，如果不能做到根治性切除，是否需要做分次手术，还是行姑息性切除。

3）术前检查

术前血液检查需要重点关注甲状腺功能、血钙及甲状旁腺激素（parathyroid hormone，PTH），尤其是对于再次手术患者，可以明确是否存在甲亢、甲减及甲状旁腺功能低下。同时对于复发性 DTC，术前还应检查血清甲状腺球蛋白（thyroglobulin，Tg）及其抗体水平。

影像学检查主要包括甲状腺 B 超声、CT、MRI、纤维喉镜、纤维支气管镜及食管镜。专科超声可明确肿瘤来源于甲状腺及其转移淋巴结，并初步判断肿瘤的性质、大小和位置；在超声定位下行肿瘤穿刺活检可明确诊断。薄层增强 CT 或 MRI 非常重要，可判断喉及气管、食管、颈动脉和上纵隔是否受侵及其范围。如发现气管腔变形、气管软骨边缘模糊、气管腔内强化影、气管壁呈锯齿样和甲状腺、气管、食管间隙模糊，则可确定气管和食管受侵。声音嘶哑者，纤维喉镜可了解声带是否有麻痹，有时在声门下区或气管上部可见向管腔内突入的肿块。咯血者，纤维支气管镜可了解气管腔内黏膜的情况，如腔内黏膜已呈结节状或有破溃，则可肯定有腔内侵犯，并可同时活检。吞咽困难者，食管镜可发现上段食管受腔外肿块压迫狭窄、梗阻，局部黏膜表面有溃疡，并可取活检。食道内超声检查，可以很好了解肿瘤累及食道肌层的情况，对有吞咽困难，但是食道/胃镜检查发现食道黏膜无肿瘤累及者，建议做该项检查。颈动脉受累者可通过增强 CT、CTA 或增强 MRI、MRA 判断其是被粘连推移还是被浸润包裹。另外，对于少数颈总动脉受侵的患者，术前可考虑行颈总（颈内）动脉球囊导管阻断试验，评估是否可切除受侵动脉。

4）术前降低手术风险的措施

术前应该尽量想办法降低手术风险。对于存在甲亢的患者，应积极控制甲亢；对于有吞咽困难的患者，应纠正营养不良及水电解质紊乱；对于肿瘤血供十分丰富者，可在术前

（1 天或几小时）行介入治疗，通过介入阻断双侧甲状腺主要血供，可有效减少术中出血，降低手术难度；对于肿瘤局部浸润严重者，有条件者可使用 P53 增敏后行放化疗，待肿瘤局限、缩小及变性后再手术，这可能使一些原本不能手术切除的病例重新获得手术切除的机会。

2. 手术技巧及经验

对于困难及再次手术，一定要遵从由疏松组织处入路，"由远及近，两管优先"的总原则。下面分别介绍我们手术技巧及经验。

1）两管优先原则

由于大多数疑难甲状腺癌病情复杂，往往局部肿瘤广泛浸润，包裹颈鞘及气管、食管者，手术难度很大。术中建议遵从"两管优先"的总原则，即手术必须保证优先解剖、保护颈总动脉及气管。

大血管（颈动脉）处理不好可能累及患者的生命或造成严重的手术并发症（偏瘫、脑疝等），得不偿失；同时，寻找到颈总动脉也有利于迷走神经的定位，对于术中使用喉返神经监测（intraoperative neuralmonitoring，IONM），尤其是持续神经监测及保护喉返神经也具有重要作用。

气管是重要的术中标记，可以通过它来寻找侧方的喉返神经及后方的食管。术中放置胃管也可以帮助判断食管的位置。剖开胸骨有利于清扫纵隔淋巴结和控制颈部的大出血，且利于寻找、解剖颈总动脉和锁骨下动脉（适用于肿瘤包裹其起始部的情况）。由此可见，采用"两管优先"的总原则，可以将颈部重要组织与结构首先显露出来，从而保证手术的安全性；还可以在彻底切除肿瘤的基础上，尽量保存喉返神经及甲状旁腺等重要组织。

（1）如何解剖颈总动脉　颈总动脉有较厚的外膜，能够有效阻止肿瘤的浸润，所以甲状腺癌很难浸润颈总动脉全层，大多能够成功游离。游离颈总动脉的技巧总结为"疏松入路，两端并进；近端优先，预置阻断；顺藤摸瓜，劈搬结合"。下面详解其含义及具体操作。

应该从没有被肿瘤包裹/浸润的疏松区域（往往是颈总动脉的上下端）入路，这样容易解剖出颈总动脉（疏松入路，两端并进）。解剖成功后，于颈总动脉上下端用血管牵拉带或小儿导尿管绕动脉 1～2 圈预置，以备损伤动脉时"处变不惊"，有效控制出血。顺序上应该优先解剖颈总动脉的近心端（近端优先，预置阻断）（见图 2.3.1）。切开颈总动脉的外膜，顺颈总动脉向肿瘤侧游离，这就是"顺藤摸瓜"。游离过程中应该钝、锐结合，疏松时用钝性游离，但致密时应该用锐性游离（刀片或尖剪刀），以免损伤颈总动脉导致大出血。当到达颈总动脉被肿瘤包裹段时，应该一边游离一边切开颈总动脉前面的肿瘤组织，直至全程解剖颈总动脉。这就是"劈搬结合"的"劈"。由于甲状腺癌组织的血供大多不十分丰富，切开肿瘤组织一般不会导致大出血。如果动脉壁被肿瘤浸润，可用手术刀或低功率电刀/双极电凝镊锐性游离，允许先残留少许肿瘤组织，切除大块肿瘤后，视野开阔，暴露充分，再进一步仔细清除残留肿瘤组织。整个过程应该注意：①由于多数迷走神经位于颈总动脉的外后方，其被肿瘤浸润的机会并不多，但也有部分位于颈总动脉平面的，因此，在游离颈总动脉时一定要注意防止损伤迷走神经；在疏松部位游离颈总动脉时，应该同时将迷走神经及颈内静脉一并游离，分别用血管束带牵拉（见图 2.3.2），这样可以最大限度避免损伤；如果有条件，使用神经监测仪有助于寻找及保护迷走神经；②如果颈总动脉被多个巨大的淋巴结融合包裹，可以酌情先切除部分融合较松散的淋巴结，有利于解剖颈总动脉这就是"劈搬结合"的"搬"（见图 2.3.3）；③当需要行双侧颈侧区淋巴结清扫时，如果一侧颈内静脉受浸润不严重，先别匆忙切除该侧颈内静脉，可以先残留少许肿瘤组织，当已经确保对侧颈内静脉完好后再处理之，以免造成双侧颈内静脉都不能保留导致脑水肿的尴尬局面；④由于颈内静脉的外膜较薄，被肿瘤浸润的概率较大，当结扎切除颈内静脉时，也要注意切勿损伤迷走神经；⑤应该优先结扎静脉的远心端（上端），使静脉近心端塌陷，有利于结扎静脉近心端（下端）；⑥在解剖颈总动脉时，一般病例通过解剖位置及触摸动脉搏动的方法可用定位动脉，但有的病例由于多次手术等等原因，在解剖颈总动脉时很难定位。术中超声定位是最好的办法。如果没有术中超声，可用细针穿刺边回抽边退针的方法，当回抽到动脉血时，就可以定位；⑦如果肿瘤包裹锁骨下动脉及/头臂干，伸入纵隔，最安全的方法是胸骨劈开，从纵隔内游离血管（见图 2.3.4）。如果只是包裹锁骨下动脉，有时切断锁骨可能比劈开胸骨效果更好，创伤更小。

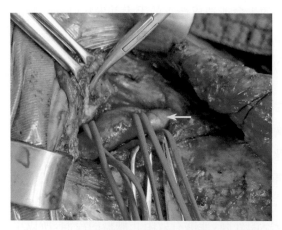

图 2.3.1　优先解剖颈总动脉近端（黄色箭头），预置血管牵拉带，利于控制出血

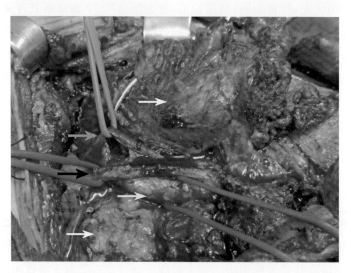

图 2.3.2　肿瘤包裹颈总动脉，解剖颈总动脉近端（黄色箭头）、颈内静脉（黑色箭头）及迷走神经（橙色箭头），预置血管牵拉带，剖开颈总动脉前方肿瘤组织（白色箭头）

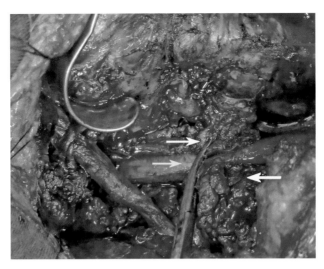

图 2.3.3　劈搬结合,解剖颈总动脉(白色箭头指包裹颈总动脉的肿瘤组织,颈总动脉前方的肿瘤组织已切除;黄色箭头指肿瘤组织部分切除后显露的颈总动脉;紫色箭头指气管)

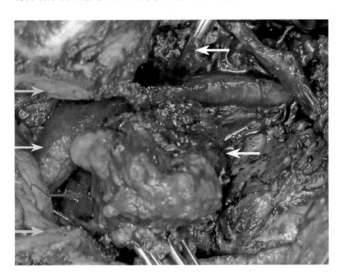

图 2.3.4　肿瘤包裹头臂干,行胸骨劈开,沿纵隔血管向上解剖颈部血管(灰色箭头指胸骨劈开断面,黄色箭头指头臂干,蓝色箭头指气管,白色箭头指包裹头臂干的已被切除部分的肿瘤组织)

（2）如何寻找气管　可通过术前 CT 或 MRI 确定如下信息：气管有无推移,及移位情况;其前面有无组织遮盖,是什么组织遮盖;头臂干与气管的关系。有的头臂干位置较高,高于胸骨上切迹,如不了解,手术中很容易损伤之,导致大出血。下面以笔者的经验介绍几种困难手术中寻找气管的方法：①胸骨上切迹入路。一般情况下,如果气管移位不明显,笔者最常用胸骨上切迹入路。其优点一是距离近;二是由于该部位的气管向后弯曲,气管与胸骨上切迹之间的距离较长,其间被较厚的脂肪及胸腺组织填充,大多不规范的手术都没有涉及该处，从这里入路组织比较疏松，很容易找到气管（见图2.3.5）；②侧入路。从胸锁乳突肌与带状肌之间入路对于再次手术是选择入路之一。其优点是在入路的同时可以顺利解剖颈鞘，尽快连接术中喉返神经监测装置，缺点是对于经验不丰富的医生相对容易损伤喉返神经，尤其是没有IONM者。

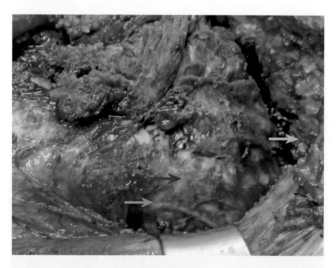

图2.3.5   原手术区域粘连严重，采用胸骨上切迹入路寻找气管（灰色箭头指胸骨上切迹，蓝色箭头指气管，橙色箭头指喉返神经）

2）甲状旁腺损伤的预防

对于疑难甲状腺癌手术，甲状旁腺的保护极其困难。主要原因有以下两点：①肿瘤较大，导致甲状旁腺的解剖位置发生改变，增加术中辨认的困难；②肿瘤侵犯范围较广，可直接侵犯甲状旁腺。

再次手术导致术后甲状旁腺功能低下的风险也远比初次手术高。其主要原因也有以下两点：①初次手术可能已经损伤或误切部分甲状旁腺，由于还残留有部分甲状旁腺，所以临床上没有甲状旁腺功能低下的症状；②初次手术后导致术区粘连，增加损伤甲状旁腺的机会。因此，再次手术前应充分评估甲状旁腺功能低下的风险，尽量弄清楚初次手术的手术方式，是否已行策略性甲状旁腺自体移植等[6]。

预防的措施主要包括：①解剖面辨认保护法：在中央区操作的全过程必须要保持高度的警惕性，采取精细化被膜解剖，术野必须清晰，才能在解剖面上仔细辨认及保护甲状旁腺（见图2.3.6）；②甲状软骨下角附近的处理：上位甲状旁腺相对恒定在此区域，力争原位保留上位甲状旁腺，此是预防术后甲状旁腺功能低下的关键。如果术中没有发现该区域有肿大的淋巴结可以不清扫该区域，尤其是原发灶在对侧。如果有条件，应用术中高频超声来确定该区域有无淋巴结；③可采用纳米炭甲状旁腺负显影辨认保护技术（图2.3.7）：可以增加正确辨认和保护甲状旁腺的机会，但不适用于巨大甲状腺癌及无甲状腺组织残留的再次手术;④尽量保留胸腺:如果胸腺没有被肿瘤累及,尽量保留胸腺,以防误切 B2 型及损伤 B3 型甲状旁腺的血供。如果系再次手术,术前无低钙血症,则有 B2 型及 B3 型甲状旁腺的可能性更大(见图 2.3.8);⑤在切除的标本中仔细寻找被误切的甲状旁腺:这是预防术后甲状旁腺功能低下的最后机会,也是有效的补救措施。如果发现有或可疑的甲状旁腺,切取少许送术中冰冻切片,如证实为甲状旁腺,行自体移植可以最大限度地降低术后发生甲状旁腺功能低下的概率。

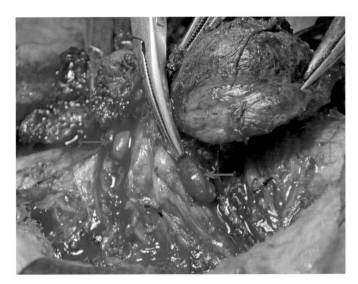

图 2.3.6 精细化背膜解剖,术中寻找甲状旁腺(蓝色箭头)

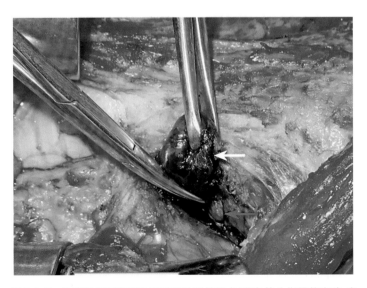

图 2.3.7 纳米炭甲状旁腺负显影辨认保护技术(蓝色箭头指甲状旁腺,白色箭头指残余甲状腺)

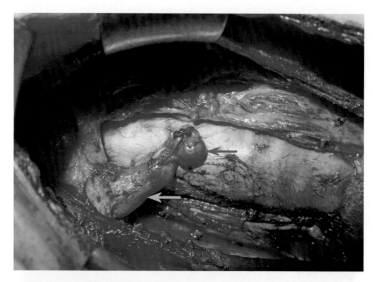

图 2.3.8   B3 型甲状旁腺（蓝色箭头指甲状旁腺，绿色箭头指胸腺舌叶）

3）食管损伤的预防

由于颈段食道偏左，所以左侧的肿瘤累及食管的概率更大。术前有吞咽困难者，大多有食管受累。术前有声嘶，喉镜发现左侧声带麻痹者，也要高度警惕食管受累。术前MRI、胃镜及食管内超声可以很好评估食管受累情况。术前留置胃管有利于术中判断食道的位置。只要食管黏膜没有被肿瘤累及，术中仔细操作，正确选择能量平台，往往能够避免食管黏膜损伤及术后食道漏。笔者往往选择双极电凝镊/低功率电刀来游离受累的食管肌层，可以最大限度避免食管黏膜损伤。

4）分次手术

目前关于疑难甲状腺癌的分次手术报道较少。然而，根据笔者经验，对于疑难甲状腺癌，分次手术是减少手术风险的一项可靠措施。分次手术，即采用多次（≥2 次）手术，才能将肿瘤尽量完全切除，其目的是为减少手术风险，提高患者生存质量及生存时间。由于大多数疑难甲状腺癌病情复杂，常侵犯周围重要组织器官，如气管、食管及血管，有时一次手术无法完全切除肿瘤，常需要分次手术。以下几种情况也可考虑分次手术：①患者一般情况不佳，无法承受一次长时间特大手术；②术前评估未发现肿瘤侵犯重要组织器官，而术中发现肿瘤已侵犯重要组织器官，无法完全处理；③已经出现一侧重要组织器官损伤，如出现一侧喉返神经损伤和/或术中一侧未见一枚甲状旁腺，若立即施行另一侧手术，造成双侧喉返神经损伤和/或永久性甲状旁腺功能低下的可能性极大；④肿瘤同时侵犯颈总动脉及气管或食管，若同时行颈总动脉自体/人工血管置换及气管或食管部分切除，术后可能出现气管瘘或食管瘘，造成手术区域严重感染，从而导致颈总动脉继发感染及破裂出血，危及患者生命。

5）术中超声

由于大多数疑难甲状腺癌病情复杂，常侵犯周围重要组织器官，如气管、食管及血管，术中超声可以帮助判断其侵犯的范围及深度，尤其可以帮忙寻找血管及隐蔽的淋巴结，同时还能帮助判断是否存在血栓及切除血管的范围。再次手术由于局部粘连、浸润，较难触摸及准确寻找转移的淋巴结。如果有条件，可行术中超声定位，其能够快速准确地寻找到较小的、孤立的、隐蔽的转移性淋巴结。切除后再行超声检查，以确定是否切除完全，并可以留下本次手术完全切除转移性淋巴结的证据，对于保留了甲状软骨下角区域组织尤其重要。由此可见，术中超声不仅有利于肿瘤的完整切除，还可减少手术风险。

总之，疑难甲状腺癌手术风险巨大，术者一定要具备丰富的经验及过人的胆识，术前一定要全面评估风险及获益，制订合理的手术方案及备选方案，术中一定要胆大心细、视势而为，运用娴熟的手术技巧，才能取得较好的效果。

说明：本节图片中黄色为颈动脉；蓝色为旁腺、气管；白色为肿瘤、甲状腺；黑色为静脉；灰色为胸骨；橙色为神经；绿色为胸腺

（四川大学华西医院甲状腺外科　朱精强　苏安平）

第四节　甲状腺术中神经监测的运用及重要性

喉返神经损伤是甲状腺手术中最为常见的严重并发症之一，即使经验较为丰富的甲状腺专科医师施行甲状腺初次手术，永久性喉返神经损伤概率仍在 $0\% \sim 3\%$。局部晚期甲状腺癌手术，肿瘤或转移淋巴结常与一侧或双侧喉返神经粘连或侵犯，或者再次手术患者神经走行区域常粘连致密，更易导致术中神经损伤，影响术后发音、呼吸，甚至发生窒息。因此，尽可能防止神经损伤尤为重要。而术中神经监测（intraoperative neuromonitoring，IONM）技术在甲状腺外科逐渐得到广泛运用（见图 2.4.1），多数学者认为，在

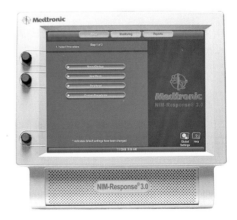

图 2.4.1　神经监测仪主机

常规肉眼显露喉返神经外，IONM 进一步有助于术中喉返神经的寻找、鉴别、分离与保护。

一、喉返神经解剖

1. 喉返神经与非返性喉返神经

喉返神经直径约 1~3 mm,分为感觉神经纤维和运动神经纤维。多数感觉神经纤维入喉前即分出,入喉后大多数为运动纤维。喉返神经从迷走神经沿途分出神经纤维支配咽下缩肌、环咽肌及除环甲肌以外的所有喉内肌。

喉返神经走行于气管食管沟,于甲状腺下极处常于甲状腺下动脉分支之间穿过,也可在动脉前方或后方通过,且喉返神经本身也可于下极处分支。喉返神经主干或其分支与甲状腺下动脉主干或其分支常相互交织,其解剖变异可达 28 种之多。喉返神经向上走行与 Zuckerkandl 结节的解剖关系变异也常较复杂,可分为 5 型:Ⅰ型,Zuckerkandl 结节完全遮盖喉返神经;Ⅱ型,该结节遮盖神经的前支和后支;Ⅲ型,结节仅遮挡喉返神经的前支;Ⅳ型,结节与喉返神经相邻;Ⅴ型,结节与喉返神经的分支相邻。喉返神经与甲状腺下极血管或 Zuckerkandl 结节的复杂关系,给单纯依靠肉眼安全快速寻找分离和鉴别保护喉返神经,有时会带来不少困难。喉返神经入喉处位置相对固定,但此处常有小动脉,分离时容易出血,干扰视野,也可导致喉返神经的损伤。

非返性喉返神经(non—recurrent laryngeal nerve. NRLN)也称为喉不返神经. 是一种容易忽略的极少见临床变异,也易误伤。其解剖走行为:其不经过锁骨下动脉或主动脉弓绕行上行,在颈部甲状腺平面或高或低由迷走神经直接发出侧向入喉而支配声带运动。

2. 损伤原因分类

导致神经损伤的因素较多,最常见的包括:①电刀与超声刀、Ligsure 等能量器械的热传导损伤;②牵拉伤、压迫、吸引损伤;③缝线误扎、甚至神经切裂。喉返神经 2 根或多根分支的存在也增加了神经损伤的风险,有研究表明存在分支的喉返神经的损伤风险是无分支的 2 倍。损伤类型分为:1 型,部分节段信号改变,存在明确的损伤点;2 型,喉返神经全程信号消失,无法检测到损伤点。

二、IONM 的必要性

术中利用神经监测仪,能方便快捷地定位神经,将刺激电流量设定为 2.0 mA,在神经可能走行区域进行上下左右移行盲探(称"十"字交叉法),于神经信号最强处解剖,常可显露神经,特别是当手术区域肿瘤侵犯或粘连致密时优势更为明显。在神经与血管的困难鉴别上,IONM 也显示出了较大的优势,通过降低刺激电流量至 0.8 mA 或者更低,可辨别神经分支,抑或周围细小血管或者纤维筋膜等;而肉眼难以区分可疑血管或神经时,传统上是依靠用细剪刀于侧方试剪一个小口后,观察是否出血来确认。

1. IONM 的优势

肉眼分辨保护神经,目前虽然仍是金标准,但只能保证其解剖完整性而不知神经功能是否完整,而神经监测技术则能解决此困局。术中及时发现神经损伤节点,有利于及时修复损伤的神经,有助于患者术后声带功能预测,便于及时医患沟通。对于术中发现一侧神经损伤,国外主张中止对侧手术,待声带恢复正常,分期完成对侧手术;我们主张在监测状态下继续仔细完成对侧手术。对于双侧神经信号消失考虑麻痹的患者可在术中及时行预防性气管切开,避免术后窒息发生,也减少对重症监护室的过度依赖。IONM 对发音要求很高的患者如歌唱家、教师等很有帮助,术中尚可监测喉上神经外支。还有利于青年外科医师的培养和培训,以促进青年医师对喉返神经解剖的认知,保证手术安全进行。

术中神经监测技术能有助于实现甲状腺"真正"的全切,尽可能减少甲状腺组织的残留,减少复发可能,有利于术后同位素消融和转移灶治疗,术后甲状腺球蛋白随访更加准确。多项研究表明,IONM 能减少高危因素喉返神经损伤的概率,特别是局部晚期甲状腺癌,甲状腺再次手术患者,可将甲状腺再手术患者喉返神经总损伤率从 7.6% 降至 4.5%,将甲状腺恶性肿瘤喉返神经总损伤率从 3.5% 降至 2.1%。

2. IONM 基本原理

甲状腺手术中应用 IONM 是利用电生理原理,在术中通过电刺激运动神经,形成神经冲动并传导至支配肌肉产生肌电信号,形成肌电图(electromyography, EMG)波形及提示音,进而判断神经功能的完整性。

3. IONM 标准操作流程

根据《甲状腺及甲状旁腺手术中神经电生理监测临床指南(中国版)》,标准的 IONM 操作流程包含以下步骤:

(1) 术前利用电子喉镜记录声带运动情况。

(2) 选择中效或者短效肌松剂进行麻醉诱导。

(3) 摆放体位后可视喉镜下进行气管插管。

(4) 设备正确连接并检查设备参数是否正常。

(5) IONM 四步法:第 1 步,V1 信号在甲状腺下极水平探测同侧迷走神经获得双相肌电信号(证明监测系统成功建立),如该点无信号,探测甲状腺上极水平的迷走神经,此时获得信号证实非返性喉返神经变异存在。第 2 步,R1 信号用"十字交叉法"定位神经,充分显露喉返神经后的肌电信号。第 3 步,R2 信号解离喉返神经过程中连续监测,实时比较信号变化全程显露后,探测显露部最近端获得的肌电信号。第 4 步,V2 信号手术区域彻底止血后,探测迷走神经信号。

术后再次复查电子喉镜记录双侧声带活动是否正常。

4. IONM 术中信号解读

正常的 IONM 神经信号为双相波,包括潜伏期、时程以及振幅。术中神经信号减弱需考虑是否有神经牵拉、压迫等危险因素需要及时终止不当的操作。若术中出现神经信号丢失需先排除监测系统故障。可通过刺激神经触诊喉部的伴发简单判定是否为系统故障,若可触及喉颤则表明神经未损伤,可能为系统故障。常见的系统故障包括患者仍在肌松期,或术中追加肌松剂,气管插管移位,系统连接故障等。若排除了系统故障则需考虑是否神经损伤可能并通过神经监测确定神经损伤节点。可明确神经损伤节点即为 1 型损伤,若全程信号丢失则为 2 型损伤(见图 2.4.2)。

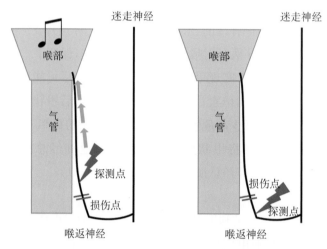

图 2.4.2 喉返神经损伤节点确认示意图

5. 非返性喉返神经监测

非返性喉返神经临床较为少见,大多数发生于右侧。可通过术前增强 CT 提示诊断,若 CT 检查患者右锁骨下动脉为 I 型,即锁骨下动脉位于气管膜部水平的背侧走行,与颈总动脉相距较远,头臂干不可见,此时应考虑非返性喉返神经的存在。

非返性喉返神经因解剖变异易发生术中损伤,因此,术中更应密切关注神经的监测与保护。术中于甲状腺下极平面刺激迷走神经未获得 V1 信号排除系统故障后应继续沿迷走神经上行刺激迷走神经,当获得肌电信号此时应高度怀疑非返性喉返神经的存在。应继续小心探查迷走神经发出的喉不返分支,获得 R1 信号,证实存在非返性喉返神经变异(见图 2.4.3)。

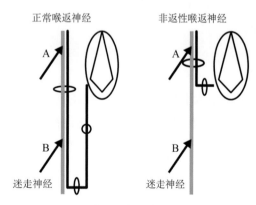

图 2.4.3 非返性喉返神经监测示意图

三、喉上神经外支监测

喉上神经外支常沿咽下缩肌走行至环甲肌,其解剖变异较多,容易发生术中神经损伤。

1. 喉上神经外支与咽下缩肌关系

喉上神经外支与咽下缩肌关系分为 3 型:I 型,神经走行在咽下缩肌表面,术中可肉眼分辨,约占 25％;Ⅱ型,神经部分走行在咽下缩肌深面,术中部分肉眼可见,约占 67.5％;Ⅲ型,神经全程走行在咽下缩肌深面,此型约占 10％。

2. 喉上神经外支与甲状腺上动脉的关系

喉上神经外支与甲状腺上动脉的关系也分为 3 型:Ⅰ型,神经与甲状腺上动脉交叉处距甲状腺上极距离大于 1 cm,约 22.5％;Ⅱ型又分为Ⅱa 型和Ⅱb 型。Ⅱa 型,神经与甲状腺上动脉交叉处距甲状腺上极距离小于 1 cm,约 60％;Ⅱb 型,神经于甲状腺上极后方穿过甲状腺上动脉,此型占 17.5％。Ⅱ型易发生术中神经损伤。

因此,喉上神经外支和喉返神经一样,近年也有人提倡主动暴露与监测,减少损伤发生。在处理甲状腺上极时需用探针刺激周围组织,若观察到环甲肌出现震颤,表明附近有神经,需对此区域进行仔细解剖暴露神经。部分喉上神经外支全程于咽下缩肌内走行更应探查神经走行避免损伤可能。喉上神经术中监测时应注意其肌电信号去极化幅度只有喉返神经的 1/2～1/3,且延迟较短。因此,观察环甲肌的震颤更有利于术中鉴别。

四、持续性神经监测

持续性神经监测详见本章第五节"喉返神经侵犯和损伤的即刻处理"。

总之,实施术中神经监测能减少甲状腺手术的暂时性和永久性喉返神经损伤,在德国等已成为常规。IONM 便于术中及时发现、修复损伤的神经,如双侧神经信号丢失或损伤可在术中及时行气管切开避免窒息等致命并发症,还有利于青年医师的培养,特别是对于局部晚期甲状腺癌患者,或者多次手术甲状腺患者优势更为明显,但 IONM 仅是一个良好的辅助手段,并不能取代术者熟练的外科解剖技术及丰富的临床经验。

(上海交通大学附属第六人民医院外科　郑　起　邓先兆)

第五节　喉返神经侵犯和损伤的即刻处理

喉返神经损伤是甲状腺癌手术常见的严重并发症之一,对于甲状腺外科专科医师,常规甲状腺手术永久性神经损伤率为 1.1％左右,而暂时性神经损伤高达 10％以上。局部晚期甲状腺癌常侵犯周围器官和组织,喉返神经走行于甲状腺背侧气管食管沟内,更易受到粘连侵犯。局部晚期甲状腺癌或甲状腺背侧肿瘤(即便是微小乳头状癌),喉返神经侵犯发生率为 6％,其转移肿大的中央区淋巴结侵犯喉返神经的发生率可高达 17.8％。完整切除肿瘤易导致声音嘶哑、甚至双侧声带麻痹呼吸困难,需要气管切开,严重影响患者生活质量。尽可能保证患者术后生活质量又易造成肿瘤残留或复发最终需要再次手术。这些案例常使术者及患方在手术彻底性和术后生活质量两者之间难于取舍,是医疗纠纷的重要原因,需要术前、术中和术后仔细进行医患双方沟通、把控好得益和风险的平衡、特别是提高神经损伤后修复技术。

所有甲状腺患者术前均应行电子喉镜检查,以了解是否术前已出现声带麻痹,不可仅通过患者发音来判断声带是否麻痹,神经是否侵犯,这是因为一侧声带麻痹后对侧声带可逐渐代偿,声音可无明显改变。对于喉返神经受肿瘤侵犯但尚未发生声带麻痹的患者,我们建议可用尖刀片或细剪刀,沿神经走行方向,仔细地尽量全部切除肿瘤,应避免使用能量设备以免发生神经热损伤或电损伤。尽量保证喉返神经的解剖完整性及功能完整性,尤其是对于儿童或青少年患者。即使有少许残留,全切术后可用同位素补救治疗,既可保证患者发音功能,总体生存率也无明显影响。如同位素治疗无效,患者以后发生声带麻痹,再行彻底彻底手术,一般也不会影响患者生存率。对于单侧喉返神经侵犯且术前已丧失功能而对侧喉返神经完好的患者,应将受侵神经一并切除以达到肿瘤根治目的,尽可能减少患者肿瘤残留或复发概率。尤其是术前患者发音正常,在术中探查时一侧喉返神经已完全受侵并已丧失神经信号.其发音正常可能为对侧声带代偿所致,可考虑将受侵神经完整切除。对于术前发音呈高调金属音或者呼吸困难的患者,应特别注意患者喉镜检查是否合并双侧声带麻醉,及时做好气管切开的准备,我院是与耳鼻喉科同期完成一侧杓状软骨切除术,以改善术后呼吸发音功能。

一、持续性神经监测的运用

术中持续神经监测(continuous intraoperative neural monitoring, C—IONM),是全程监测,与通用的探针间隙刺激监测相比,对神经损伤有预警提示作用,能进一步减少甲状腺癌手术喉返神经损伤的可能性,甚至可降低至为 0,且暂时性喉返神经麻痹发生率仅为 1.5%~3.7%。C—IONM 在疑难甲状腺手术中特别是局部晚期甲状腺癌手术中优势更为明显。对于术中粘连致密或者肿瘤侵犯但功能尚且完整的神经,运用 C－IONM 能在术中动态了解神经功能状态,一旦神经电生理信号下降 50%时或潜伏期延长 10%及时终止操作(见图 2.5.1),改变手术方式可有效保证神经功能。

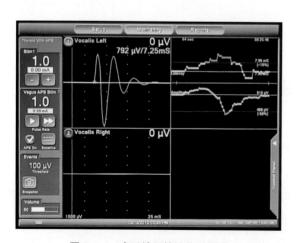

图 2.5.1　喉返神经持续监测界面

在具体操作步骤上仅增加显露迷走神经后放置自主周期性刺激探针（automatic periodic stimulating，APS）（见图 2.5.2）。C—IONM 监测同时，仍可用传统刺激探针间歇性寻找定位监测喉返神经。C - IONM 也必须同样遵从传统神经监测的 6 步法：即术前喉镜检查明确是否存在声带麻痹，术中按 V1、R1、R2、V2 的顺利逐一探查并记录数据，术后再次复查喉镜。

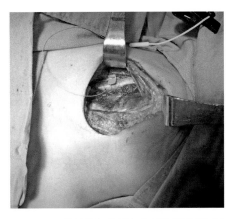

图 2.5.2　持续神经监测自主刺激探针（箭头）

二、单侧喉返神经侵犯或损伤的即刻处理

术中发现甲状腺癌组织或转移淋巴结侵犯单侧喉返神经时（见图 2.5.3、图 2.5.4），若术前神经功能尚完整，术中需尽可能保证神经功能，少量肿瘤残留可术后行同位素治疗，若同位素治疗无效待肿瘤完全侵犯神经后再行根治手术。若术前已无神经功能或术中发现神经损伤可行术中神经端端吻合修补等。若术中误扎神经至神经卡压及时行神经减压术解除神经压迫常能获得较好预后，几乎 100% 患者声带运动可获得不同程度的恢复，从而明显改善生活质量。

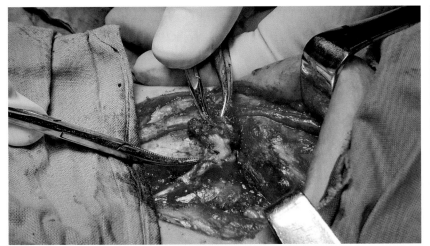

图 2.5.3　甲状腺癌侵犯左侧喉返神经

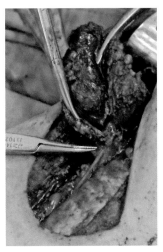

图 2.5.4　甲状腺乳头状癌侵犯右侧喉返神经

1. 神经端端吻合术

神经再生具有组织病理学依据，研究表明手术中神经损伤后可出现髓鞘的轴突的再

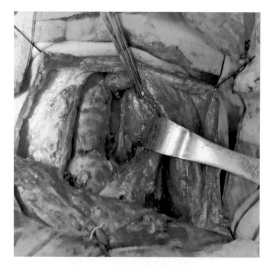

图 2.5.5　喉返神经端端吻合

生长。因此,神经损伤后可获得一定程度的再生修复,使神经功能获得部分恢复。术中如需切断喉返神经,可将断面修整齐,于显微镜或放大镜下仔细观察神经表面营养血管位置、神经断面、神经束的形状及排列,判明走行方向后细线间断环周缝合 3～4 针,需避免神经扭转(见图 2.5.5)。由于这种术式易造成内收、外展神经纤维错向再生,术后易造成声带静止不动或矛盾运动,产生喉痉挛,我们曾有一例喉返神经端端吻合后喉痉挛,经过保守对症治疗后好转,主要应预防感冒、咽喉炎。内收纤维占多数,声带往往内移,可恢复一定的声带张力,虽然声带不动,但发音质量提高,是一种有效的补救措施。端端吻合时需注意避免神经张力过大。

2. 颈襻神经植入术及颈襻神经肌蒂埋植术

颈襻神经植入术即将伤侧的颈襻神经植入同侧甲杓肌及环杓侧肌中。颈襻神经肌蒂埋植术即将颈襻神经支配肩胛舌骨肌上腹的分支神经肌蒂埋入同侧的甲杓肌及环杓侧肌。两种术式皆通过神经末梢芽生长入肌肉形成新的运动终板,使肌肉再获得神经支配以达到修复目的,但神经再生范围是决定其功能恢复的关键,若再生范围小则肌肉运动功能通常恢复有限。

3. 颈襻主干神经吻合术

方法为于颈动脉鞘内找到颈襻主支,喉内寻找喉返神经内收支及外展支,做颈襻主支与喉返神经内收支吻合。若无法吻合者可用颈襻的分支与喉返神经吻合,同时切断神经外展支。神经缝合需在手术显微镜下完成。颈襻神经吻合术能恢复原运动终板,神经再生比较完全,功能恢复效果较佳。

三、双侧喉返神经侵犯或损伤的即刻处理

双侧神经侵犯或术中双侧神经损伤临床较为少见,但一旦发生后果常常比较严重,常造成失声,呼吸困难甚至窒息,常需要行气管切开、杓状软骨切除或声带外移固定术等以缓解呼吸困难。双侧神经损伤一般不行双侧神经端端吻合术,因为这会增加声带内收肌的张力使双侧声带内收,会进一步加重呼吸困难的发生。所有双侧神经损伤或侵犯患者均需常规行气管切开预防窒息发生。

1. 神经减压术

对于术中神经损伤或神经肌电信号丢失患者应及时检查神经损伤节点及损伤机制，若术中发现神经损伤为卡压、误扎等损伤，应及时解压迫，松解神经。神经减压术后及时术中不能恢复神经传导信号，术后也可通过神经再生获得部分神经功能，从而使术后声音获得部分恢复。

2. 膈神经移植术

郑宏良教授等报道的膈神经喉返神经吻合和内收肌支环杓后肌植入术治疗双侧喉返神经损伤声带麻痹取得较好疗效。暴露一侧膈神经，在锁骨下静脉上缘平面切断一束。同时暴露喉返神经喉内段及喉内各分支，在发出 Galen 吻合支后切断喉返神经前支，将膈神经与喉返神经前支远端行端端吻合；在环杓关节平面以上切断喉返神经内收肌支，将内收肌支的近端植入环杓后肌中。由于膈神经粗大，运动神经纤维数量多，因此常能获得较好疗效。但这一术式术前需注意评估患者肺功能，肺功能较差患者应注意避免使用该术式以免导致患者肺功能不全。

3. 颈袢神经肌蒂移植术

将颈袢神经肌蒂植入一侧环杓后肌中，可多点植入使环杓后肌获得较为充分的神经再支配，增大声带外展比例及外展幅度，提高了术后疗效。但大多数患者仍难以承受较大强度的体力活动。

总之，神经损伤关键是以预防为主，若术中发现神经损伤，或者主动切除神经，可根据具体情况及时行合适的神经修复。采取补救措施常能恢复部分神经功能，改善声音呼吸质量，提高生活质量。

（上海交通大学附属第六人民医院甲状腺外科　邓先兆　樊友本）

第六节　局段气管侵犯的处理（窗式切除和袖状切除）

甲状腺癌向后内生长可侵犯气管，如不及时处理或处理不当，可导致呼吸道梗阻，是甲状腺癌致死的主要原因之一，这就需要考虑受侵犯气管的切除与重建。气管是一种具有特殊结构和功能的单一管腔器官，可供切除的气管长度有限，这就使得气管的切除重建或置换相当困难，曾一度被视为外科手术的禁区。随着麻醉学的发展和外科技术的进步，气管外科有了长足的发展。当前气管外科已成为胸外科十分关注的重要课题，国内外学者都在积极地进行气管外科的基础研究和临床实践。

一、气管外科手术切除长度极限

1881 年 Glück 和 Zeller 通过实验证实犬气管端端吻合后,吻合口能够愈合,并认为可以用于人体。除了软骨的愈合不良这一因素外,气管的有限长度亦是气管外科重建的障碍。Colley 和 Küster 分别报道了对 3 个环和 2～4 cm 的气管切除。Rob 和 Bateman 通过尸体解剖研究确定了 2 cm 的切除限度。Belsey 也认为 3～4 个环约 2 cm 的长度是人体气管切除的极限。"2 cm 规则"在很长的一段时间里曾经阻碍了气管外科的发展,1964 年美国哈佛大学医学院麻省总院胸外科 Grillo 教授和他的同事们行尸体解剖研究表明通过对限制性结构的充分松解可以恢复气管的连续性。松解的步骤为:①右肺门的解剖及右肺韧带的切断;②左主支气管的切断;③肺血管的心包内游离。受试者颈部处于中立位时,这些步骤能相应使气管的切除平均达 3 cm(3～8 个环)、2.7 cm(3～12 个环)和 0.9 cm(0.5～3 个环),总计为 6.4 cm(11～18 个环)。从而得出结论,成人气管切除长度大约为气管长度的 1/2、青少年气管切除大约为气管长度的 1/3 时可以进行重建,由此奠定了气管外科手术切除长度极限的理论基础。

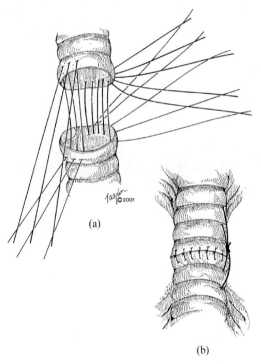

(a)

(b)

图 2.6.1   (a)气管间断缝合;(b) 吻合完成

二、气管切除重建术

气管切除与重建的主要适应证为:气管插管后狭窄、特发性狭窄和原发性及继发性气管肿瘤等。除非肿瘤无法手术切除,内镜切除、支架置入及新辅助放疗均不推荐使用。术前支气管镜活检明确病理诊断、高分辨率 CT 及三维重建精确评估病变长度和范围,都是非常有必要的。术中可辅以纤维支气管镜协助病变定位。颈段和上胸段气管的切除可以通过颈部领式切口或加用胸骨部分或全部劈开完成,而波及胸部下段气管及隆凸病变则常需通过右胸后外侧切口切除。操作应紧贴气管壁,避免损伤气管食管沟内的喉返神经。对限制性结构的充分松解可以降低吻合口张力以利于愈合。一般采用 3—0 或 4—0 的可吸收缝线间断缝合吻合口(见图 2.6.1),当所有吻合线缝合妥当后拔除经颈气管插管,打紧缝合线,将经口气管插管推送过吻合口。

三、手术适应证

气道机械性梗阻影响人体正常通气,非手术方法无法解决,均需手术治疗。常见原因主要有:①婴幼儿气管先天性狭窄。由于管腔小、轻微的术后水肿即可能引起气道完全阻塞,而且气管脆嫩,吻合口耐受张力小,插管及通气均易引起吻口裂开或再狭窄。儿童吻合后的气管只能生长达到成人气管横断面的85%,故气管先天性疾病的治疗以采用保守治疗可能更为恰当,仅当狭窄危及生命时方可考虑手术;②获得性狭窄,包括炎症、组织胞质病、结核、创伤、吸入性烧伤、医源性损伤、非特异性炎症、肉芽肿病、结节病、淀粉样变、特发性气管狭窄、气管软化等引起的梗阻;以及外来压迫如血管环、甲状腺肿瘤、纵隔肿瘤、食管肿瘤、全肺切除术后综合征等引起的梗阻;③原发性气管肿瘤。来源于气管上皮及腺体,多为低度恶性或恶性病变。

掌握气管病变的手术时机也比较重要,如结核性病变,原则上应正规抗结核9个月以上,结核病基本控制方可考虑手术,必要时可先行造口或置T管维持通气,待控制结核后再考虑手术切除。对于炎性病变则更应慎重,如在炎症未能完全控制情况下手术,极易发生吻合口肉芽增生和术后再狭窄,因而手术时机的选择需经验丰富的外科医生综合各方面因素决定,切忌草率行事。

四、术前准备

术前做CT、核磁共振、气管断层片扫描检查,充分了解病变,纤维支气管镜(TBB)应作为术前常规,其对于了解病变范围、程度,获取组织学诊断,十分有效,必要时术中也要检查。对于怀疑有血管压迫的病例应行血管造影明确诊断。

五、麻醉

麻醉的关键是保证手术过程中气道畅通,能有效清除气道内分泌物及血液,确保不发生二氧化碳潴留和缺氧。

1. 术前用药

有经验的麻醉师往往能在手术前与患者建立融洽的关系,从而减少镇静剂的用量。过量的镇静剂及呼吸抑制剂应视为术前用药禁忌。抑制分泌的药物如阿托品可能导致气管内分泌物黏稠,阻塞于狭窄处,慎用!如气管狭窄小于5 mm,术前用药必须在手术室,需要外科医生在场,以防止出现窒息抢救不及时。

2. 麻醉诱导

对于梗阻较严重的患者,在建立有效气体通道前,应禁止应用肌松药。让患者自主呼吸,防止窒息。颈段气管手术多用颈丛神经阻滞麻醉或局部浸润麻醉。

3. 建立呼吸通道

有以下 5 种方法：

（1）常规经口气管插管，用于狭窄较轻的气管手术，但往往影响手术操作。

（2）先经口气管插管到狭窄上方，待切开肿瘤下方气管后再另外置细导管于远端气管内供氧。切除肿瘤段，吻合好气管后壁后，拔除远端气管导管，再把经口导管插过吻合口供氧，完成吻合。这一方法临床较为常用。

（3）气管狭窄严重，但直径大于 5 mm 时，可用细导管小心插过狭窄，应用高频正压通气，潮气量 50～200 ml，频率 60～150 次 / 分，根据血气情况随时调整，但有时会出现二氧化碳潴留。上海市胸科医院自行研究的气囊张缩导管，吸气时气囊膨胀，呼吸时萎陷，通气满意，值得推荐。

（4）对于气管狭窄直径小于 5 mm 时，可应用 TBB 扩张气道，但扩张术有危险。上海市胸科医院自 1962 年开始气管手术以来，所有患者均能利用上述 3 种方法建立有效通道，尚未采用用扩张术。

（5）体外循环下手术。此法并不能使手术简化，实际上，即使在相当复杂的气管切除病例，采用如此复杂的技术也未必值得，其对患者带来的创伤及抗凝剂带来的巨大危险，使大多数胸外科医生不主张应用。

总之，麻醉师应充分了解病变程度、位置，手术的具体方法、步骤；术中随时了解手术进度，和外科医生密切配合。外科医生应保持术野干净，不使血液倒灌入气管，顺利完成手术。术毕后应在手术室复苏，待患者恢复自主呼吸拔除插管，再送监护室。应尽量避免保留插管和应用机械通气，以免对吻合口造成不必要的损伤。

六、手术方法

1. 原则

气管外科手术的主要目的是彻底切除病变；消除梗阻，解除通气障碍。病变切除应求彻底，遵循两个最大原则："最大限度切除病变组织；最大限度保留正常组织"；但宜根据气管特点，有时不能完全切除病变时，应以消除气道梗阻为主，姑息性解除通气障碍。气管肿瘤的切除要求切缘距肿瘤上、下各 0.5 cm，必要时行切缘冰冻切片检查，如切除过长，吻合口张力过大，常影响愈合。可切除气管长度成人可达 1/2 气管，儿童可达 1/3 气管长度，一般成人不宜超过 6 cm。切除气管两端的口径要求相近，以使所重建气管不致狭窄；最理想的手术方式为环形切除对端吻合术。手术中游离气管不能过于广泛，应注意保留气管两侧组织，以保留血液供应，切缘游离不应超过 1～1.5 cm。如病变长度不明时，切忌先横断气管，应先行纵形切开病变处，了解病变范围，无法彻底切除时应考虑姑息肿瘤剜除术，因为先横断而又无法彻底切除病变气管时，则吻合须在病变处进行，而病变气管特别是恶性肿瘤，其质脆，缝线往往会切割气管而无法吻合。对于手术失败后再手术，应至少在第 1 次手术后 4～6 个月后再行第 2 次手术,其间可行气管造口术或置 T 管等姑息方法过度。

2. 切口选择

病变位于上 1/2 气管,多取仰卧位,双肩下垫膨胀的气囊以控制颈部伸展度,做一个低位且短的衣领状切口,以便在病变较长或为恶性肿瘤,需做"T"形颈纵隔切口,即在颈领状切口垂直方向沿胸骨正中做一切口,劈开胸骨至胸骨角水平,横断右半胸骨。如切除较长段气管,需游离右肺门,患者应向左倾斜 45°角,以利行右前胸切口,暴露右肺门(多取第四肋间);当病变部位较高,切除后需喉气管吻合时,颈领状切口应取高位,以利暴露,如术后需临时性气管造口渡过喉水肿期,造口距离吻合口应有较长距离,防止喉气管吻合口血供不良。病变位于下 1/2 气管时,患者取左侧卧位,行右后外切口,由尽可能高的肋床或肋间进胸,多取第四肋床或肋间,此切口基本可满足胸内气管手术操作;如辅以颈前屈,使颈下段气管滑入胸内,也可同时切除颈下段气管。

3. 手术方式

(1)气管开窗取瘤术及气管楔形切除术。多用于气管内良性带蒂肿瘤或病变范围长,姑息切除以解除气道梗阻。手术方法较为简单,暴露气管后,于肿瘤处纵形切开气管,暴露出肿瘤予剜除,用 3—0 或 4—0 可吸收线缝合即可,止血应彻底,防止术后大量渗血,阻塞气道。气管楔形切除宽度不宜超过 2 cm,以免引起管腔侧弯影响通气。若楔形切除较大无法直接缝闭时,可取一段肋软骨,用刀修饰成拱形骨片,用 3—0 或 4—0 可吸收缝线缝于缺损处,常见的用胸锁乳突肌锁骨膜瓣带蒂筋膜、心包、大网膜或肌瓣包盖。

(2)气管袖状切除对端吻合术。气管充分显露时注意勿损伤喉返神经。病变部气管相对增厚,有病变组织外侵者病变位置易于明确,也可从气管外扪及病变,必要时可在其附近做纵形切开,进行探查。应先在病变部位以远 0.5 cm 处切开,向远端气管插入小口径插管,维持呼吸。然后在病变近端 0.5 cm 处切断气管前壁,然后紧靠气管壁作环形切除。切缘组织立即送冰冻切片检查。

在切缘上下 1 cm 处,分别在左右各缝吊牵引粗线。吻合口采用全层间断外翻缝合,先缝显露较差的一侧,始于软骨环和膜样部连接处。悬吊 3 针后拉拢打结,使两端固定,不致被拉开或撕裂。缝针由气管外壁进针,从内腔穿出,再由内向外外翻缝合逐一打结于气管壁外。当吻合达 1/2 周时,可拔除远端气管导管,把上方经口气管导管插入远端气管,不能插入太深,以防止其被推入一侧支气管,术中应经常抽吸痰液及血液,防止阻塞气道。切缘要整齐清洁。做到黏膜对合紧密,无套叠,无软组织缝入腔内。针距为 0.3 cm,进针离切缘 0.2 cm。如果口径不一,则适当调整针距,使之均匀缝合,对合良好。膜样部弹性好,对合方便。在颈部吻合应先缝后壁,后缝前壁。在胸部吻合则先缝对侧壁,后缝术侧壁。如图 2.6.2 所示。

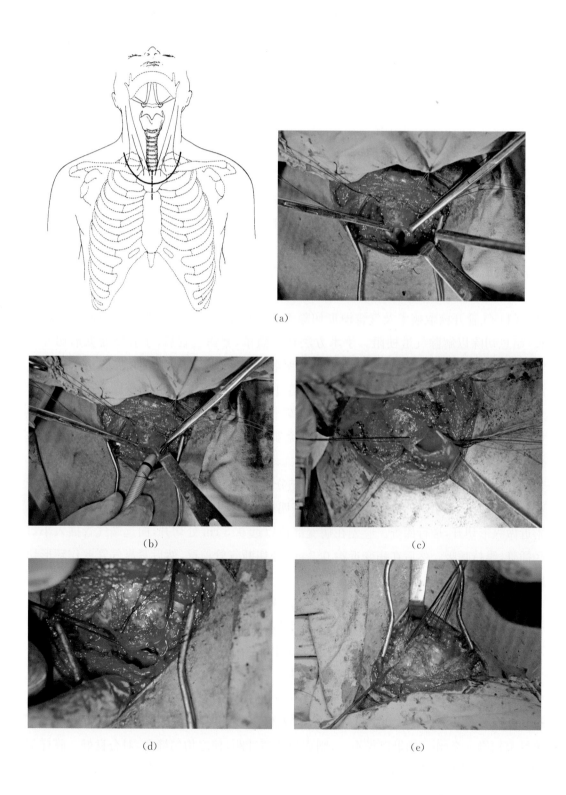

(a)

(b)

(c)

(d)

(e)

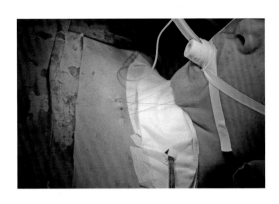

(f)

图 2.6.2　上段气管袖状切除对端吻合术

(a) 颈部领状切口,垂直切口在胸骨角下 1 cm 处,解剖达隆突水平,分离无名静脉无任何好处,可轻柔将无名动脉向侧下牵引,勿损伤周围组织;(b) 病变下 0.5 cm 完成环形解剖,切断气管,远端另外插入无菌气管插管供氧;(c) 切除病变段气管,上下端各置牵引线,吻合见图,先缝合膜部;(d) 吻合半周后将远端插管拔除,近端气管内插管插过吻口供氧;(e) 间断吻合环壁部;(f) 吻合完毕后颈前屈缝线固定

缝线在气管外科手术中是至关重要的。丝线为编织物,不光滑,有孔隙、易藏细菌;染料对组织有刺激,且有异物反应,易引起吻合口纤维化瘢痕狭窄。肠线对组织也有刺激,且在组织液内会变粗,有堵塞针孔的作用,但张力维持期短。其他如合成塑料线或单丝尼龙线,易折断且太硬滑,不易拉紧。可吸收的无损伤缝线如 Vicryl 和 Dexon3 - 0 或 4 - 0,维持张力可长达 16 天,手感好,无刺激,是目前常用的良好缝线。打结要连续 6 个,应逐一结扎和切断。

吻合口要用带蒂心包瓣或附近胸膜覆盖。也可用带蒂的大网膜覆盖,侧支循环建立快,能促使吻合口愈合,并可保护纵隔内大血管,其缺点是要打开腹腔。为了减少吻合口张力,手术完毕时用粗线把下颌和前胸皮肤缝吊,使颈部固定于前屈位 15°～30°角。10～14 天后拆除,较之以石膏固定头部方便。

七、术后处理

手术后所有患者应在手术室苏醒,外科医生此时应评价气道通畅情况及吻合口是否满意,一般待拔除口插管后再护送至病房,尽量避免延迟拔管和机械通气。若气道有暂时性不畅,可考虑行气管切开,切开处应远离吻合口,以免影响吻合口血液供应。苏醒及护送到病房过程中均应注意保持患者颈前屈 30°角左右(多缝线固定),颈前屈固定位保持10～14 天。手术后第一天可开始进食厚的半流质饮食或松软的固体食物,应避免稀薄的流质饮食,防止误吸。如行喉气管切除或行喉松解术,则进食应推迟。术后仍应静脉应用敏感抗生素。由于手术创伤和吻合术常使气管黏膜水肿,分泌物增加,排痰困难,可行纤维支气管镜吸痰,操作时要注意观察气道内情况,勿损伤吻合口。激素可使痉挛支气管得以松解,减轻气管内炎性反应,减少分泌物,抑制肉芽生长,短期应用一般不会影响吻合口愈合。术后第 1~2 天应用氢化可的松静脉缓注,以后泼尼松 5mg 每日 3 次,一周后剂量递减,以至停用,较为安全有效。若辅以可经黏膜吸收的激素类气雾剂吸入,或雾化,则效果更佳。

结核患者手术后应继续抗结核治疗,以免术后免疫功能低下引发结核播散。对于恶性肿瘤患者不主张在环形切除对端吻合术后进行放疗,放射线照射会加重吻合口纤维化而发生再狭窄。

八、常见并发症及处理

(1)吻合口肉芽增生。为较为常见的并发症,可吸收无损伤缝线,应用后发生率大为下降,如仍有发生,可在 TBB 下激光切除或电灼清除,必要时可再次手术切除。

(2)吻合口崩裂。一旦发生较为凶险,常危及生命,应立即建立有效气道并急诊手术修复。术中尽量减少吻合口张力,术后防止感染,让患者保持颈前屈位,术后 3 个月内避免颈部剧烈活动及过度后仰。

(3)出血。无名动脉破裂大出血是致命之并发症,并不鲜见。多为缝线磨破动脉或吻口瘘并发感染,常规在吻合口外包盖带蒂心包、胸膜或大网膜,或用胸腺组织。

(4)气管再狭窄。原因有吻合口肉芽增生、纤维疤瘢增生、肿瘤复发等。炎性病变手术前未能有效控制,发生率较高,可行扩张术治疗,对于晚期恶性肿瘤患者可采用置记忆合金支架治疗。如需要可考虑再次手术。

(5)气管软化。为气管局部血供不足导致软骨坏死所致,手术中尽量保留气管两侧软组织,吻合端气管游离不超过 1~1.5 cm 多可避免。T 管或支架治疗仅为姑息方法,根治需再次手术切除。

(6)吻合口水肿。手术后当天即可发生,儿童由于气管管腔狭小,较易引起气道阻塞,短期应用较大剂量激素有利水肿消退,经口气管内插管,气管切开或置 T 管可助患者度过急性水肿期。

(7)咽喉功能障碍。喉气管手术和喉松解术后可发生,手术中应尽量避免损伤喉返神经和喉上神经,不主张在解剖时探查喉返神经以保护之,这样更易导致喉返神经损害。

(8)感染。手术前、手术当天、手术后应用敏感抗生素,术中减少污染,保持引流通畅是预防术后感染的关键。咳痰困难时应行 TBB 吸痰或气管切开,防止痰液潴留导致肺部感染。

(上海交通大学附属第六人民医院胸外科　郭　翔　杨　异)

第七节　喉下咽侵犯的处理

喉、气管、下咽和甲状腺是相互毗邻的 4 个重要器官,各自具有独特的解剖结构和生理功能,而由喉、气管和下咽构成了上消化呼吸道的重要解剖结构,完成吞咽、发音和呼吸这两个基本的生命活动,任何一个结构的损害都可能会引起吞咽、发音和呼吸功能的障碍。

由于超声体检的应用,局部晚期的甲状腺癌的发生率有所下降,但是这仍然是甲状腺手术中时常遇见的情况,并且是影响甲状腺癌预后的最重要的因素。因此,如果预估术中可能出现喉气管等结构的侵犯,应该将患者转移到相对经验丰富的医生进行手术,因为对于局部晚期的甲状腺癌,再次手术面临的难度将加大,初次手术引起的粘连可能会将原本能够完全切除的病例转化为不能完全切除的病例,一些通过简单方法即可完成的修复因为初次手术造成的局部结构的改变而不得不采取复杂的手术方法。

复旦大学附属肿瘤医院要求所有甲状腺癌术前常规行增强的颈部 CT 扫描检查(范围下颌骨到气管隆嵴),这样做的目的就是正确、充分地评价疾病的可能范围,为手术方案的制订提供直接的证据。在喉、下咽侵犯方面,复旦大学附属肿瘤医院总结了这方面的病例资源,先后发表了多篇相关文献,虽然文献发表的时间相对较久,但是其中阐述的分类和方法都仍然适用。本章将从喉、下咽侵犯的分类和手术方面阐述复旦大学附属肿瘤医院的经验。

我院将甲状腺癌侵犯喉和梨状窝分为两类:A 型,肿瘤绕过甲状软骨的外侧侵犯下咽;B 型,肿瘤直接侵犯甲状软骨后累及喉、下咽。嵇庆海等在对 1994 年 1 月至 2000 年 5 月之间治疗的 13 例甲状腺乳头状癌侵犯喉咽的病例进行了分析后发现,年龄中位数为 56 岁,原发灶中位大小 7.5 cm(5～12 cm)。术前症状:声音嘶哑 8 例,呼吸困难 4 例,咯血 2 例,5 例为再次手术;术前喉镜检查,声带麻痹 10 例。按照侵犯方式分型,A 型 9 例,B 型 4 例。

手术方式:9 例 A 型患者中有 3 例肿瘤仅侵犯梨状窝的外层,梨状窝腔未打开,手术切除咽缩肌;6 例患者手术切开梨状窝,其中 4 例梨状窝黏膜内无肿瘤,梨状窝创面直接缝合,2 例肿瘤黏膜腔内见肿瘤,切除部分梨状窝黏膜。B 型 4 例患者均行部分甲状软骨切除＋梨状窝黏膜切除。所有 13 例都有不同程度的食管肌层侵犯,10 例喉返神经侵犯,所有 13 例均肉眼无残留。术后无咽瘘发生,气管切开全部拔出。B 型 3 例患者行术后放疗。随访 A 型无复发,而 1 例 B 型患者死于肺转移,1 例 B 型患者局部复发。

　　甲状癌侵犯喉咽的外科治疗,不同于喉咽癌的治疗,最大的不同点就是甲状腺癌相对好的预后,因此在准备牺牲喉功能行全喉切除术时,需要谨慎决定。由于分化型甲状腺癌对于喉咽的侵犯以局部外压性侵袭为主,部分区域存在深层浸润,因此手术对于外压性改变以局部剥除为主,对于浸润性病变,则需要相对安全的切缘,行受累及组织的完整切除。然而肉眼残留对于手术来讲是往往无法通过后续治疗来弥补的,因此对于需要行全喉切除的病例,尤其是骨性结构,如环状软骨广泛破坏的病例,全喉切除不失为改善预后的治疗方法,因为这些患者大部分的死因是局部复发引起的出血、误吸、呼吸困难、吞咽困难等,因此,根治性的切除是改善治疗结果的较好方式。

　　典型病例举例:

　　一、甲状腺乳头状癌侵犯喉咽 A 型

　　患者女性,73 岁,因"甲状腺癌术后 7 年,发现颈部肿块 8 月"入院。患者曾于 7 年前行左侧甲状腺癌手术,3 年前因为局部复发行伽马刀治疗一次,8 月前因颈部肿块,到我院就诊。CT(见图 2.7.1)和术前喉镜(见图 2.7.2)检查如下。

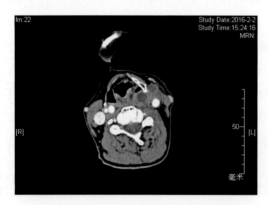

图 2.7.1　甲状腺癌侵犯喉咽(A 型)CT 表现

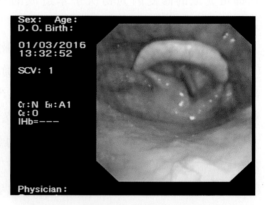

图 2.7.2　甲状腺癌侵犯喉咽(A 型)喉镜表现

　　CT 扫描:甲状腺癌复发病例,复发病灶位于颈总动脉前内侧,肿瘤位于甲状软骨外侧,绕过甲状软骨板,侵犯左侧喉咽,肿瘤局部有液化坏死。

　　喉镜检查:左侧声带固定,右侧声带活动度好;右侧梨状窝正常,左侧梨状窝内侧壁、外侧壁正常,后外侧壁局限性隆起,黏膜光滑。

　　治疗方法:患者行双侧颈部淋巴结清扫术＋右侧甲状腺切除术＋左侧甲状腺区残余病灶切除。术中见左侧梨状窝外侧壁咽缩肌受侵犯,梨状窝腔完整,局部病灶行剥离术,梨状窝未打开。术后未行气管切开,鼻饲一周后,拔除胃管。术后[131]I 治疗。

　　二、甲状腺乳头状癌侵犯喉咽 B 型

　　患者,女性,68 岁,因"颈前肿块 6 年"入院。CT 扫描检查如图 2.7.3、图 2.7.4 所示。

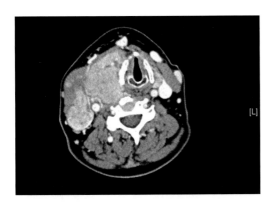

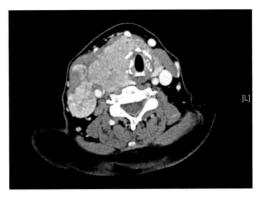

图 2.7.3 甲状腺癌侵犯喉咽(B型)CT表现1　　　图 2.7.4 甲状腺癌侵犯喉咽(B型)CT表现2

CT扫描：患者右侧甲状腺巨大肿瘤伴右侧颈部淋巴结转移,右侧颈内静脉内癌栓形成。肿瘤侵犯右侧甲状软骨,通过图 2.7.3 可以发现,甲状软骨厚的软骨板对于阻碍肿瘤的侵犯有重要作用;而图 2.7.4 所示的环状软骨和甲状软骨相连的结合部是相对薄弱的环节,肿瘤侵犯至环状软骨与甲状软骨之间。

治疗方法：该病例是一个相对复杂的病例,但尚可手术,手术需要先完成右侧的根治性颈清扫术,然后完成左侧甲状腺腺叶切除术,再行右侧巨大甲状腺癌的根治性切除。对于局部受累及的甲状软骨,部分切除甲状舌骨肌、甲状软骨骨膜、咽缩肌、胸骨甲状肌、胸骨舌骨肌,右侧的喉返神经一并切除,右侧部分甲状软骨板切除,喉体表面肿瘤肉眼无残留。术后先行[131]I治疗,结束后再行局部外照射放疗。

（上海复旦大学附属肿瘤医院头颈外科　嵇庆海　王玉龙）

第八节　喉侵犯的处理

在所有甲状腺癌患者中,喉气管侵犯的甲状腺癌占 3.6%～22.9%。甲状腺癌侵犯喉气管后可导致呼吸困难甚至气道阻塞,是影响预后的重要因素。据报道约54%的未分化甲状腺癌及38.5%的分化型甲状腺癌死于气道堵塞。对侵犯喉气管的甲状腺癌,即使已发生全身转移,为延长患者的生存期,仍应采取积极的处理。

根据甲状腺肿瘤侵犯喉部深度一般将其分为腔外型(见图 2.8.1)和腔内型(见图 2.8.2)。腔外型即肿瘤超出甲状腺腺体包膜侵犯喉但未穿透喉黏膜;腔内型即甲状腺肿瘤穿透喉黏膜至喉腔内。

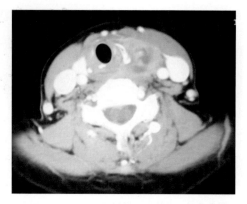

图 2.8.1　左侧甲状腺癌喉侵犯(腔外型)

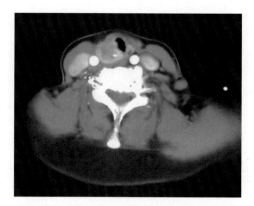

图 2.8.2　右侧甲状腺癌喉气管侵犯(腔内型)

术前一般通过喉部的增强 CT 或 MRI 联合电子喉镜或纤维气管镜评估甲状腺肿瘤侵犯喉气管的范围和程度。由于侵犯喉气管的甲状腺癌患者大多数肿瘤压迫了颈段气管并且多为术后复发,气管插管及常规气管切开都相当困难,因此术前气道评估及麻醉评估极其重要。选择合适的麻醉插管及麻醉方式是外科治疗喉气管侵犯的甲状腺癌的前提。如喉腔或气管严重阻塞,考虑插管困难时,应评估肿瘤距离胸骨上窝的距离,如有一定的距离(2 cm 左右)可考虑局麻下行气管切开术。如肿瘤已侵犯至胸骨上窝或以下则需考虑在体外循环心肺支持下行纵隔气管造瘘术。然后根据肿瘤侵犯喉气管的深度及患者全身情况,制订合适的手术方案。

一、喉气管表面肿瘤削除术

适用于甲状腺癌对喉气管浅表性、局限性侵犯者(见图 2.8.3)。将肉眼可见的肿瘤病变从喉气管外壁剔除,必要时可同时切除部分喉气管外壁层,对肿瘤进行清除,基本上保留组织器官的结构和功能完整(见图 2.8.4),无肉眼可见的残留病变,术后病检切缘阴性。如肿瘤已侵入甲状软骨,不建议在甲状软骨表面进行削除,应完整切除侵犯的甲状软骨至声门旁间隙以保证安全的切缘。

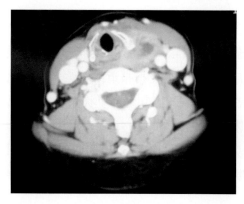

图 2.8.3　左侧甲状腺癌侵及甲状软骨后外侧

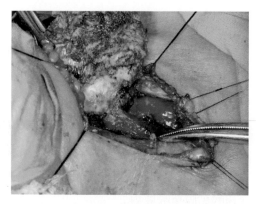

图 2.8.4　甲状软骨尚未见侵犯,于软骨表面行肿瘤削除术

二、喉部分切除重建修复术

适用于甲状腺癌侵入一侧喉腔或甲状软骨前部受侵犯者(见图2.8.5、图2.8.6)。根据受侵犯的范围可选择垂直部分喉切除术或喉次全切除术。如肿瘤只是侵犯了一侧甲状软骨、环状软骨及喉黏膜,或经甲状软骨后缘突入梨状窝或声门旁间隙,可以选择垂直部分喉切除术(见图2.8.7,图2.8.8);如肿瘤侵犯了两侧甲状软骨,但一侧环状软骨及环杓关节尚未受侵犯,可以选择喉次全切除术或环舌会厌吻合术;如肿瘤经环甲膜或环状软骨侵犯声门下区,可切除环状软骨弓及甲状软骨下部后行气管甲状软骨吻合术。

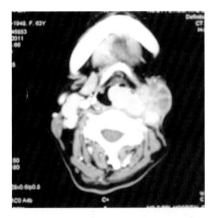

图2.8.5　左侧复发性甲状腺乳头状癌向外侵犯皮肤,向内侵入喉腔

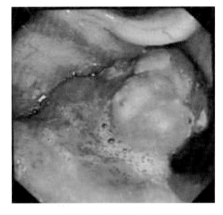

图2.8.6　喉镜示左侧梨状窝肿块,呈结节状,黏膜溃破

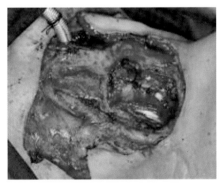

图2.8.7　气管切开,左侧甲状软骨及梨状窝肿块切除后,梨状窝黏膜松解后直接修复

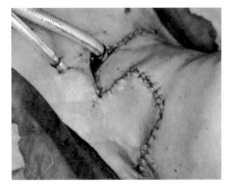

图2.8.8　颈部皮瓣转移修复颈部皮肤缺损

三、全喉切除术

如肿瘤侵犯喉和气管的范围广泛,环状软骨严重破坏、双侧环杓关节侵犯或气管软骨环受侵范围>6个环(病变长度>3 cm),上下吻合困难时行全喉切除术,并于气管下端行气管永久性造瘘。未分化甲状腺癌或其他特殊类型甲状腺癌(如鳞癌),由于恶性程度极高,如侵犯喉气管,建议全喉切除及所累气管切除(见图2.8.9～图2.8.12)。

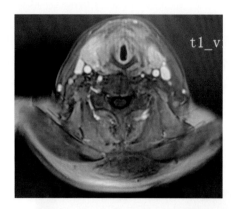 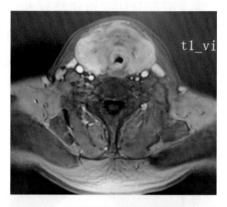

图 2.8.9　甲状腺鳞癌侵犯喉前联合及颈前带状肌肉　　　图 2.8.10　甲状腺鳞癌侵犯气管并侵入气管

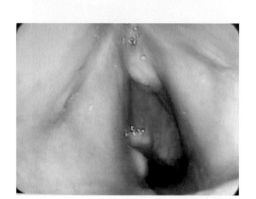 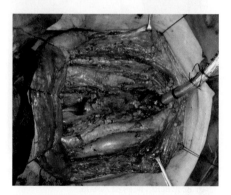

图 2.8.11　电子喉镜检查示前联合及声门下肿块，气道变窄　　　图 2.8.12　全喉扩大切除，双侧颈淋巴清扫，气管低位造瘘

喉气管表面肿瘤削除术由于很难保证喉气管表面的切缘的安全性，局部复发率比较高，据报道在17%～75%，因此存在一定的争议。有的学者认为对于分化性甲状腺癌喉气管的浅表性侵犯，肿瘤削除术可以达到切除术相同的生存率；但也有学者认为由于局部复发率高，反复的复发可导致肿瘤分化程度变低，侵犯程度加重及近远处转移，后期处理更加困难，因此建议慎重选择。我们建议如肿瘤仅侵犯软骨外膜，可考虑性肿瘤削除术，如已侵犯软骨则不建议在软骨表面进行肿瘤削除，应完整切除受侵犯的甲状软骨或气管软骨以获得安全切缘。

甲状腺癌侵犯喉气管后严重影响患者的预后，5年生存率为46%～89%，10年生存率为35%～84%，15年生存率为22%～54%。肿瘤削除术的生存率虽与喉气管切除术的生存率相近，但其10年局部控制率为71.9%，无瘤生存率为49.9%。复发后再行挽救性手术其创伤更大，可能发生更严重的并发症，最终影响患者的生存质量。

（上海交通大学附属第六人民医院耳鼻喉-头颈外科　易红良）

第九节 甲状腺癌侵犯食管的诊治

侵袭性甲状腺癌是指侵犯甲状腺外组织、结构或器官的甲状腺癌。甲状腺位于颈中下部,解剖位置邻近带状肌、气管、咽喉、颈段食管、喉返神经和甲状旁腺。甲状腺癌发展到一定程度,原发灶突破甲状腺被膜侵犯周围组织器官,同时可出现区域淋巴结转移和远处转移。前章节已有讨论甲状腺癌侵犯气管的治疗,本章节主要介绍甲状腺癌侵犯食管的治疗。

一、流行病学

根据文献报道,分化型甲状腺癌出现被膜外侵犯的比例约 6%～13%。侵犯不同组织或器官的发生率如表 2.9.1 所示。两个研究纳入的病例数差不多,统计得到的发生率也相近。在侵袭性甲状腺癌中,食管受侵的发生率约 20%。食管受侵多同时伴有气管受侵,单独出现食管受侵的情况不多。下咽受侵不多见,报道不多,且多同时合并喉或食管受侵,未单独列出。

甲状腺周围器官受侵多数为原发灶直接侵犯,但也有一部分是淋巴结转移癌浸出淋巴结被膜造成的。对于食管来说,主要是气管食管沟淋巴结转移癌的外侵。

表 2.9.1 甲状腺癌侵犯不同组织或器官的发生率

年份	研究者	单位	肿瘤类型	病例数	侵犯不同组织或器官的发生率/%					
					带状肌	气管	喉	食管	喉返神经	其他
1994	McCaffrey TV,等	Mayo Clinic,USA	PTC	262	53	37	12	21	47	30
1997	Czaja JM,等	University of Bergen,Norway	DTC	286	50	38	10	22	46	29
1997	Nishida T,等	Osaka University Medical School	DTC	117	49	59	—	31	60	38[#]
1980	Breaux E,等	M. D. Anderson Cancer Center	DTC	47	43	60	34	17	47	13[#]
2001	Nakao K,等	Osaka Police Hospital	DTC	31	78	100	—	29	61	45[#]

注:DTC=分化型甲状腺癌,PTC=甲状腺乳头状癌。另需注意,McCaffrey TV 是 Czaja JM 文章的第二作者。Nishida T 是 Nakao K 文章的第六作者。

* 发生率数值和不是 100%,因为多数情况下肿瘤同时侵犯两个或多个组织或器官。

\# 侵犯颈内静脉的比例为 38%,其余结构详见原文。

二、诊断

侵袭性甲状腺癌的临床诊断尤其需要注意患者的症状。例如,喉返神经受侵时可出现声音嘶哑,气管受侵时可出现呼吸困难、咯血,下咽或食管受侵时可出现吞咽痛、吞咽困难等。如果患者主诉有这些症状,需要警惕侵袭性肿瘤,应进一步行 CT、MRI 检查以明确诊断。甲状腺癌侵犯包膜或体积较大,即使没有症状,也可侵犯气管、食管和神经。

辅助检查包括常规的超声和 CT。对于侵袭性甲状腺癌,增强 CT 和核磁共振(MR)检查更有诊断价值。增强 CT 可以明确肿瘤的侵犯范围、有无淋巴结转移、肺转移等。但因造影剂含碘,增强 CT 可能会推迟术后[131]I 治疗的时间。就是否应该使用含碘造影剂仍有一定争论。我们认为增强 CT 对于诊断侵袭性甲状腺癌的价值较大,而推迟[131]I治疗的时间不长,影响不大。确实需要术后短时间内行[131]I 治疗的,也可以考虑注射重组人 TSH 制剂。有碘过敏的患者,可考虑增强 MR 检查。MR 对于观察软组织较 CT 更有优势。Wang 等报道 MR 诊断甲状腺癌侵犯食管的准确率达 91%(敏感性 82%,特异性 94%)。

可疑食管受侵的病例可以行食管镜和内镜超声检查(EUS)。食管严重受侵的病例并不多,食管镜和上消化道造影常没有明显异常发现,此时 EUS 可以提供有用的信息。CT 和 MR 往往难以明确肿瘤侵犯食管的深度,而 EUS 可以较明确地分出食管结构的各个层次,术前明确肿瘤侵犯的深度有助于制订手术计划。Koike 等报道,EUS 用于诊断食管固有肌层受侵的特异性和准确率均显著优于 MR 和食管造影。此外,术前钡餐造影也能够帮助判断有无食管狭窄以及病变的位置和长度。总之,超声和增强 CT 是诊断侵袭性甲状腺癌的常规检查(见图 2.9.1~图 2.9.4)。怀疑食管受侵时,MR 和 EUS 能更好地判断肿瘤是否侵犯食管或侵犯的深度,有助于制订手术方案。

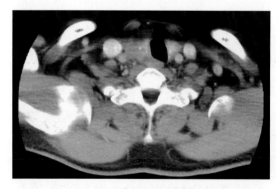

图 2.9.1　甲状腺右叶癌侵犯食管壁,增强 CT

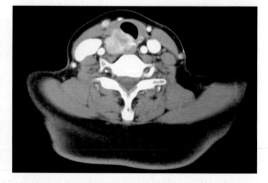

图 2.9.2　甲状腺右叶乳头状癌侵犯气管、食管,增强 CT

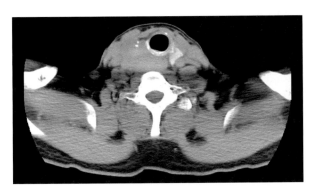

图 2.9.3　甲状腺右叶癌侵犯气管、食管、右侧颈总动脉，平扫 CT

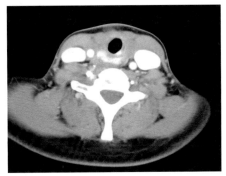

图 2.9.4　甲状腺癌沿气管食管间隙蔓延，侵犯环状软骨后部和食管入口前壁，增强 CT

三、治疗

1. 外科治疗

侵袭性甲状腺癌中，食管受侵约占 20% 的比例。食管受侵是预后不良因素，与总体生存率下降相关。手术的主要目的是尽可能彻底地切除肿瘤。侵犯周围器官的甲状腺癌均属于局部晚期病变（TNM 分期为 T4），术式应行全甲状腺切除（见图 2.9.5～图 2.9.8）。

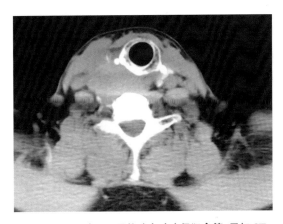

图 2.9.5　患者 A: 甲状腺右叶癌侵犯食管，平扫 CT

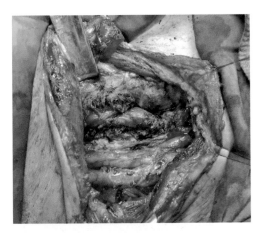

图 2.9.6　患者 A: 术中见肿瘤侵犯食管肌层，遂切除部分食管肌层，保留黏膜层

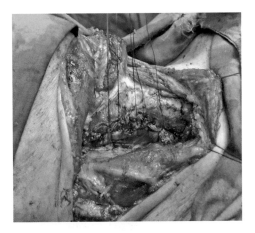

图 2.9.7　患者 A: 食管残余肌层、纤维膜与气管壁缝合加固

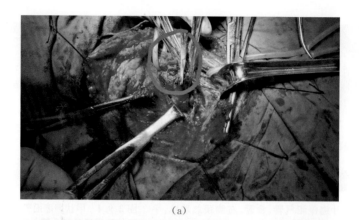

(a)

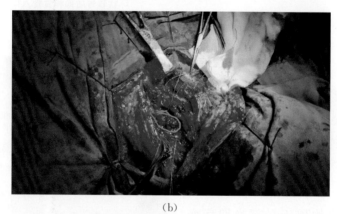

(b)

图 2.9.8　患者 B：复发甲状腺癌侵犯食管肌层

（a）切除复发肿瘤及可能侵犯肌层，仔细保留黏膜不破；（b）胸锁乳突肌
带蒂肌瓣，复盖食管缺损肌层，四周与食管肌层缝合

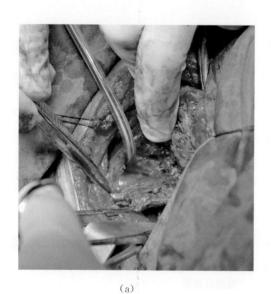

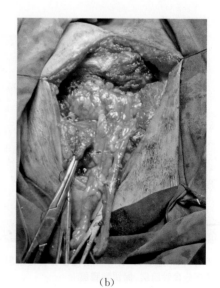

(a) 　　　　　　　　　　　　　　　　　 (b)

图 2.9.9　患者 C：采用游离肌皮瓣修复食管全程缺损

手术中,放置鼻饲胃管有助于手术医生辨认食管腔。最为常见的情况是肿瘤仅侵犯食管肌层,而未达黏膜下层。此时,可以切除受累的肌层而不直接进入食管腔。切除后如果局部只剩下薄层的黏膜,可以用周围的肌肉加固一层,避免黏膜膨出形成憩室。建议选择带状肌或胸锁乳突肌转瓣与残余食管肌层缝合,注意保留足够的宽度避免缝合后造成食管狭窄。

如果肿瘤侵犯达黏膜下层或黏膜层,则需要切除全层食管壁。如果切除后缺损较小,可以直接缝合关闭管腔。直接缝合的条件是,上下拉拢没有张力,且周围是新鲜的没有经过放疗的组织。应该注意,至少缝合 2 层,针脚间距保证不漏液体。如果缺损范围较大,直接拉拢缝合易导致食管瘘或狭窄。应考虑使用带上皮的游离皮瓣修复,如前臂桡侧皮瓣等。

如食管近全周或环周受累,则需要行节段切除。切除后形成的环周缺损可以选择多种皮瓣一期修复。大的缺损需要使用游离肌皮瓣、肌筋膜瓣或胃代、空肠代食管。具体选用何种皮瓣修复取决于局部组织和血管条件,以及修复团队的经验和喜好。常见的游离皮瓣包括前臂桡侧皮瓣(RF)、股前外侧皮瓣(ALT)、空肠瓣(FJF)。RF 瓣和 ALT 瓣获取后均需自身对缝卷成管状。RF 瓣较薄,相对较小,可用于修复不太长的环周缺损。ALT 瓣略为臃肿,但可以设计出比较大的面积,可用于修复较大的缺损。ALT 瓣的另一大特点是可以有多个穿支血管供血,因此可以设计成双瓣,同时修复食管和气管缺损。FJF 的优点是具有天然管道结构,而且如果需要的话可以设计很长,可同时修复胸段和颈段食管,但其血管蒂相比 RF 瓣和 ALT 瓣较短。此外,胃代食管也是一种十分重要的修复手段。对于一些双颈反复多次手术的患者,颈部血管条件不佳的或者既往颈部肿瘤经过放化疗和靶向治疗的,又或者合并食管多灶病变的病例,胃代食管的修复手段最为安全有效。但该手术风险相对较大,并发症较多,需要胸外科或胃肠外科密切协作完成。

术后给予鼻饲,一般需要持续 1 周左右。手术的近期并发症主要是食管瘘。在尝试经口进食前,应先通过下咽食管造影检查判断有无食管瘘,通常使用碘海醇作为造影剂。需要通过正位和侧位观察有无造影剂溢出,有时还需要增加斜位。如果有造影剂溢出,则考虑存在吻合口瘘,应打开切口换药处理,仍需鼻饲营养支持。根据造影时观察的漏口瘘管位置,选择就近皮肤切口打开。初期换药时,局部污染物、坏死物、渗出较多,局部组织炎症较重,每天应换药 2～3 次。换药时可反复使用生理盐水冲洗,然后观察漏口瘘管组织是否新鲜。如有发灰坏死组织,可用剪刀去除,后局部使用纱条填塞引流即可。随着渗出的减少,换药次数可改为每天一次。换药 4～7 天可发现局部出现新鲜肉芽组织生长,此时注意填塞纱条不要太紧,有利于肉芽组织生长。随着肉芽组织生长,填塞的纱条深度逐渐变浅,确保漏口逐渐缩小直至愈合,可再次行下咽食管造影诊断。

确认没有食管瘘的情况下尝试经口进食。一般从流食、半流食、小块软食逐渐过渡。需嘱患者不可用力吞咽大块较硬食物(如苹果块等)。开始进食仍需观察 2～3 天。如果出现体温升高、局部切口红肿、渗液等，应该考虑食管瘘可能，需要打开切口换药直至愈合。

远期并发症主要是食管狭窄，或使用游离皮瓣修复者出现吻合口狭窄。食管肌层切除保留黏膜者，如果用自身残余肌层拉拢缝合，可能造成局部狭窄，因此还是建议转周围肌瓣加固肌层。全层缺损者，能够自身拉拢的一般缺损范围小，愈合后也不易形成狭窄。采用此种术式，术前须仔细评估，术中切除食管时也应该小心操作，需要保留足够宽的黏膜，避免黏膜切除过多。手术中由外层起切除食管时，由于牵拉，可能出现外侧肌肉残余较多而内层黏膜缺损较大。此种情况下如果仍然拉拢缝合容易出现狭窄，可考虑带上皮的游离皮瓣修复。食管环周缺损的，使用游离皮瓣卷管或者游离空肠瓣修复，仍有吻合口狭窄的并发症，狭窄多见于下吻合口。出现狭窄后可以通过内镜下球囊扩张治疗缓解症状。但部分患者回反复出现狭窄，需要多次扩张。

对于无手术指征的患者，食管支架可以作为一种姑息疗法。

2. 综合治疗

侵袭性甲状腺癌患者，术后局部复发、区域淋巴结复发以及远处转移的风险较高，有必要采用综合治疗模式。对于分化型甲状腺癌，最为常见的术后辅助治疗是放射性核素治疗和 TSH 抑制治疗。Cooper 等发现对于高危的分化型甲状腺癌患者，TSH 抑制的程度和疾病的进展情况相关，但综合核素治疗的因素后，这种相关性消失。一项荟萃分析发现 TSH 抑制能减少临床不良事件。Mazzeferri 认为对于 40 岁以上的患者，核素治疗能够增加局部控制率、减少远处转移和肿瘤相关死亡。Tsang 等则认为患者经过核素治疗能够增加局部控制，但没有生存获益。目前，术后 TSH 抑制治疗和核素治疗可参考美国甲状腺学会（ATA）指南。

侵袭性甲状腺癌患者往往有更高级别的病理类型，对核素治疗的敏感性可能较差。甲状腺癌侵犯食管，如果经手术仍有微小残留（R1 切除，即达肉眼净），下一步也可以考虑外照射放疗。一些回顾性研究表明，对于分化型甲状腺癌术后的微小残留，外照射能增加局部控制率，放疗剂量应达 50 Gy 以上；有大块残留（R2 切除，肉眼不净）时，放疗剂量应达 60 Gy 以上。但放疗剂量越大，不良反应也越多，尤其是远期的并发症。调强放疗可能减轻并发症。术后选择核素治疗还是外照射放疗，应该由多学科团队讨论决定。建议对于有肉眼残留或高级别病例类型的甲状腺癌，考虑辅助外照射治疗。

化疗对于局部晚期甲状腺癌治疗效果较差。但近年来靶向治疗出现一些重要进展，经综合治疗后仍有残留或复发的晚期甲状腺癌适合尝试靶向治疗。如对于碘抵抗的晚期分化型甲状腺癌，可选择索拉非尼、帕唑帕尼等。对于晚期甲状腺髓样癌可以选择凡他尼布、卡博替尼等。目前，靶向治疗的主要问题是费用较为昂贵，且部分药物我国大陆尚未正式批准上市。因此，合适的患者也可选择加入新药的临床研究中。

四、预后

侵犯食管的甲状腺癌的预后多包括在侵袭性甲状腺癌预后的研究中,尚无单独讨论其预后的研究。McCaffrey 等报道侵袭性甲状腺癌术后 5 年、10 年、15 年总生存率分别为 79%、63%和 54%。Nishida 等报道侵袭性甲状腺癌术后中位生存期约 10 年。Nakao 等报道侵袭性甲状腺癌术后 5 年、10 年总生存率分别为 77.64%和 66.7%。Ishahara 等报道侵袭性甲状腺癌切除彻底的 3 年、5 年、10 年生存率分别为 87.0%、78.1%和 78.1%,而切除不净的 3 年、5 年 10 年生存率分别为 64.9%、43.7%、24.3%。手术能否切净对于预后有较大的影响。但彻底切除往往意味着较大的切除范围。对于颈部器官密集区域,大范围切除往往对术后生活质量有较大影响。综合现代诊治的理念,多学科综合治疗是诊治侵袭性甲状腺癌的基础,而手术作为最重要的治疗手段其地位尚不可动摇。同时,组织器官修复和重建的能力和水平已成为治疗侵袭性甲状腺癌的关键。甲状腺癌的专科化诊治是趋势,专科医师团队具有更丰富的经验和水平,能够提高疗效和生活治疗。

(中国医科院肿瘤医院头颈外科 刘绍严 朱一鸣)

第十节 局部晚期甲状腺癌手术中皮肤软组织缺损的整形修复

一、晚期甲状腺癌术后组织缺损的发生及其特点

在晚期严重复杂的甲状腺癌病例中,除甲状腺本身外,邻近的血管、神经、喉、气管、食道、淋巴及其周围的软组织普遍受到侵袭,且早于皮肤,皮肤受累的时间往往较晚。所以当皮肤表现为甲状腺癌转移性改变时,常是病情最严重的信号。换言之,当皮肤受甲状腺癌局部转移侵害时,颈部深层的器官组织破坏程度也必然是最严重的。这时,肿瘤切除造成的损害不仅仅是单纯的皮肤缺损,而是除皮肤组织以外多种组织的缺损。

切除甲状腺癌及其周围受累的器官和组织,除形成大小不等的皮肤缺损外,还会形成巨大的软组织缺损,使手术部位软组织的容积减少,颈部血管、神经、气管、食管等器官缺少软组织的保护与支撑。颈部虽然所占体表面积和容积的比例不大,但颈部甲状腺癌及肿瘤根治术造成周围组织器官结构和功能的影响却是非常严重的,所以临床上对于甲状腺癌侵犯皮肤的病例,不能仅仅根据皮肤缺损面积的大小来判断病情的严重程度和预估修复的难度。

二、整形修复在晚期甲状腺癌联合诊治中的意义

整形外科是外科的一个分支学科,它运用器官和组织移植的方法,修复因各种原因导致的体表器官和组织的缺损和畸形。对于恶性肿瘤的治疗,虽然优先考虑的重点在于肿瘤的切除,但肿瘤根治术造成的皮肤软组织缺损,如果没有进行有效的修复和重建,会严重影响受累部位的外形与功能,这种医源性的新损害,不仅破坏了治疗的完整性和疗效,也是患者不可接受的。

在临床实践中,很多时候为了保证手术后皮肤创口能直接缝合,外科医生往往在手术方案制订和实施过程中,自觉或不自觉地趋于保守地去除肿瘤及其周围组织,保留可能受累的皮肤与周围软组织。这样的处理原则不仅会直接影响根治的效果,还必然会增加复发的可能性。因此,皮肤覆盖问题不只是晚期严重甲状腺癌手术治疗中的补充环节,而且是提高手术质量和疗效的前提和保障。只有在创面覆盖问题不成为肿瘤切除范围的限制因素时,才有可能进行真正意义上的肿瘤彻底切除。

切除甲状腺癌及其周围受累的器官和组织,不仅会造成皮肤的缺损,还会使颈部血管、神经、气管、食管等器官暴露,缺少软组织的保护与支撑。因此仅仅选用皮瓣移植加以覆盖是不够的,只有进行带皮肤的复合组织移植技术,才能在有效完成颈部器官覆盖的同时,利用组织瓣中的软组织,特别是肌皮瓣中所带的肌肉组织,发挥其容积大、血供丰富、随形性强等优点,有效地充填肿瘤切除后颈部的软组织容量缺失,补充颈部软组织的容量,提供血液供养支持,并在上述器官之间形成保护和支撑,防止上述各种器官(包括有可能进行的人造血管植入)之间的粘连,移植体上的皮肤组织还可以用作气管与食道等空腔器官衬里(黏膜)的修复。

因此,尽最大可能创造条件,应用整形外科技术来修复缺损并重建颈部器官功能,使肿瘤根治手术对外形和功能的破坏最小,是晚期甲状腺癌挽救性外科治疗的重要组成部分和基本目的。尽管达到这样严重程度的病例不是非常多见,但这种学科合作的机制具有重要意义。

对于严重甲状腺癌根治术后需要进行整形外科修复时,整形外科医生的全程参与非常重要,只有在整形外科医生的全程参与下,根治与修复这两个环节才能够不脱节,不至于在修复环节出现技术或操作上的被动甚至难以逾越的障碍,这在提高肿瘤切除后修复的成功率和质量方面可能也是值得重视的因素。

三、整形外科技术在甲状腺癌诊治中的应用原则

1. 根治与修复并举

实现肿瘤的根治常常只是一种理论上的目标,对严重甲状腺癌也是如此。若已经发生广泛的局部浸润和淋巴结转移,气管、食道、颈部大血管受到破坏,不仅在切除环节困难

重重,在切除后的修复环节也面临极大的挑战,有时几乎不能同期进行重建,有时不能对损害器官组织进行结构和(或)功能上的完全重建,也有时还会出现移植修复手术对患者围手术期的安全性、手术后康复的困难程度以及生存质量造成严重负面影响的情况。因此,在制订手术方案时,除肿瘤切除环节外,只有对修复与重建的可能性和意义同等重要地加以考虑,才能全面、客观地评估病情,掌握好"根治"的度,准确把握整个手术治疗的有效性、安全性及可行性。简言之,肿瘤切除和整形修复两个手术步骤应当作为手术治疗的一个整体方案来考虑。

2. 覆盖与填充兼顾

完成创面覆盖是整形修复最基本的目的。在其他体表部位肿瘤切除后,我们的修复方案的制订原则是:先选皮片移植,后选皮瓣移植;先选局部皮瓣,后选间位或远位皮瓣;先选皮瓣,后选肌皮瓣;总之是先简后繁。优选皮片的原因除尽可能简单、供区损害小等的考虑外,应用皮片移植的优点更在于肿瘤一旦复发,局部症状和体征最容易体现,有利于及时发现和处理。

在晚期甲状腺癌治疗中,肿瘤侵犯到气管、食管、颈部神经血管、颌面颈胸等部位骨组织的情况十分常见,而当皮肤受到肿瘤侵袭时,这些情况则必然会发生。因此,"先简后繁"的原则在这里并不适合。由于重要组织器官外露,皮片移植一般不可用,原因有很多,如皮片在这种创面上难以成活、创面上暴露的组织器官缺乏保护;因为组织量少,一般皮瓣不能很好地保护外露组织器官;局部皮瓣除以上不足外,因为颈部皮肤面积小,很难找到合适的皮瓣供区,并且在局部皮瓣形成和转移后,颈部的完整性必然遭到更大的破坏,对颈部外形与功能的修复十分不利。实践表明,只有肌皮瓣或肌瓣不仅能实现这一类创面完整的覆盖,还能有效地保护深部组织,并填充肿瘤切除后形成的巨大组织缺损。

3. 多方案备选

在严重甲状腺癌根治的实践中,对切除的范围和拟重建的手术方案,必须在术前根据临床检查、辅助检查结果做出原则性的制订,并做好各项相应的准备。手术中很可能出现术前未能完全预料的情况,创面修复手术的方案则应随之发生调整或改变。如果术前只有一种修复方案,而这一种方案又不能按原计划实施,则由于术前告知、供区部位、体位、消毒范围和区域以及手术设备器械等的准备不充分,甚至与根治手术的某些环节发生冲突,则会出现新的甚至不能逾越的障碍和困难。因此,手术前应对肿瘤根治术中术后可能发生的问题想得多一些、复杂一些,整形外科医生可以据此准备两种甚至两种以上相应的修复方案,使根治和修复手术两环节能无缝对接、完整实施。

整形外科参与体表肿瘤切除后的修复,针对切除后组织缺损的情况,准备不同的组织瓣移植方案备选。前文已经述及,在备选方案中,一般情况下并不包括皮片和局部任意皮瓣。组织瓣类型以肌皮瓣和肌瓣为首选;移植方式以邻近的带血管岛状蒂移植为首选,极端条件下选用吻合血管的游离组织移植；当必须选用皮肤瓣时，也应优先选用皮下组织较厚的皮肤组织瓣，如股前外侧皮瓣；当选用胸大肌肌皮瓣或背阔肌肌皮瓣时，我们主张将组织瓣制成肌瓣作为首选（后文详述）。

四、甲状腺癌术后组织缺损的修复组织瓣及其评价

1. 胸大肌肌皮瓣

即使在游离皮瓣应用很普遍的今天，胸大肌肌皮瓣仍然是肿瘤切除后头颈部再造手术中最好的方法之一。在甲状腺癌合并皮肤软组织缺损的状态下更是如此。它具备晚期甲状腺癌根治术后组织缺损修复对组织瓣要求的几乎所有的优势。

组织瓣形成与操作要领如下。

（1）在胸大肌区设计皮瓣，从皮瓣下、外方开始切开皮肤，切开皮肤和皮下组织，深部与胸大肌之间分离，在肌肉后面即可看见全程蒂血管。从远端离断肌肉向近端掀起肌皮瓣。在胸锁筋膜与胸大肌锁骨部之间分离出血管蒂。

（2）尽可能多地切取胸大肌，肌肉量越大，血供越安全，这样才能足以保证皮肤有较好的血供，避免缺血的发生。

（3）肌皮瓣形成、血管远端切断结扎后，将肌皮瓣通过锁骨与锁骨后骨膜之间制备的隧道转移至颈部受区。

分离锁骨部肌肉和锁骨下肌筋膜下缘形成隧道。识别并保护进入胸大肌近端部分肌肉的神经血管束。在锁骨与锁骨后方骨膜之间形成隧道，使之能容纳并通过皮瓣。

评价与注意点：

（1）胸大肌肌皮瓣被认为是头颈部再造方法中最为常用的技术。它不仅用于头颈部肿瘤切除后创面的覆盖，更有利于肿瘤切除后口腔、咽-食管的修复再造。

（2）皮瓣供区离肿瘤切除部位距离近、皮瓣形成的操作相对简单、皮瓣的用途多样性，以及皮瓣血管蒂在解剖学上十分稳定变异少，组织瓣血供丰富。

（3）尽管皮瓣应用引起的并发症也见诸报道，如瘘、皮瓣与创面不愈合、皮瓣部分或全部缺血坏死等，但都不影响手术修复的最终效果，真正需要另选皮瓣修复的情况十分罕见。

（4）肌皮瓣转移后对肌部外观影响明显，胸部供瓣区游离植皮后极易发生皮下积液，威胁皮片的成活。如改成肌瓣移植，则可有效避免上述两个缺陷。

2. 背阔肌肌皮瓣用于头颈部的修复再造

选择背阔肌肌皮瓣用于头面、颈以及头皮范围内任何区域缺损的修复都是可靠的，特别是头部。

组织瓣形成与操作要领如下。

（1）根据缺损大小设计背阔肌肌皮瓣，组织瓣的掀起宜从前外侧开始，当确认胸背动

脉位于内下方时,方可掀起肌肉。切断、结扎前锯肌支,可以增大旋转弧。保留旋肩甲动脉利于皮瓣的定位,但离断之,可以增加血管蒂的长度。

(2)由于胸背动脉在背阔肌内的分支特点,组织瓣的皮肤部分可以以一个瓣部或两个瓣部来切取。远侧部分因肌皮穿支较少而对移植组织的成活有一定影响。

(3)皮下隧道可以制作得比较宽松,至少有 5～7 cm,以减少危及皮瓣存活的可能性。大部分皮瓣可以轻松地通过皮肤与锁骨之间的隧道,但在少数病例,由于锁骨向前突出明显,导致隧道紧张,这时可以考虑制备锁骨下隧道。

评价与注意点如下。

(1)背阔肌肌皮瓣用于甲状腺癌根治手术后的修复(见图 2.10.1)时,由于血管蒂和移植体与缺损区之间有一定距离,受肿瘤侵犯的可能性极低,不能选用的可能性极小。

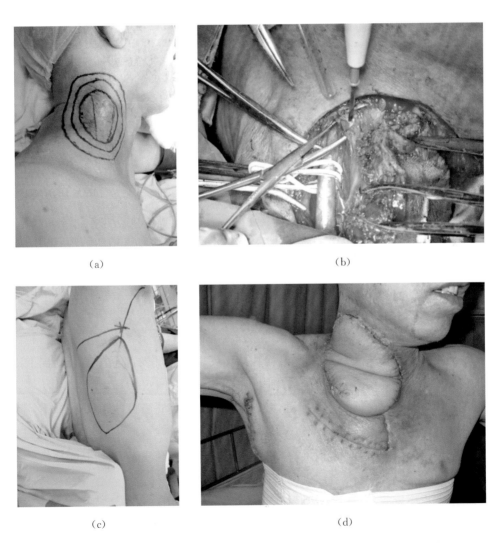

(a)　　　　　　　　　　　　(b)

(c)　　　　　　　　　　　　(d)

图 2.10.1　带血管蒂背阔肌岛状肌皮瓣移植血管蒂从胸大肌止点下方隧道通过

（2）由于此组织瓣表面面积大，有利于修复较大面积的缺损；血管蒂长，其中血管蒂的长度平均可以延伸到 8～10 cm，可以容许皮瓣有足够大的旋转弧，使组织瓣可以在不进行吻合血管操作的条件下转移到比较远的位置；血管解剖恒定，容易寻找、分离和切取。

（3）肿瘤切除与组织瓣切取和转移这两个过程对手术的体位有不同的要求，可以在切除病变时，取平卧位，然后旋转至侧卧位进行皮瓣切取和供区修复。这需要在术前有周密的计划和安排。

3. 前臂皮瓣

前臂外侧作为皮瓣供区是由我国学者杨果凡首先介绍的。杨果凡于 1981 年首先报道了以桡动脉为血管蒂的前臂皮瓣游离移植的临床应用。随后，王炜、鲁开化等先后报道了前臂逆行岛状皮瓣的临床应用。国外学者称以桡动静脉为血管蒂的前臂桡侧皮瓣及其逆行岛状皮瓣为"中国皮瓣"。

组织瓣形成与操作要领如下。

（1）皮瓣的设计。在肘横纹的中点下 2.5 cm 至腕横纹上桡动脉的搏动点作一连线，作为皮瓣的轴线（此线即为桡动脉的体表投影）。然后按受区需要的大小及形状画线，按需要将头静脉及前臂外侧皮神经包含在皮瓣内。

（2）制备方法。手术可在止血带下进行，先从桡侧缘向远端切开皮肤及皮下达深筋膜，结扎切断远端皮下浅静脉，在深筋膜与肌膜间向内侧作锐性分离，为防止筋膜脱套，保护筋膜下血管，将深筋膜与皮肤适当缝合固定，分离至肱桡肌腱内缘。并于其边缘切开桡侧沟的腱膜，显露其下面的桡动脉，将皮瓣提起结扎切断至外侧的肌支。再于内侧缘切开，以同样的方法向外分离至桡侧腕屈肌腱外缘，沿边缘切开显露桡动脉，并结扎切断到内侧及深面的肌支。到前臂中上部桡动脉被肱桡肌覆盖，则切开肱桡肌表面的固有筋膜（使肱桡肌表面仅有肌膜）。显露其下的桡动脉血管束并行分离直至上部肌腹深部桡动脉干。再切开近端皮缘并分离头静脉及臂外侧皮神经至所需长度后切断并结扎静脉近端。至此皮瓣远近端除桡动脉及其伴行静脉相连外已全部分离。

（3）前臂皮瓣的切取关键在前臂下 1/2，其皮支均由此部发出至深筋膜到皮下，此部分离时要注意保护桡动脉在深筋膜上的细小皮支。

（4）分离下 1/3 时深筋膜下为肌腱，必须保留肌腱的腱周筋膜，以免肌腱裸露，影响移植皮片的成活。

（5）在分离外侧缘时，前臂中下 1/3 以下注意保护桡神经浅支，勿使其受损伤。

评价与注意点：

（1）前臂皮瓣较薄，容易裁剪塑形，可做成折叠皮瓣或串联皮瓣，特别适合面部皮肤缺损、面颊部洞穿性缺损的修复及舌的游动部缺损及口底黏膜缺损的修复。

（2）前臂皮瓣的缺点是牺牲了前臂一条主干血管，这对前臂功能有一定影响。所以术前必须权衡缺损修复后的利与弊，并且须严格掌握手术的适应证。有学者报道在下肢移植一条静脉桥接缺损的桡动脉以恢复桡动脉供血。

（3）前臂皮瓣为动脉干的网状血管皮瓣，桡动脉口径粗，容易吻合，成功率高。若受区有主要血管缺损需修复者，可同时吻合远近端桥接修复缺损的血管。

（4）选用此皮瓣作为晚期甲状腺癌根治术后组织缺损修复时，皮瓣的厚度不足以填补缺损的组织容量，另外，吻合血管移植方式增加了手术的难度和风险，一般情况下不作首选。

4. 股前外侧皮瓣和肌皮瓣

1983 年，徐达传通过解剖研究，提出了以旋股外侧动脉降支为血管蒂可形成股前外侧皮瓣；1984 年，罗力生等和 Song 等首先报道了股前外侧皮瓣的临床应用；1993 年，日本 Koshina 等开始将其应用于头颈部缺损修复。随后，这种吻合血管的游离皮瓣移植为头颈肿瘤广泛切除提供了又一种不错的选择。

组织瓣形成与操作要领如下。

（1）皮瓣设计。自髂前上棘到髌骨外上缘作一连线，并标出中点，其附近为旋股外侧动脉降支皮穿支的皮肤浅出点，在腹股沟韧带上扪到股动脉的搏动处与该点作一连线，此线的下 2/3 为旋股外侧动脉降支的表面投影。根据受区需要皮瓣的大小及形状，以髂前上棘与髌骨外缘连线为纵轴，皮瓣的 2/3 在轴线外侧，1/3 在内侧，2/3 在中点下方，1/3 在中点上方画线。

（2）制备方法。在预定划好的标志线上先切开内侧缘皮肤，并向肌皮穿支浅出点到腹股沟动脉搏动点的连线延长，切开皮肤、皮下、阔筋膜，在阔筋膜与肌膜间分离皮瓣，将皮瓣翻起，在股外侧肌边缘向外侧寻找肌皮动脉穿支，当找到 1~2 个到股外侧皮肤的穿支，估计已足够供应皮瓣血循环，再于股直肌与股中间肌之间隙向深面分离，向内侧牵开股直肌，显露旋股外侧动脉降支血管神经束，向下分离至第一肌皮穿支，自其进入肌肉处至其穿出肌膜之间的表面切断股外侧肌，把肌皮穿支从肌肉分离出来。继而分离第 2 或第 3 穿支，若受区需要肌皮瓣则在第 1、2 穿支所经过的部分股外侧肌连同肌皮穿支一并切取。再向上分离旋股外侧动脉降支及其伴行静脉直至起始部，并把至股外侧肌的神经从血管束分离出来。亦可自上而下先显露分离旋股外侧动脉降支，随后向下找出和分离肌皮穿支。再切开皮瓣的下缘及外后缘；在阔筋膜下分离皮瓣，继而切开皮瓣上缘。若需要股外侧皮神经及静脉则在上缘的延长切开上将其游离至所需长度后切断，并结扎静脉近端。整个皮瓣基本游离后只与血管蒂相连，用 2% 利多卡因湿敷血管蒂，使皮瓣血管重新扩张充盈，待受区准备好后结扎切断血管蒂，将皮瓣移至受区修复创面。皮瓣移植时一般吻合一条动脉两条静脉。将受区切缘与皮瓣切缘缝合。皮瓣切除后的创面可取自于腹壁中的中厚皮片移植修复。

（3）手术的关键点先切开皮瓣内侧缘并向外翻转皮瓣，在腹直肌与股外侧肌间隙或股外侧肌外侧缘找到肌皮穿支,明确皮瓣的血供情况,再做血管蒂及皮瓣的分离手术。

（4）术中游离肌皮穿支时应多留些肌肉组织,经常湿润血管,分离和吻合血管时尽量减少对血管的刺激,防止血管痉挛。

（5）皮瓣游离后苍白,是由于血管在分离时受刺激而痉挛,必须用血管扩张剂如利多卡因湿敷至其扩张充盈,皮瓣红润后再结扎并切断血管蒂移至受区,若血管痉挛状态下断蒂会导致手术失败。

（6）在血管吻合前必须注意血管蒂要放置平顺,避免扭曲。皮瓣的放置同样需要平顺,因为细小的肌皮穿支极容易发生扭曲。血管蒂长度要适当,尤其动脉切断后退缩较多,缝合时要稍有张力,血流恢复后可抵消。

评价与注意点如下。

（1）皮瓣的优点是皮瓣面积大,组织量丰富,可修复较大面积的皮肤和软组织缺损。若需要填充较大的无效腔或需要肌肉时,可将穿支经过股外侧肌部分一起切取做成肌皮瓣修复受区缺损。

（2）皮瓣与部分肌肉切除后所造成的皮肤缺损,若缺损的宽度不超过 8～9 cm 者或皮肤较松的老年患者,切口皮肤一般可直接缝合。一些较瘦的或老年患者,由于皮肤较薄,可将皮瓣折叠修复面颊部洞穿性缺损或舌再造。

五、典型案例

1. 病情介绍

患者严某,男,50 岁。10 余年前因左侧甲状腺肿块,在其他医院行左侧甲状腺全切除术,病理诊断为左侧甲状腺低分化腺癌,术中具体淋巴清扫情况不详。2 年前发现右侧颈前区肿块并逐渐增大。1 年前(即第 1 次手术后)在外院就诊,因医患双方考虑到手术难度太大,只选择口服"靶向药"治疗。由于疗效不明显,遂来我院就诊,希望能再次施行手术治疗。

局部检查:颈软,气管未见明显偏移。颈部正中见陈旧手术瘢痕。右侧颈外侧肿块,约 15 cm×10 cm 大小,明显隆起于皮面,形态不规则呈分叶状,皮肤完整未破溃,但皮肤颜色加深;肿块质硬,移动度差,与皮肤和锁骨粘连紧密,如图 2.10.2 所示。

辅助检查:①颈部 CT 扫描显示右锁骨上下区巨大软组织肿块,累及右侧锁骨下动脉、右侧颈总动脉起始段、右侧颈内静脉及右侧锁骨;胸廓入口水平气管受压狭窄。②电子喉镜检查显示左侧声带麻痹。③钡餐:食管入口轻度受压改变、少量钡剂反流入气管、右侧颈部软组织肿块。④支气管镜:无明显异常。纤维支气管镜刷检涂片,涂片内未查见肿瘤细胞。术前 1 周做供区血管栓塞,使肿瘤变软。

入院诊断:甲状腺癌术后复发,伴右侧锁骨、右侧锁骨下动脉、右侧颈总动脉侵犯,右侧声带麻痹。

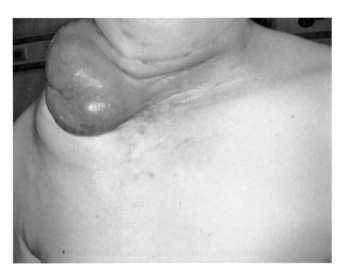

图 2.10.2　局部术外观

2. 手术过程

因经口气管插管困难，在局麻下在瘤体左侧大抵位于颈正中线作切口，行经皮气管切开插管术，如图 2.10.3 所示。

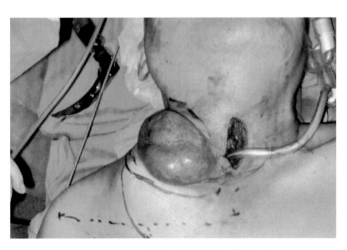

图 2.10.3　手术开始气管切开插管后外观

沿右胸锁关节下 2 cm，做切口 20 cm，延至胸骨中部。颈部沿胸锁乳突肌做 15 cm 切口。逐层进入，术中见：右侧颈部巨大转移性甲状腺癌 15 cm×16 cm×8 cm，肿瘤固定于右侧锁骨中段。并有部分胸骨柄累及。右侧锁骨下动脉有压迫和侵犯。将胸骨两端游离，电锯锯开。沿肿瘤下缘，距肿瘤 1 cm，逐步将肿瘤和其下方的组织分离。注意保护和辨认臂丛。分离到锁骨下动脉时，见肿瘤和锁骨下动脉粘连，遂将部分第一肋骨和胸骨连同肿瘤一并切除（见图 2.10.4）。

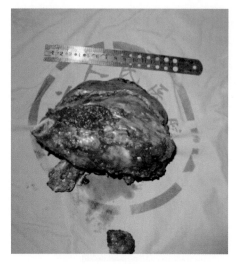

图 2.10.4　手术切除的肿瘤

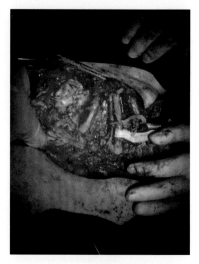

图 2.10.5　肿瘤切除后面部创面

　　沿肿瘤内侧将颈内动脉分离。辨认出迷走神经和喉返神经并加以保护,而膈神经因已被肿瘤侵犯而切除。颈内静脉受侵犯闭锁,一并切除。肿瘤切除后,底部是前斜角肌和颈部交感神经,创面用电刀止血,并放置银夹标记。肿瘤连同皮肤切除后形成 15 cm×8 cm 的皮肤软组织缺损(见图 2.10.5)。

　　在同侧设计胸大肌肌皮瓣,以胸肩峰动脉及其伴行静脉的胸肌支为岛状血管蒂,以血管起始处为轴心,作 90~100°角旋转转移至颈部创面,肌性组织部分自然充填在软组织缺损中,皮瓣边缘皮肤与创周皮肤简单间断缝合(见图 2.10.6、图 2.10.7)。胸部的皮肤缺损,从大腿采取中厚皮片移植修复,打包加压包扎固定,皮瓣下置引流管引流。术中出血约 1 800 ml,输入全血 1 000 ml。术毕送 ICU。随访颈部皮瓣愈合良好,气管堵管成功,拔管出院。

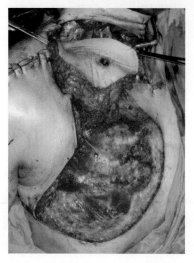

图 2.10.6　胸大肌肌皮瓣形成并转移至创面(皮瓣上有乳头)

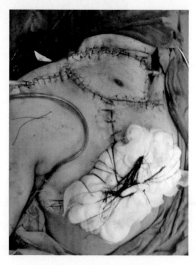

图 2.10.7　胸大肌肌皮瓣覆盖颈部创面,胸部供区植皮打包包扎

3. 治疗评价

胸大肌肌皮瓣软移修复颈部缺损具有较多优点。血管蒂位于锁骨中分下外方,以此为旋转点,组织瓣转移十分方便;肌皮瓣大小足够覆盖颈部创面;肌皮瓣组织量较大,可以较好地充填颈部肿瘤切除后形成的组织缺损。肌皮瓣血管蒂多且粗,保以有效保证组织瓣的血供,即使组织瓣在承受一定张力情况下也是如此。

但胸大肌肌皮瓣转移后,同侧乳头通常会随之移位至颈部(见图2.10.8、图2.10.9),一方面造成乳头缺损,另外乳头转移至颈部后,外观有些怪异,除非延期手术切除。而在女性患者中实施这一手术时,不仅乳头被转移至颈部,整体乳房的全部或大部分都被转移至颈部,外形更是古怪,松弛的皮肤与大小不等的乳腺组织对颈部创面修复后外观的影响是不利的。

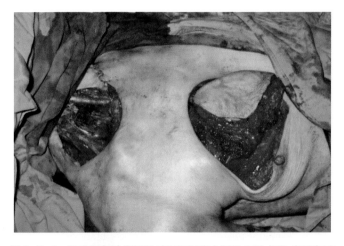

图 2.10.8　显示颈部肿瘤切除后创面及胸大肌肌皮瓣成形,创面与皮瓣供区之间形成隧道

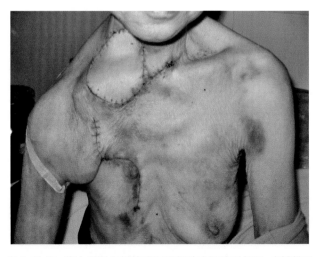

图 2.10.9　胸大肌肌皮瓣转移至颈部肿瘤切除后创面,皮瓣供区应用局部皮瓣修复

　　另外,在胸大肌肌皮瓣转移至颈部后,在供区胸壁上进行游离植皮术,该部位术后淋巴液渗出特别多,如果没有在皮片上制备足够多、足够大的孔洞,极其容易在皮片下形成积液,这些积液可以使皮片完全漂浮而不与创面基底接触,可致皮片部分甚至全部坏死。

　　4. 技术改进

　　如前所述,胸大肌肌皮瓣虽然在组织瓣的完整性方面有其固有的优点,修复后皮肤的质地也与周围正常皮肤有较好的匹配,但对供区损害造成的影响、手术后处理的困难以及并发症的发生,已经暴露出明显的缺点和不足。因此,我们对这一组织瓣的具体应用方式进行了调整[见图 2.10.10(a)～(g)],取得较好的效果,并在此后的修复实践中,作为一种优先选择的方式进行利用。

　　在锁骨下方由内向外至腋前线作弧形皮肤切口,将胸大肌上方的皮肤组织掀起,完整暴露胸大肌,根据需要设计胸大肌肌瓣。肌瓣转移至颈部后,胸部皮肤原位缝合,胸部外形几乎不受手术影响。转移到颈部的肌瓣上方,移植中厚皮片,皮片成活后,颈部外貌基本正常。

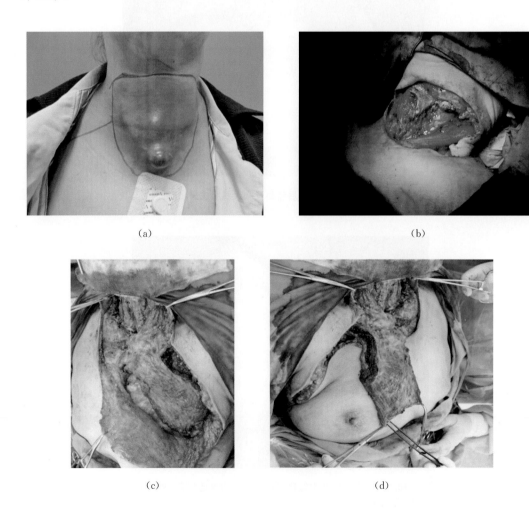

(a)　　　　　　　　　　　　　　　　(b)

(c)　　　　　　　　　　　　　　　　(d)

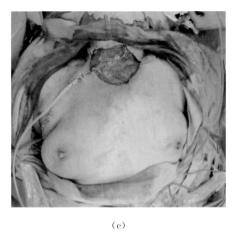

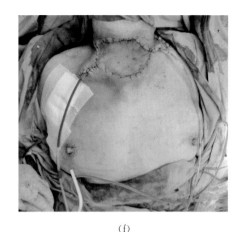

(e)　　　　　　　　　　　　　　　　　　(f)

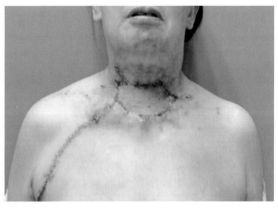

(g)

图 2.10.10　改良的胸大肌肌皮瓣移植技术

（a）肿瘤术前外观；（b）肿瘤切除后；（c）胸大肌肌瓣制作；（d）胸大肌肌瓣移至创面；（e）胸大肌肌瓣转移覆盖颈部组织缺损、肌瓣供区已闭合；（f）肌瓣上游离植皮；（g）胸大肌肌瓣及皮片均成活

（上海交通大学附属第六人民医院整形外科　杨松林）

第十一节　甲状腺癌颈胸部大血管侵犯的处理

大多数甲状腺癌临床过程相对缓慢，但仍有少部分甲状腺癌具有较重的侵袭性生物学行为，易侵犯带状肌、喉返神经、甲状旁腺、气管、喉和食管等组织器官。如侵袭血管，则以颈内静脉相对多见，颈总动脉、颈内动脉、颈外动脉、头臂干等相对少见。

对于局部晚期甲状腺癌侵犯血管的患者，术前应仔细评估，包括了解上肢动脉搏动情况,测量并比较双上肢血压,观察头面部静脉回流情况。多普勒超声主要用于观察颈动脉颅外段的狭窄、闭塞情况。怀疑有颈或头臂动脉、静脉受侵犯时,做无创影像学检查如磁共振成像(MRI)或计算机断层扫描(CT)可对主要血管及其分支完成清晰的成像。若患者体内有金属植入物,则无法进行 MRI 检查。在明确血管已受侵犯,需要术中处理的时候,应于术前行脑 CT 或 MRI 检查 Willis 环是否完整;明确是否存在近期梗死灶,因为梗死灶更易发生缺血再灌注损伤,应慎重选择手术方案。

血管造影检查(DSA)仍是诊断血管疾病的金标准。当上述无创影像学检查仍不能明确是否有血管侵犯或其程度时应进行 DSA。DSA 检查风险包括局部血管损伤、卒中、造影剂相关性肾损害等。同时如甲状腺癌已侵犯入纵隔血管,且需要经胸血运重建,术前应准确评估心功能,一般应进行全导联心电图和心超检查,心电图显示心肌缺血或者射血分数<50%的患者应进一步行心脏负荷试验或冠脉造影检查。同时行经食管超声心动图(TEE)以明确升主动脉近心段有无动脉粥样硬化斑块或夹层形成。

一、血管置换手术操作

甲状腺癌侵犯颈部动脉相对少见。术中发现甲状腺癌明确侵犯颈动脉后,需延长原切口。

以胸锁乳突肌前缘切开,部分需延长切口至下颌角平面后 2 cm 以充分暴露颈部血管。将胸锁乳突肌牵向外侧,颈前皮神经多需切断,面总静脉横跨颈动脉,应从颈内静脉分出,以丝线结扎后离断。清扫面总静脉与颈内静脉夹角处淋巴结。游离保护颈内静脉和迷走神经。在肿瘤侵犯颈动脉远段切开颈动脉鞘,以细橡皮管环绕动脉一圈,以便控制颈动脉血流。如肿瘤侵犯的范围超过颈动脉分叉处,则先分离颈外动脉、颈内动脉至少2 cm长后,分别用细橡皮管环绕颈内、外动脉。同样在肿瘤侵犯颈动脉近心端切开颈动脉鞘,使用细橡皮管环绕颈总动脉一圈阻断颈总动脉和颈外动脉血流,测量颈内动脉远侧的残余血压,如平均动脉压低于 60 mmHg,则需放置转流管。放置转流管前,需先静推肝素5 000 IU,收紧颈总动脉、颈外动脉和颈内动脉上的控制管,切开正常颈总动脉及颈内动脉壁,将转流管的远端先插入颈内动脉,短暂松开控制带,待转流管迅速插入血管腔后收紧控制带,血液充盈转流管后,以血管钳阻断,松开颈总动脉控制带,将转流管近段迅速插入血管腔,收紧控制带后松开夹闭转流管的血管钳。明确甲状腺癌侵犯颈动脉的范围,以确定血运重建方式。如病灶小,侵犯范围小,程度轻,可完全剔除动脉外膜表面的肿瘤,如疑有显微残留,可予局部标记术后外放射或补充[131]I 治疗。也可以切除部分血管壁,以自身大隐静脉或补片缝合在血管壁缺损处,补片剪成梭形,用 6—0 聚丙烯血管缝线缝合修补。此种手术方式极少需放置转流管。

如侵犯范围大或甚至波及侵犯锁骨下动脉及相邻其他动脉,无法实现保留原有血管,也可以行局段动脉切除和血运重建手术。首选解剖学血运重建术。单一头臂动脉受累的患者或应用正中开胸手术存在高风险且可能危及生命的患者也可采用非解剖血运重建术。此时建议常规放置转流管。

（1）在局部晚期甲状腺癌侵犯血管的患者中，血运重建术主要应用在颈总动脉中远段或颈内动脉受累病例中。此类患者通常采用颈总动脉-颈总（内）动脉人工血管置换术（见图2.11.1）。

① 术中暴露颈动脉鞘，游离分叉处3根动脉，如肿瘤侵犯程度重，无法完全显露，或颈内动脉受累，则尽量向远段游离暴露颈内动脉，至少距离受累段2～3 cm以远，游离颈动脉时注意不要损伤其后外侧的迷走神经。

② 将颈内静脉牵向外侧，切开颈动脉鞘，向近心端游离，暴露至少2～3 cm长未受累颈总动脉，游离时注意保护迷走神经和喉返神经。

③ 全身肝素化后，在控制带处以血管阻断钳

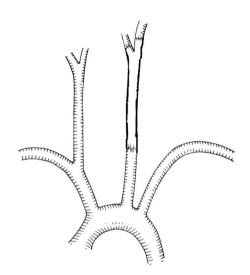

图2.11.1 颈总动脉-颈内动脉人工血管置换术

阻断颈总动脉，切除受累段颈动脉，将人工血管与颈总动脉近心端进行端端吻合，开放近心端颈总动脉阻断钳，改为阻断人工血管远端，如未累及颈动脉分叉及远端动脉，将人工血管与颈总动脉远心端完成端端吻合。如累及分叉或颈内动脉，则采取分叉型人工血管，远端分别与颈内动脉、颈外动脉远心端行端端吻合。

④ 吻合过程中应注意调整人工血管角度和长度，不要使其扭曲或成角，收线打结前依次松动颈内动脉阻断钳、颈总动脉阻断钳冲出空气及碎屑（见图2.11.2）。

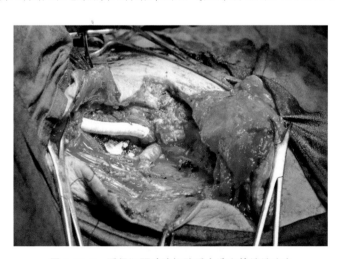

图2.11.2 受侵犯颈动脉切除后人造血管端端吻合

⑤ 术野需留置引流管。

对于颈内动脉远端受累或颈动脉广泛受累的重建术在技术上具有一定挑战性。合理应用下列技巧可改善颈内动脉远端的暴露,防止副损伤:

① 手术切口沿耳后向乳突做弧形延伸。

② 离断颈祥以便向上轻拉舌下神经。

③ 离断二腹肌后腹。

④ 离断枕动脉和邻近静脉属支。

⑤ 离断咽升动脉。

⑥ 自胸锁乳突肌乳突附着处游离,并向上牵拉或切除腮腺,必须仔细解剖分离保护面神经及其分支。

⑦ 切除茎突及其附着肌肉。

⑧ 下颌骨半脱位可增加约 1 cm 的颅底暴露程度。

⑨ 切除颞骨岩部下方的部分骨骼,通常需要有颅底手术经验的外科医师的参与。

⑩ 在远端控制困难时,利用血管腔内的球囊控制颈内动脉远端的返血是有效的辅助手段。

对于部分患者颈动脉迂曲,牵拉后张力容许的情况下可以直接行端端吻合术,可以避免使用人工血管或大隐静脉。

(2)颈动脉近心端或头臂干动脉、锁骨下动脉起始部位受累时,如升主动脉无粥样硬化病变累及时,可行升主动脉至头臂动脉或颈总动脉的人工血管旁路术来重建血运。

① 正中开胸入路,显露升主动脉和主动脉弓。

② 切开心包,显露心脏、主动脉、无名静脉和头臂动脉。

③ 静脉给予患者肝素 1 mg/kg 使全身肝素化。

④ 应用侧壁钳钳夹部分升主动脉侧壁,选择直径为 12 mm 或 14 mm 的人工血管与升主动脉行端侧吻合,应用 4-0 聚丙烯血管缝线缝合,在 Trendelenburg 体位时解除侧壁钳,用血管钳夹闭人工血管远端。

⑤ 在受累动脉受累部位远心侧横断动脉,近心端残端应用 4-0 聚丙烯血管缝线缝闭,将远心端断端与人工血管用 4-0 或 5-0 聚丙烯血管缝线行端端吻合。

(3)当病变同时累及颈总动脉及锁骨下动脉时可应用分叉型人工血管同时重建升主动脉至颈总(内)动脉和锁骨下动脉的血运(见图 2.11.3)。

① 先探查流出道颈内动脉和锁骨下动脉受累范围,注意颈动脉分叉处有无受累。

② 胸骨上段正中切口,上端与锁骨上切口相连,

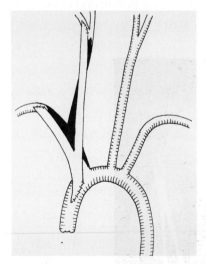

图 2.11.3　分叉型人工血管同时重建升主动脉至颈总(内)动脉和锁骨下动脉的血运

下达第三肋间水平,以电刀切开胸骨柄上方的锁骨间韧带与胸骨骨膜,用小直角钳紧贴胸骨柄上端向后分离,此处常有横行小静脉,需电灼或结扎止血;然后用电刀沿胸骨中线切开胸骨前骨膜,用食指和"花生米"沿胸骨中线做钝性潜行分离胸骨后疏松结缔组织,使其形成隧道,分离到第2~3肋间平面时应特变注意避免损伤两侧胸膜。用胸骨劈开刀向前提起,使胸骨与其后组织分离,以避免胸骨后组织损。以骨剪在第3肋间水平横断胸骨体,使胸骨呈倒"T"形被剪开,胸骨断面以骨蜡止血。

③ 以胸骨撑开器扩开胸骨,大部分患者的胸腺已退化,如果胸腺影响操作,可从其下缘在胸腺与心包间疏松组织内分离,以显露升主动脉处的心包。沿中线纵行切开心包,可将心包用缝线固定于切口处周围手术单上。选取直径 1.2 cm/(0.6~2.0)cm/1.0 cm 的分叉型人工血管,将主干末端修剪成合适的斜面,取 4-0 无创伤缝线备用。

④ 全身肝素化,适当降压后,用两把组织镊提起升主动脉前壁,以大号心耳钳部分阻断升主动脉前壁。钳夹厚度以 0.6~0.8 cm 为宜,钳夹过多使血压波动大,易诱发心衰;过少则吻合操作困难且心耳钳容易滑脱造成大出血。纵行切开升主动脉前壁 2.5~3.5 cm,并剪成长卵圆形,以 4-0 无创伤缝线与人工血管主干吻合,无漏血后,将人工血管内注满肝素盐水,阻断人工血管,适当升压后送去升主动脉上的心耳钳。

⑤ 将人工血管一支修剪成合适的长度,通过胸骨后、甲状胸骨肌、舌骨胸骨肌及胸锁乳突肌深面引向锁骨下动脉,以 5-0 或 6-0 血管缝线行端端吻合;另一支从胸骨后、甲状腺前肌群及胸锁乳突肌深面引向颈动脉,以 5-0 或 6-0 血管缝线行端端吻合。各吻合口收线打结前常规放血冲出空气及碎屑,通畅血流时先开放锁骨下动脉,再开放颈动脉。

⑥ 仔细检查术野无出血后,于心包、锁骨下吻合口附近及颈动脉吻合口附近留置引流管,心包引流管从胸骨旁肋间引出。以钢丝固定胸骨。

手术中如评估分叉型人工血管的体积形态增加了关胸的难度,也可以选择建立单独的人工血管侧臂,一端与主动脉-锁骨下动脉间的人工血管应用 4-0 聚丙烯血管缝线行端侧吻合,另一端与颈动脉远端采用 5-0 聚丙烯血管缝线行端端吻合。如果对侧锁骨下动脉起始段同时受累,可以相似的人工血管侧臂方式重建血运。在暴露左锁骨下动脉时,需要适当向下牵拉升主动脉和主动脉弓。在所有吻合完成后,予鱼精蛋白中和抗凝。

但对于升主动脉和主动脉弓部存在严重粥样硬化斑块的患者,在进行受累血管的任何处理时都可能导致斑块碎屑脱落而存在发生脑梗死的风险。

(4) 单一头臂干或颈总动脉受累的患者,如果应用正中开胸手术存在高风险且可能危及生命时,可采用非解剖学血运重建术。手术方式可选择在颈动脉和锁骨下动脉之间、两颈动脉之间、两锁骨下动脉之间或两腋动脉之间行旁路术。

① 锁骨下动脉-颈动脉旁路术:术中显露颈动脉及锁骨下动脉,首先用 5-0 或 6-0 聚丙烯血管缝线行人工血管与锁骨下动脉的端侧吻合,然后将人工血管经颈静脉下方穿过,冲洗血管并设计合适的长度,应用血管阻断钳阻断颈动脉,并将一个阻断钳置于人工血管

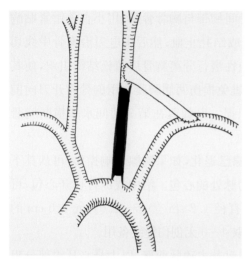

图 2.11.4　锁骨下动脉-颈动脉旁路术

近锁骨下动脉吻合口处,将颈动脉受累段切除,近心端用 5-0 或 6-0 聚丙烯血管缝线缝合,远心端与人工血管行端端吻合(见图 2.11.4)。

　　② 腋-腋动脉术(见图 2.11.5)和锁骨下-锁骨下动脉旁路术:主要针对锁骨下动脉受累范围较大的患者。术中显露双侧腋动脉并建立皮下隧道,以血管阻断钳控制流入腋动脉(健侧腋动脉)的两端,行动脉切开,用 5-0 或 6-0 血管缝线将血管移植物与腋动脉行端侧吻合,将血管移植物穿过皮下隧道,松开夹闭腋动脉的血管阻断钳,夹闭血管移植物远端,再用血管阻断钳控制受累锁骨下动脉或腋动脉,切除受累段,近心段血管缝线缝合,远心端应用 5-0 或 6-0 血管缝线与人工血管行端端吻合。如两侧同时受累,两侧受累部分可同时切除,两侧断端均与人工血管行端端吻合术。锁骨下-锁骨下动脉旁路术也可应用,按前文所述方法暴露锁骨下动脉,其人工血管的应用方式与腋-腋动脉旁路术类似。

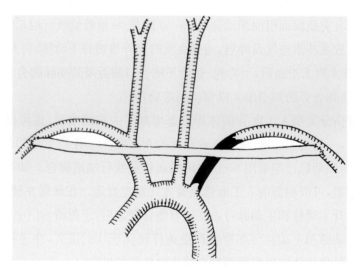

图 2.11.5　腋-腋动脉旁路术

　　③ 颈-颈动脉旁路术:如患者同侧动脉不适合作为供血血管,对侧颈动脉能够为患者颈动脉或锁骨下动脉提供血流,则同样可进行血运重建。术中显露双侧颈动脉,于咽部后、椎前筋膜前进行钝性分离建立皮下隧道,予患者全身肝素化,以血管阻断钳控制流入颈动脉(健侧颈动脉)的两端,行动脉切开,用 5-0 或 6-0 血管缝线将血管移植物与颈动脉行端侧吻合,将血管移植物穿过皮下隧道,松开夹闭颈动脉的血管阻断钳,夹闭血管移

植物远端,再用血管阻断钳控制受累颈动脉,切除受累段,近心段血管缝线缝合,远心端应用 5 - 0 或 6 - 0 血管缝线与人工血管行端端吻合。

④ 颈动脉-对侧锁骨下动脉旁路术:此种方式应用较少,在特殊情况下也可以考虑此种手术方式,显露对侧受累锁骨下动脉,近心端锁骨下动脉牢固缝合,血管移植物与受累锁骨下动脉远心端行端端吻合术。

局部甲状腺癌进展侵犯血管的情况可能多种多样,具体手术方式要结合术中具体情况决定,可以采用单一一种方式,也可以多种旁路术结合以达到血运重建的目的。

二、手术并发症及处理

1. 脑缺血性损伤

手术中侧支的破坏、血栓、栓塞等原因均可造成脑缺血。手术中剥离面不应过大,尽量保留侧支血管,阻断前全身肝素化,精确、细致的吻合,收线打结前冲出空气、碎屑等均是减少脑缺血的方法。

2. 脑过度灌注及脑水肿、脑出血

脑血管重建后,尤其流入道选用升主动脉时,由于脑血流量的突然增加,可引起脑过度灌注综合征,患者可有欣快、兴奋、头痛、性格反常等不良反应,大部分在数周后消失。脑血流量的突然增加还可以导致脑水肿、脑出血,需要紧急处理。

3. 移植血管阻塞

移植血管阻塞原因多样,如移植血管直径太细、过长、扭曲,吻合口过小或缝合不当,移植血管受压等均可造成旁路阻塞,出现移植物阻塞时,应综合分析原因,给予溶栓治疗,必要时手术取栓或重新搭桥手术。

对于肿瘤包裹血管,未见大范围血管侵犯的患者可考虑行肿瘤剥除完整保留大血管,术后行同位素治疗(见图 2.11.6~图 2.11.8)。

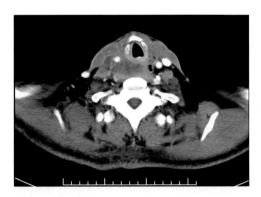 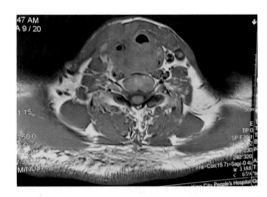

图 2.11.6　CT 扫描所示肿瘤包裹右侧颈总动脉,右侧颈内静脉受侵犯

图 2.11.7　MRI 所示肿瘤包裹右侧颈总动脉,右侧颈内静脉受侵犯

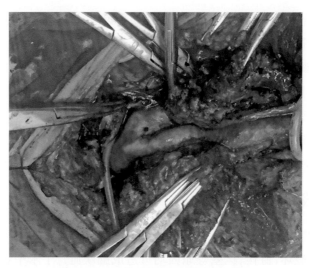

图 2.11.8　劈开肿瘤完整剥离颈总动脉

　　甲状腺癌原发病灶或颈侧区转移淋巴结侵犯颈内静脉并不少见。在单侧颈内静脉受侵的情况下，如病灶较小，可局部切除，予无损伤缝线修补静脉，保持静脉通畅和有效回流；如病灶较大，可直接将受侵的颈内静脉切除，或用刀片尽量剔除静脉壁肿瘤，局部钛夹标记，术后补充放疗。同期双侧颈内静脉结扎可能会出现严重的急性颅内水肿高压，导致不可逆的脑组织损伤。因此，双侧甲状腺癌颈淋巴结转移，原则上至少保留一侧颈内静脉回流通畅，可采用人工血管替代行端端吻合，同颈动脉的处理方法。

（上海交通大学附属第六人民医院血管外科　赵　珺　吴海生）

第十二节　纵隔侵犯转移的劈胸手术

　　在头颈部肿瘤中，较容易转移至上纵隔淋巴结的肿瘤主要是甲状腺癌，而其他如头颈鳞癌则很少发生。甲状腺癌发生上纵隔淋巴结转移属于区域淋巴结转移，也是局部晚期的表现，其转移的路径主要是通过中央区（包括气管食管沟及气管前），因此好发区域主要是高位气管旁和前纵隔。处理遵循区域淋巴结的处理方式，即上纵隔清扫，仍可获得较好疗效。清扫的基本原则是在游离并保护重要血管的基础上，完整清除受累区域的淋巴结及脂肪组织，全上纵隔清扫一般包括双侧纵隔胸膜间，心包以上的淋巴脂肪组织及胸腺。颈总动脉起始处以下的淋巴结，淋巴结较大、融合或与周围血管关系密切的情况多需劈开胸骨才能完成。

一、上纵隔的分区和应用解剖

由于目前尚无针对甲状腺癌纵隔淋巴结转移的分区,我们沿用 AJCC 肺癌分期系统中的上纵隔 6 组淋巴结分区:

(1) 高位气管旁淋巴结:2R 区,气管右侧无名动脉上缘上方;2L 区,气管左侧主动脉弓上方。

(2) 低位气管旁淋巴结:4R 区,气管右侧无名动脉上缘下方至隆突水平;4L 区,气管左侧主动脉弓上缘至隆突水平。

(3) 前纵隔淋巴结:3a 区,纵隔大血管前方,其中包括胸腺。

(4) 后纵隔淋巴结:3p 区,位于气管后方(见图 2.12.1)。

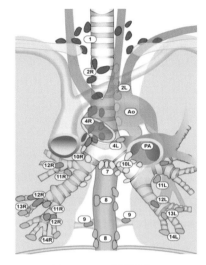

图 2.12.1　上纵隔分区

甲状腺癌上纵隔淋巴结转移常见的区域在高位气管旁淋巴结(2R 和 2L)和前纵隔淋巴结(3a),其次为 4R 区。一组报告 122 例分化型甲状腺癌的上纵隔清扫淋巴受累为 2R 73.1%,2L 61.3%,4R 16.0%,4L 5.0%,3a 10.9%,3p 0。

由于 2R 及 2L 已包括在甲癌中央区清扫范围之中,最应注意的区域则是 4R 区和 3a 区,即右气管食管沟向下延伸至无名动脉以下水平的淋巴结(见图 2.12.2)和胸骨后方气管前淋巴结。

二、上纵隔清扫的适应证和入路选择

甲状腺癌上纵隔淋巴结转移行清扫的适应证:①术前 CT 发现上纵隔肿大淋巴结,短径≥1 cm,增强扫描有明显强化,可予颈部手术时探查证实;②术前未发现远处转移或远处转移仍可有效治疗,术中颈部肿瘤切除至少达到肉眼下切净;纵隔淋巴结无明显的大血管侵犯;③一般情况较好,可耐受大型手术。

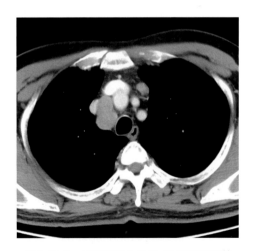

图 2.12.2　甲状腺癌上纵隔 4R 区淋巴结转移的 CT 扫描表现

入路选择的一般原则是:转移淋巴结位于主动脉弓以上,且未与周围结构黏连,可以考虑自颈部入路切除;转移淋巴结位于主动脉弓上缘水平以下或淋巴结与纵隔血管黏连,或淋巴结融合,颈部入路操作空间不够的,需行胸骨正中劈开,协助上纵隔清扫。

三、胸骨劈开上纵隔清扫的手术步骤和技巧

经胸骨劈开入路清扫上纵隔,需要胸外科医生的协作,劈开的方式可分为胸骨正中全长劈开、倒"T"形劈开、正(反)"L"形劈开等。全长劈开可较好地暴露双侧上纵隔,但容易引起胸骨固位后的不稳定,而非全长劈开则在一定程度上影响部分区域的暴露,需根据目标区域的不同选用。

胸骨劈开上纵隔清扫的主要步骤如下:首先沿颈根部大血管解剖出无名动脉及无名静脉,分别穿过橡皮条牵引。紧贴一侧纵隔胸膜向对侧解剖,注意保护纵隔胸膜完整,下方至心包表面,将前纵隔脂肪及淋巴结整块切除,此时 3a 区淋巴结清扫完毕,纵隔血管已完全暴露。自颈部向下解剖喉返神经至返折处并注意保护,分别清扫 2R 及 2L 区,4R 区为甲状腺癌淋巴结转移好发部位,且位于无名静脉与上腔静脉交汇后方,操作较为困难,需分别向上牵拉右无名动脉和向下牵拉无名静脉,暴露 4R 区以获得良好的操作空间(见图 2.12.3)。4L 区范围较小且易暴露,如有淋巴结肿大一并切除。此时完成纵隔清扫,大血管已轮廓化(见图 2.12.4)。冲洗后检查有无活动性出血点及漏气,如有纵隔胸膜破损需及时缝合。术区放置负压引流,胸骨以钢丝固定。

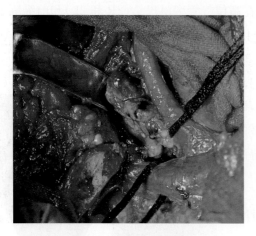

图 2.12.3　4R 区淋巴结

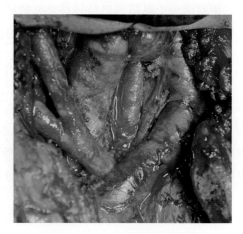

图 2.12.4　上纵隔清扫后术野

四、讨论

头颈肿瘤纵隔侵犯的劈胸手术涉及学科间合作,手术应再充分评估和准备后进行。此类患者往往分期较晚,需对肿瘤的整体情况进行评价,从而做出手术与否的决定。甲状腺癌由于多数情况发展缓慢,即使局部区域晚期病例仍对外科手术有较多依赖,因此劈胸手术在晚期甲状腺癌中应用较多。经验表明,胸骨劈开纵隔清扫术具有较高的安全性,对适宜的患者具有良好的肿瘤学效果,在上纵隔侵犯转移的可手术患者中应予考虑。

(中国医科院肿瘤医院头颈外科　徐震纲　刘　杰)

第十三节　锁骨切除技术，全身骨转移的联合手术

一、锁骨切除术

锁骨是甲状腺癌转移的好发部位之一。由于甲状腺与锁骨位置相近，一旦甲状腺癌转移或侵犯锁骨，可行联合手术同时切除甲状腺和锁骨病变组织。锁骨切除后，可减轻疼痛，防止骨折，提高生存率和术后生活质量。

更重要的是，切除锁骨容易暴露颈胸结合，对局部晚期甲状腺癌手术有好处，有时避免劈胸，减少创伤（见图 2.13.1）。

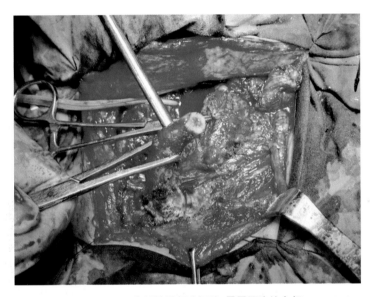

图 2.13.1　内侧锁骨部分切除，暴露颈胸结合部

锁骨全长位于皮下，位置表浅。将甲状腺手切除后，原切口延长即可显露至锁骨。目前较常用的锁骨转移肿瘤的治疗方法仍然是手术切除。只要肿瘤没有侵犯深层的神经血管结构，均可行外科手术切除。

根据手术计划选择锁骨全切除或部分切除。切开皮下组织，显露锁骨。在锁骨外端切断三角肌，斜方肌，肩锁韧带和关节软骨盘以及关节囊。内侧切断胸大肌，胸锁乳突肌止点，切断胸锁韧带和肋锁韧带。切断下方喙锁韧带。在锁骨下肌游离时要格外小心锁骨下血管和臂丛神经。将附着在锁骨上的肌肉韧带组织离断后，可以完成全锁骨肿瘤的切除。

也可根据需要切除的长度进行部分切除。部分切除时，只需将线锯在所需部位锯断，

巾钳夹住断端提起，沿锁骨和肿瘤组织外围游离切除切可。

　　锁骨是肩胛带的重要组成部分，与肩峰和胸骨相连，对肩胛骨起到支撑作用，特别是在上肢活动和负重时与肩胛盂协同起到杠杆支撑作用。同时，锁骨对锁骨下血管和臂丛神经形成了坚强的保护，对维持肩部的美观也起到了重要的作用。目前对锁骨切除后是否应该重建存在争议。有学者认为锁骨切除后需要重建，以防止由于骨缺损导致的肩关节疼痛、无力、功能障碍和美观。有些学者认为重建后患者并没有明显获益。

　　重建的方法目前包括生物重建和非生物重建。生物重建主要为自体腓骨、肋骨或异体骨。非生物重建材料主要是骨水泥。Li 在锁骨全部或部分切除后，用异体锁骨重建骨缺损，结果发现锁骨重建后的肩功能并没有明显好于锁骨切除的患者，但异体骨重建术后并发症显著增高。相比之下，锁骨切除后的患者上肢功能更好，术后恢复更快。对于自体肋骨、自体腓骨和骨水泥重建锁骨的报道显示术后功能良好。

二、骨和脊柱转移的手术

　　甲状腺癌发生四肢长骨，或脊柱骨转移时，往往 Tg 大幅升高，影像学诊断的敏感性和全面性以 PET/CT 最佳，其次为 MRI、CT、骨扫描、X 平片。单处转移骨病灶，以积极手术彻底切除，辅以重建，效果多半良好。条件允许时，优先考虑一期联合手术（见 2.13.2～图 2.13.5），减少患者痛苦，降低费用，加快患者康复。

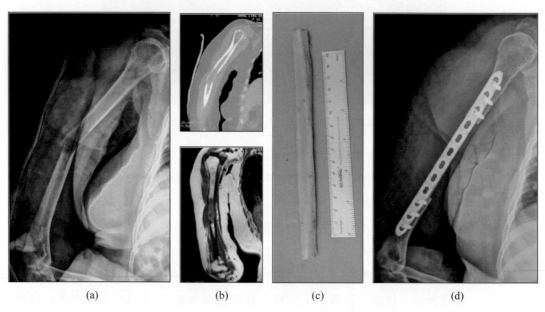

(a)	(b)	(c)	(d)

图 2.13.2　甲状腺癌肱骨转移骨折，一期甲状腺全切和肱骨肿瘤切除（游离腓骨重建）

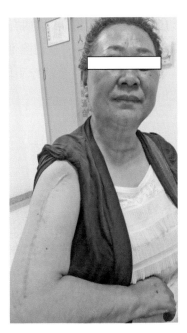

图 2.13.3　术后 3 年随访,尽管并发肺转移和骨转移,全身情况尚好

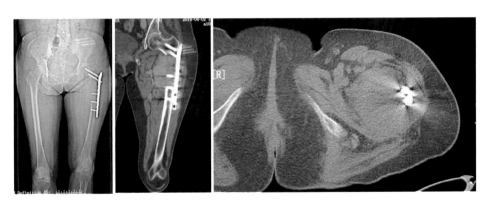

图 2.13.4　左股骨骨折钢板固定术后 1 年,疼痛伴活动受限 2 个月,一期同时行甲状腺癌切除＋左股骨肿瘤切除假体置换术

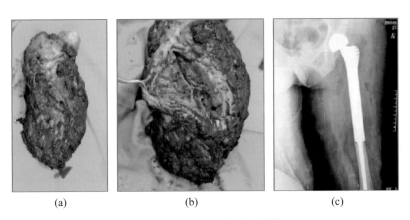

(a)　　　　　　　　　　(b)　　　　　　　　　　(c)

图 2.13.5　切除病灶,术后拍片

甲状腺癌骨转移预后较差，应尽可能早期诊断、早期合理多科协作治疗，以延长生存期，缓解疼痛位主要目的。骨转移治疗应以首选完整切除性手术，术前可行介入治疗栓塞肿瘤滋养血管以减少术中出血，术后辅助其他综合治疗手段。对无法手术患者也可姑息切除或骨水泥辅助治疗。

（上海交通大学附属第六人民医院骨科　杨庆诚　袁　霆）

第十四节　局部晚期甲状腺癌的麻醉协作

局部晚期甲状腺癌的患者多经历一次或多次手术及放疗等相关治疗，可伴有消瘦、营养不良、贫血、支气管炎、肺气肿和心血管疾患，明显提高了麻醉实施与管理的复杂性。

局部晚期甲状腺癌手术部位与麻醉医生的气道管理部位发生重叠，患者常伴有插管困难和通气困难等问题，所以外科和麻醉科医生之间的配合至关重要。无论是准备阶段还是手术实施阶段，既有麻醉和手术操作产生的"气道竞争"，更需要麻醉和手术医生"通力合作"以解除气道梗阻等情况，以取得良好的预后。

1. 术前评估

（1）气道：局部晚期甲状腺癌的患者常合并头颈活动受限、张口受限、气道变形、咽部空间变小等情况，既往手术所致的组织粘连、外放疗或[131]I治疗后组织纤维变性都可导致困难气道。所以术前进行准确明晰的气道评估尤为重要。

困难气道的定义为具有 5 年以上临床麻醉工作经验的麻醉科医生在实施全身麻醉诱导后行面罩通气或气管插管时遇到困难，包括困难面罩通气（DMV）、困难声门上气道通气（DSAV）、困难声门上气道工具置入（DSP）和困难气管插管（DI），根据有无 DMV 可将困难气道分为非紧急气道和紧急气道，根据麻醉前的气道评估又可将困难气道分为已预料的困难气道和未预料的困难气道。大约 90% 以上的困难气道患者可以通过麻醉前评估发现，常见的困难气道的预测和评估指标及喉镜显露分级如表 2.14.1～表 2.14.3 所示。

表 2.14.1　喉镜显露分级

分级	观察到的结构
Ⅰ级	可见全部声门
Ⅱ级	可见部分声门
Ⅲ级	仅可见会厌
Ⅳ级	不可见会厌

根据舌根不成比例地增大影响窥视声门的程度进行分级。其方法为患者取直立坐位,头自然位,尽可能张口,最大限度伸舌进行评定

表 2.14.2　Mallampati 分级评定

分级	观察到的结构
Ⅰ级	可见咽峡弓、软腭和腭垂
Ⅱ级	可见咽峡弓和软腭,但腭垂被舌根掩盖
Ⅲ级	仅见软腭
Ⅳ级	软腭也不可见

表 2.14.3　困难气道评估与预测指标

评估指标	方法与定义	困难标准	相关类型
病史	困难气道、打鼾或睡眠呼吸暂停综合征史、气道手术及头颈部放疗史等		DMV DI
影像学检查	X线、CT、MRI 和超声等,明确解剖变异反应困难程度		DMV DI
DMV 的危险因素	年龄＞55 岁、络腮胡、无牙、小下颌、肥胖(BMI＞26 kg/m²)等		DMV
Mallampati 分级	见表 2.14.2	Ⅲ—Ⅳ级	DMV DI
张口度	最大张口时上下门齿的间距	＜3 cm 或两横指	DI
甲颏距离	头伸展位时甲状软骨切迹至下颚尖端的距离	＜6 cm 或三横指	DMV DI
颞颌关节活动度	患者将下切牙伸出超过上切牙的能力	无	DMV DI
头颈部活动度	患者头部向前下弯曲使下颌接触胸骨后向上扬起以测试颈伸展范围	下颌不能接触胸骨或不能伸颈	DI
喉镜显露分级	根据显露声门的程度分级(表1)	Ⅲ—Ⅳ级	DI

局部晚期甲状腺癌患者的肿瘤本身和造成的相关解剖学改变都是导致困难气道的潜在因素。肿瘤可能压迫、侵犯气道,造成患者气道移位,形成困难气道。术前访视应与患者充分交流,重视患者的声调改变,可以提示损害发生的位置,还可以预估疾病的进展。例如,声音嘶哑提示存在单侧喉返神经累及可能,粗糙的搔刮音提示肿瘤侵犯声门部,而低沉的声音常常为合并声门上肿瘤的特征。有阻塞性睡眠呼吸暂停综合征而解剖功能障碍不明显的患者可能伴有隐匿的疾病,如会厌肿块可能影响全麻诱导时的面罩供氧和气

管插管。要特别重视呼吸困难随体位改变的患者(仰卧位存在而侧卧位、俯卧位没有),应排除其存在上气道肿瘤压迫或前纵隔肿块的可能性,在没有充分准备和气道保护的情况下为此类患者在仰卧位下进行麻醉诱导可能导致严重的气道阻塞和麻醉并发症。

(2) 呼吸系统:局部晚期甲状腺癌的患者常合并慢性支气管炎和慢性阻塞性肺疾病(COPD),对进行性 COPD 或 CO_2 潴留 O_2 依赖的患者应术前常规检查肺功能及动脉血气,如果患者有部分气道阻塞,可能需要对患者进行流速-容量圈检测以评估上气道状态,CT和 MRI 有助于确定气道损害的大小和位置。患者术前伴有呼吸道感染者应控制后方可手术。

(3) 循环系统:应仔细评估循环系统是否存在危险因素及目前功能状态。局部晚期甲状腺癌患者术前应控制高血压,特别是欲行根治性颈清扫和重建术的患者,如控制不善可导致围术期血流动力学的剧烈波动,影响手术的预后。此外,如患者存在无症状的颈部血管杂音应重视是否合并颈动脉疾患,可能影响围术期脑灌注及导致苏醒延迟。术前常规的心脏及颈部血管超声对患者有益。

2. 麻醉管理

(1) 术前用药:由于局部晚期甲状腺癌可能影响气道和呼吸,术前镇静及抗胆碱药物通常延迟至即将进入手术室或于手术室内使用。

(2) 气道建立与管理:头颈部肿瘤手术与麻醉相关的严重围术期并发症有 1/3 是由于全麻诱导后未能及时建立气道和维持适当的通气所造成的。所以对于局部晚期甲状腺癌手术的患者,气道的建立、管理和保护应成为麻醉医生临床工作的核心和重中之重!建立人工气道的方法包括非紧急无创法(见表 2.14.4)、非紧急有创法(包括逆行气管插管和气管切开)、紧急无创、微创法(见表 2.14.5)和紧急有创法(环甲膜切开术),麻醉医生应于术前对于不同患者的气道做出详细的评估并准备明确的麻醉计划与实施流程,保证围术期气道安全。

表 2.14.4　常用非紧急无创人工气道工具与方法

分类	方法	代表工具	特　　点
喉镜	普通喉镜	Macintosh 镜片	成人,使用最广泛
	可视喉镜	GlideScope、Tosight 等	对体位要求低,视角广泛,但需借助导芯辅助,暴露良好而存在失败可能
经气管导管	管芯类	硬质/可弯曲管芯插管探条	需喉镜辅助,可提高插管成功率,减少气道损伤
	光棒	Lightwand	不受分泌物影响,用于张口度小及头颈部活动受限患者
	可视管芯	Shikani、帝视镜	结合光棒与纤支镜的优点
	纤维支气管镜	Olympus、Pentax	适合绝大多数困难气道,但不宜用于紧急气道处理,培训期较长

（续表）

分类	方法	代表工具	特　　点
声门上工具	引流型喉罩	LMA-ProSeal LMA-Supreme	置入成功率高，可引流胃内容物
	插管型喉罩	LMA-Fastrash Ambu Aura-i	同时解决困难通气与插管
其他	经鼻盲探气管插管		无须设备，用于张口困难或需经鼻置管患者

表 2.14.5　常用紧急无创、微创人工气道方法

工具与方法	特点
喉罩	发生紧急气道时首选
食管气管联合导管	优点：无须辅助工具，迅速建立气道保证通气 缺点：易致相关部位组织损伤，甚至气管食管损伤穿孔
喉管	与食管气管联合导管类似，损伤较轻
环甲膜穿刺置管及经气管喷射通气(TTJV)	微创、迅速、有效，但需保证 CO_2 充分排出

　　麻醉前应明确气道处理方案，具体包括建立人工气道的首选和备选方案及以上方案均告失败时的处理方案，以策万全。对于已预知的困难气道应安排至少一位对困难气道有经验的高年资麻醉医生和一名助手，对于未预测到的困难气道，应及时请求科内帮助。

　　气道的建立与处理过程中要确保患者的通气与氧合，保持 SpO_2 在 90% 以上。气道的操作与管理要避免造成损伤，防止困难气道演变成为困难通气而导致严重的后果。气管插管失败后要避免同一位麻醉医生使用相同的方法反复操作，应及时更换思路和方法或更换实施者与手法。经以上更换若仍无法建立气道，应考虑在保证氧合的同时停止麻醉，恢复自然气道和自主呼吸，暂停手术。此类患者若再次手术，应考虑在保持自主通气与清醒状态下进行气管插管。采用充分的局部神经阻滞与表面麻醉（包括咽喉部局麻药雾化吸入、超声引导下喉上神经阻滞和环甲膜穿刺行上气道粘膜表面麻醉）能够提供良好、舒适的插管条件，不增加患者痛苦。当发生上气道梗阻造成急性呼吸窘迫，或有巨大、易碎的喉部、咽部或其他声门上肿瘤阻塞气道时应立即进行局部麻醉下的气管造口术以保障通气。对已行气管造口或切开而未发生心搏骤停的患者，在缺氧改善、气道通畅、呼吸循环等生命体征恢复正常且稳定的情况下通常无须停止或取消手术，但需要与术者及患者家属进行有效沟通后方可进行。

　　3. 麻醉维持

　　局部晚期甲状腺癌的生物学特性相对"懒惰"，主要表现为周围组织局部侵犯，进行适

当的手术、放射和内分泌治疗后仍可长期生存。外科手术治疗仍是目前公认最为有效的治疗手段,但由于头颈部解剖结构复杂,其侵犯的周围组织可包括咽喉、颈部血管、气管、食管、喉返神经甚至胸骨后及纵隔,一旦侵犯上呼吸道及消化道可能合并呼吸道梗阻,出血及吞咽困难等严重并发症,对麻醉维持与管理是一个巨大挑战。

麻醉方法以全身麻醉为主,同时可以辅以颈丛神经阻滞以减少术中阿片类药物的使用,减少围术期恶心呕吐的发生率及辅助术后镇痛。吸入性麻醉药(如七氟烷)可以扩张支气管,抑制气道反射及适度地降低血压,对于局部晚期甲状腺癌手术的麻醉诱导特别是需行清醒插管的患者有益。瑞芬太尼作为一种短效阿片类受体激动剂,对于控制插管时血流动力学的波动和围术期的应激反应非常有效,可以与吸入麻醉药联合应用于局部晚期甲状腺癌手术的麻醉诱导。

由于该类手术通常较为复杂,累及神经、血管及周围组织较多,术程较长,所以术中常规应进行充分的监测(包括 EKG、SPO2、血压、二氧化碳终末潮气量($EtCO_2$)、尿量、动脉血气分析等)。麻醉医生应密切关注手术进程,并与手术医生良好沟通,对可能产生的突发情况有预判并给予恰当的应对。

手术操作刺激颈动脉窦可引起心动过缓、低血压甚至心搏骤停。右侧颈部淋巴结清扫时如损伤右星状神经节和颈部自主神经系统可引发 QT 时间延长并降低室颤阈值,应结合 EKG 变化与手术观察加以预防和处理。再如肿瘤若累及颈部血管,术中颈静脉破损可能引起空气栓塞,临床表现为术中 $EtCO_2$ 突发降低,常伴有低血压及心律失常,一经发现应立即压迫颈静脉、轻度头低脚高左侧卧位并辅以纯氧正压通气,若已行中心静脉穿刺的患者也可尝试经中心静脉导管抽吸空气,并维持足够的血容量和静脉压。

如果预期手术时间较长,创面较大及失血较多时,除了维持患者麻醉与生命体征的平稳之外,还应使用液体升温仪、保温毯及呼吸回路加湿装置以预防围术期低温及血管痉挛。

4. 复苏

由于手术的复杂性与特殊性,局部晚期甲状腺癌的患者的复苏与拔管应谨慎小心,保证整个复苏过程平稳安全。对于未行气管造口或切开术的患者,其拔管的时机取决于手术后气道是否存在水肿和变形,及其严重程度。手术医生术中探查气道是否存在软化及塌陷,如有可行气管悬吊术加以预防。而诸如行游离皮瓣重建等长时间手术的患者,可保留气管插管至重症监护病房,于镇静下带管维持 24 h 以上,防止因组织缺血水肿而导致拔管后气道梗阻。

绝大多数患者可于完全清醒后在麻醉苏醒室内进行拔管,对其苏醒评估按 Steward 评分体系实行(见表 2.14.6),大于 4 分者可予拔管,6 分者准予出室。

表 2.14.6　Steward 苏醒评分

评分	清醒程度	呼吸道通畅程度	肢体活动度
0分	对刺激无反应	需呼吸支持	无活动
1分	对刺激有反应	自主呼吸恢复	无意识活动
2分	完全清醒	能按嘱咳嗽	有意识活动

复苏室应常规准备气管切开包,如有条件拔管时可将麻醉诱导时保障气道建立的器械也准备在侧。虽然大多数患者的复苏拔管都平稳,但少数患者由于术后解剖结构发生改变,其复苏拔管甚至比诱导插管更具挑战。此类患者可能在拔管后无法进行有效面罩供氧,而口咽或鼻咽通气道也因其鼻咽部和口咽部的解剖结构破坏而无法使用。所以对于此类患者术后拔管需在充分复苏和镇静、镇痛的情况下,通过气管导管将小口径的氧射流导管插入患者气管内,一旦气管导管拔出后患者无法维持足够的通气,射流导管既可用作射流通气的通道,又可作为重新插管的交换管以保证患者的气道安全。此外,在拔管后,应常规评估患者的声音状况,以早期发现是否存在神经损伤及环杓关节脱位。

5. 并发症及处理

局部晚期甲状腺癌的手术涉及与麻醉共享气道,并常累及颈部神经血管等重要解剖结构,所以整个手术过程保证安全有效的通气与生命体征的平稳是麻醉医生的首要任务。术中发生的心律失常、失血、高碳酸血症易与血管活性药物、麻醉气体和麻醉深度的控制使用不当相混淆,所以局部晚期甲状腺癌的麻醉实施对于麻醉医生而言提出了更高的要求。麻醉并发症可分为术中及术后并发症,前者包括气道梗阻、甲状腺危象与出血等,后者常为复合性的,包括喉返神经损伤、血肿压迫气道继发呼吸梗阻及甲状旁腺功能减退等。

(1) 甲状腺危象:在局部晚期甲状腺癌的手术患者中极为少见,大多发生于合并 Graves 病的患者。甲状腺危象的症状包括高热和心动过速等,可能与恶性高热或嗜铬细胞瘤相混淆,如患者有相关病史,应于术前进行对症准备,包括丙硫氧嘧啶及 β-受体阻滞剂的使用,以保证围术期安全。

(2) 喉返神经损伤:由于局部晚期甲状腺癌的手术范围较大,常可累及双侧喉返神经,损伤可因拉伸、压缩、切割和神经缺血所致。这种损害在高度侵袭性的恶性肿瘤或广泛的解剖损伤手术中最有可能发生,一旦发生可致声带麻痹和气道梗阻,其中永久性损害的发生率为 0.2%～1%,产生吸气性气道阻塞,对神经的永久性损伤需要即予气管切开。肌电描记法或神经动作电位监测等技术常用于术中喉返神经功能的监测。目前,随着术中神经功能监测技术(IONM)的日益成熟,我院已将其广泛运用于局部晚期甲状腺癌的手术治疗并取得良好的效果,大幅度减少了围术期喉返及喉上神经损伤的发生率。但值得注意的是,神经监测气管导管由于外置导线,管体较为粗硬,在诱导插管时应注意充分润滑(生理盐水)和轻柔操作,以免损伤。IONM 的应用还能用于术后声音嘶哑的早期鉴别诊断,在确保术中喉返神经的完整性的前提下,对于术后早期发现环杓关节脱位并及时处理大有裨益。当然,两者也可于术后通过光纤观察声带运动或神经刺激下的杓状软骨运动加以鉴别诊断。

(3)甲状旁腺功能减退及低钙血症:是局部晚期甲状腺癌手术较为常见的并发症。术后甲状旁腺功能低下,虽有可能是由于腺体本身切除造成的,但也常见于供给甲状腺、甲状旁腺的血管被结扎所致。术后出现低钙血症的患者开始并无症状,但随后可逐渐出现腕足痉挛、手足抽搐、喉痉挛、口周感觉异常、精神状态改变、癫痫发作、QT 间期延长等症状甚至心搏骤停危及生命。所以对于甲状腺全切患者术后应常规监测血钙水平。另外,Chvostek 征与 Trousseau 征都有助于早期发现低钙血症。所幸的是,只要甲状旁腺没有完全切除,绝大多数患者的低血钙是暂时的,只需要补钙直到患者残留的甲状旁腺恢复功能即可缓解。

(4)出血:通常发生在手术后 8 h 内。快速扩张的血肿常常导致呼吸窘迫,一经发现应在保证氧供的同时立即将患者带回到手术室做进一步探查和止血。如果患者存在严重呼吸窘迫已不能保证氧合,应在床边即刻打开伤口以解除压迫,然后再到手术室做进一步处理。

(5)其他:还有一些不常见的并发症由于症状非常轻微而易被低估。如喉上神经损伤,症状是非特异性的,有时患者会主诉声音变低或音域变窄。行声带检查可发现有患侧声带下移的典型表现,与喉返神经一样,保护喉上神经的最佳方法是术中 IONM 的应用。

6. 总结

局部晚期甲状腺癌手术患者应于手术前调整到较为良好的整体状况和心肺储备状态,并且综合评估肿瘤的进展和手术的紧急程度来选择手术时机。麻醉医生应仔细评估患者的上气道状态,在术前制订合适的麻醉计划以确保围术期安全。在大部分病例中,能顺利实施麻醉诱导与插管,但由于手术的特殊性,部分患者可能需要在镇静和表面麻醉下进行清醒状态下的气道检查以选择最安全的麻醉方式。如果有证据表明患者有困难气道的可能,应当在充分的基础麻醉下进行清醒插管以保障气道安全。极个别有严重气道梗阻或合并巨大的声门上肿瘤的患者应先予气管切开术再实施麻醉诱导。术后,此类患者气管导管的拔出需要小心并准备氧射流导管以保障气道安全。

7. 病例分析

患者,女性,66 岁,主诉"甲状腺术后 30 余年,发现颈部肿块 3 周"。查体:颈软,气管向左侧移位,颈部可见手术瘢痕,无颈静脉怒张,无淋巴结肿大,右侧甲状腺可触及约 10 cm×6 cm 肿块,质地中等,无压痛,边界清,活动度可,随吞咽上下移动,未闻及血管杂音。辅助检查：甲状腺超声检查示右侧甲状腺弥漫性肿大，呈结节状；左侧甲状腺区域未见明显甲状腺组织。CT图像如图2.14.1所示。

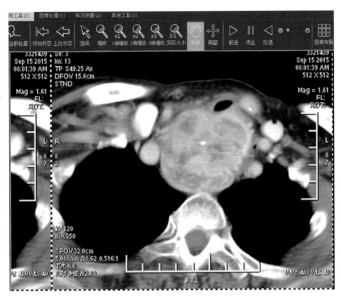

图 2.14.1 肿瘤压迫气管

术前访视：患者神清，对答切题，发现颈部肿块后未有明显呼吸困难的表现，无颈静脉怒张及血管杂音，生活自理，实验室及辅助检查无明显异常，心肺贮备功能良好。

气道评估：患者老年女性，有一侧甲状腺手术史，CT扫描示右侧巨大甲状腺肿块，气道受压向左侧偏移，患者存在小下颌，Mallampati分级Ⅱ级，头颈活动度受限，其余阴性，存在DMV及DI风险

麻醉实施：入室常规监测，予右美托咪定 0.5 μg/kg 于术前 10 min 内泵注镇静，准备帝视镜及喉罩保证非紧急与紧急状态下气道的建立。麻醉诱导予丙泊酚 0.5 mg/kg、芬太尼 1 μg/kg，使患者处于保持自主呼吸的镇静状态，帝视镜下观察患者上呼吸道通畅，自主呼吸平稳，即予追加全量诱导药物及肌松剂，经帝视镜引导下顺利置入神经监测导管。术中发现右侧甲状腺 15 cm×8 cm 大小肿块，包膜完整，甲状腺下动脉增粗，直径约 0.8 cm。气管受压明显。切除左侧大部分甲状腺组织暴露气管，探查气管未见明显软化，由于瘤体过大予预防性气管悬吊术。手术历时 2.5 h，术中生命体征平稳。术毕至麻醉后监护病房（PACU），约 1 h 后患者完全苏醒，Steward 评分 6 分，在备有气切包、喉罩等辅助工具的同时予以拔管，过程顺利，安返病房。

（上海交通大学附属第六人民医院麻醉科　张晓丽　陆　捷）

第十五节　甲状腺癌的 ICU 管理

一、手术室与重症监护病房之间的转运

甲状腺癌术后患者可能出现严重术后并发症,需要呼吸机支持、高龄、合并严重慢性疾病等情况,需要转运至 ICU 持续监护。危重患者的转运过程具有风险,因此对需要转运的患者,应预判转运途中可能发生的风险,并做好充分应对准备,提高运送过程中的安全性。

准备转运至 ICU 的甲状腺癌术后患者,须在转运前备好途中所需设备及药物,包括便携式监护仪、便携式呼吸机及氧气瓶、必要的抢救药物及补液等,要确保仪器设备电量充足,氧气瓶储氧量足够。如果预估转运耗时较长,有时需要准备备用氧气瓶。患者转运前的准备包括:充分吸痰,保证气道通畅;检查补液静脉通道是否完好;检查伤口引流管是否固定好。转运之前应通知电梯到达相应楼层,以缩短转运时间。运送途中密切观察患者生命体征变化,烦躁的患者可给予必要镇静,以避免颈部过度活动引起出血。负责转运的人员应该富有经验以及责任心,对紧急事件能够正确判断和处理,临危不乱,并且善于指挥其他人员协同工作。转运患者前应提前通知 ICU,并与 ICU 医生详细沟通患者目前情况,以便 ICU 在患者转入前备好相应监护设备和药品。

二、入 ICU 后生命体征监测及实验室检查

甲状腺癌术后患者入 ICU 后的常规监护:心率、血压、指脉氧饱和度。对于血流动力学不稳定者,可以考虑进行有创血流动力学监测。注意观察脖颈部肿胀和引流情况,并与手术医生交流术中情况,有无气管软化、喉返神经损伤等,判断术后拔除气管插管时机。入室后实验室常规检查有:血常规和凝血功能,以评估术中出血情况;随访血清钙水平,及时发现甲状旁腺损伤导致的低钙血症;血气分析和电解质。若患者伴有其他脏器损伤可能,根据需要检查心肌酶谱、肝肾功能等。若患者有可能伴有感染,除检测白细胞及中性粒细胞外,还可以检查降钙素原、C 反应蛋白、真菌 G 实验等,并做细菌培养和药敏(如伤口引流液培养、血培养及痰培养等)。选择抗生素前应仔细了解患者入 ICU 前的生命体征以及抗生素用药史。需要强调的是解读实验室检查数据及生理参数时,应该注意各数值的变化趋势以判断病情变化及治疗效果。

三、术后镇痛镇静

甲状腺癌术后患者给予适当的镇痛镇静,一方面可去除或减轻患者手术伤口的疼痛

及不适感,降低医护人员反复检查治疗及 ICU 灯光声音等刺激引起的应激反应,更为重要的是可以减少患者躁动,避免伤口部位过度牵拉引发术后出血等并发症的发生。患者在舒适合作的状况下,更容易过渡到顺利脱机拔管。

理想的镇静镇痛药物应具备起效快,剂量-效应明确,半衰期短,无蓄积,停药后可迅速恢复,对呼吸循环抑制小,代谢不依赖肝肾功能,以及价格低廉等特性。

甲状腺癌术后急性期疼痛镇痛常选择阿片受体激动剂,包括吗啡、芬太尼、舒芬太尼及瑞芬太尼等。吗啡是传统的阿片受体激动剂,镇痛作用强,同时具有明显的镇静作用、镇咳作用。其半衰期是 1.5～2 h,血浆中吗啡 80%～90% 与白蛋白结合,合并有低蛋白血症的患者,吗啡的蛋白结合力发生变化,导致作用效应放大,作用时间延长。吗啡具有平滑肌兴奋作用,可能发生恶心、呕吐、排尿困难等不良反应。吗啡具有组胺释放作用,因此对循环不稳定的患者,快速推注时需监测血压变化。用于 ICU 镇痛时,吗啡通常静脉给药,持续注射时先给予 0.03～0.2 mg/kg 的负荷剂量,再以 1～3 mg/h 维持。短期镇痛时,可间断给药,根据镇痛要求,每间隔 1～2 h 重复给药。推荐用于血流动力学稳定的患者。芬太尼是 ICU 常用镇痛药物,是合成类阿片制剂,其镇痛效价是吗啡的 100～180 倍,兴奋平滑肌作用小,且无组胺释放作用,血流动力学不稳定患者的镇痛,可首选芬太尼。芬太尼脂溶性高,易于透过血脑屏障进入脑组织,也易从脑组织重新分布至外周组织,因此起效快,作用时效短,单次静脉注射半衰期 30～60 min。反复注射或大剂量注射后,体内可蓄积,可能在用药后 3～4 h 出现迟发性呼吸抑制,快速静脉注射可引起胸壁和腹壁肌肉僵硬而影响呼吸。推荐用于血流动力学不稳定或者无法耐受吗啡不良反应的患者。舒芬太尼同芬太尼,都是人工合成的阿片类制剂,其镇痛作用是芬太尼的 5～10 倍,作用持续时间为芬太尼到 2 倍,可能发生与芬太尼一样的延迟性呼吸抑制。瑞芬太尼是短效的阿片受体激动剂,在体内 1 min 左右即可达到血脑平衡。不同于其他芬太尼类似物,其代谢不受血浆胆碱酯酶及抗胆碱酯酶药物的影响,不受肝肾功能、年龄、体重的影响,主要通过组织和血浆中的非特异性酯酶迅速水解代谢,长时间输注或反复给药,其代谢速度无明显变化,组织内蓄积少,剂量-效应曲线明确,因此可用于持续镇痛,其缺点是价格昂贵。

甲状腺癌术后轻度至中度疼痛的镇痛可选用氟比洛芬酯,它是非甾体类抗炎镇痛药,通过抑制前列腺素的合成发挥镇痛作用,与阿片类镇痛药有协同作用,可减少阿片类镇痛药用量。其半衰期为 5.8 h,通常静脉注射给药,必要时可重复使用。

在镇痛的基础上给予镇静,目的是避免患者紧张、焦虑、躁动,使其维持在一个安全、舒适的状态。苯二氮䓬类药物是重症监护室较常用的镇静药,具有顺行性遗忘作用,无镇痛作用,但与阿片类药物可产生协同作用。苯二氮䓬类药物存在个体差异,老年患者、肝肾功能损伤者药物清除率变慢,因此其用量需根据患者情况进行调整。反复或长期使用苯二氮䓬类药物可引起药物蓄积,还有可能诱导耐药产生,亦有可能引起谵妄等不良反应。咪唑安定是目前唯一水溶性的苯二氮䓬类镇静剂,同时也具有脂溶性,可迅速通过血脑屏障进入脑组织,又可迅速再分布,因此起效快,作用时间短,但长时间大量输注因其蓄积作用,苏醒时间会延长。咪唑安定的苏醒时间与持续使用时间成正比,长期持续输注,苏醒可能延长至数小时甚至数天。咪唑安定单次静脉注射后,5 min左右达到峰浓度,镇静可持续30 min左右。持续镇静时通常先给予0.03 mg/kg的负荷剂量,再以0.03~0.13 mg/(kg·h)的剂量维持。长期持续输注咪唑安定,其药代动力学发生明显改变,药物大量集聚在外周组织,停药后镇静延续时间明显延长。丙泊酚是一种广泛使用的镇静药,起效快、作用时间短、停药后清醒迅速,且镇静深度呈剂量依赖。单次注射丙泊酚时可出现短暂呼吸抑制和循环抑制,抑制程度与剂量相关,使用时需注意。丙泊酚的溶剂是乳化脂肪,长期或大量使用可能导致高甘油三酯血症,因此ICU选用2%的丙泊酚,以降低高脂血症的发生。乳化制剂易污染,使用时应注意无菌操作,开封药品使用不宜超过12小时。通常先给予0.6~1 mg/kg的负荷剂量,再以0.6~2 mg/(kg·h)的剂量维持。另外一种常用于甲状腺术后镇痛镇静抗焦虑的药物是右旋美托咪啶,它是咪唑类的衍生物,是高选择性中枢α_2-受体激动剂,具有镇痛与镇静双重作用,其镇静具有类睡眠作用,特点为镇静易唤醒,且无呼吸抑制。右美托咪啶具有抗交感作用,可减少患者心动过速,降低高血压,是目前比较理想的镇静镇痛药。

四、手术相关并发症

1. 术后出血

术后出血是甲状腺癌手术的常见并发症之一,其危险性在于血肿压迫气管造成的呼吸道梗阻甚至窒息。出血导致的上呼吸道梗阻并不常见,因为即使75%的气管管腔被压迫,患者仍可无临床症状。

甲状腺血供丰富,双侧的甲状腺上、下动脉及少数个体存在的甲状腺最下动脉的分支在甲状腺腺体内相互吻合,构成丰富的动脉网,因此甲状腺术后易出现甲状腺残余断面出血。术中为暴露手术视野,将颈前肌群向两侧过度牵拉而造成颈前肌群撕裂,毛细血管破裂,这类出血往往以渗血为主,尤其多见于甲状腺癌再次手术者,因该类患者颈前肌群与甲状腺广泛粘连,形成瘢痕,分离瘢痕时尤其容易造成颈前肌群出血。甲状腺上级血管结扎不确切是术后出血的另一原因,结扎线脱落导致的出血往往发生时间早,且进展迅速,需及时正确处理,目前此类出血已很少见。另外患者凝血功能异常亦可导致术后出血。

术后出血一般表现为颈部肿胀、创口渗血、气急、胸闷、烦躁不安、呼吸困难。出血原因不同,临床表现及进展也不同,可以据临床表现推测造成出血的原因。术后早期出血往往是甲状腺血管结扎线脱落或者手术创面广泛渗血所致,进展快,甚至可能发展为窒息。延迟性出血是在术后逐渐发展,一般在术后24 h左右发展至症状顶峰,也有术后2~3天内出现症状,这种出血多因甲状腺创面或周围组织渗血所致,患者通常主诉颈部肿胀压迫感,起初呼吸困难可不明显。随着出血量增多,颈部皮下可见瘀血瘀斑,血肿增大时,压迫呼吸道引起呼吸困难。

甲状腺术后出血,关键要早期发现,早期干预,避免气道梗阻的发生。术后应严密监测患者生命体征,及时发现轻微的呼吸困难,密切观察颈部情况:敷料有无渗血,颈部是否肿胀,是否有皮下瘀斑,引流管是否通畅,引流液颜色及量的变化情况,若短时间内引流液大量增加,当警惕术后出血可能。应尽量避免患者过度用力颈部活动、剧烈咳嗽及呕吐,应控制高血压以减少伤口出血的发生。当患者出现呼吸困难的表现时,要格外重视和警惕,当机立断打开伤口敷料观察肿胀情况,切勿犹豫不决或者让患者去做CT等检查,贻误抢救时机。当患者出现呼吸困难症状时,在未有效解除之前,临床医生不能离开患者半步,以准备随时进行抢救。如果呼吸困难情况严重,在不能排除伤口肿胀出血所致的情况下,应该毫不犹豫拆除缝线,解除梗阻。因为处理不及时、犹豫,甚至让患者去做CT检查等贻误时机,造成患者窒息死亡的惨痛教训屡有发生,当引以为戒。需注意:甲状腺癌术后出血,绝不可采用压迫止血的方法,这样不但不能达到止血的目的,反而加重呼吸困难,延误救治。

2. 气道梗阻

甲状腺癌术后气道梗阻发生率不高,但可危及生命,需及时迅速诊断、治疗。引起气道梗阻的病因不同,呼吸困难的症状表现不同,处理也不同。

喉头水肿,分泌物多是甲状腺癌术后呼吸困难的常见原因之一,手术时间长,术中过度牵拉刺激组织,麻醉气管插管困难都有可能导致声带和腭垂水肿、上呼吸道分泌物多,导致气道阻塞,呼吸困难。喉头水肿所致呼吸困难可发生于术后24 h内,但多见于术后拔除气管插管后立即发生。主要表现为进行性加重的呼吸困难,可有喉鸣音及三凹症(吸气时锁骨上凹、胸骨上凹及肋间隙凹陷),呼吸道分泌物增多,直视声门时可见喉黏膜弥漫性水肿,发亮,声门狭窄。发现后应立即调整为半坐位以减轻水肿,面罩大氧气流量吸氧,静脉推注类固醇激素,经以上处理呼吸困难无明显改善时应及时面罩加压供氧,给予床旁气管切开或环甲膜穿刺。如果病情紧急,来不及做气管切开,也可考虑行紧急床旁气管插管。喉头水肿插管困难,需要有丰富插管经验的医生,并且选择小一号的口插管。在患者窒息无法供氧的危急情况下,床旁没有插管或切开器械时,也可以粗针头直接穿刺环甲膜,以供患者通气,为后续抢救措施争取时间。

肿瘤长期压迫气管可致气管软骨环软化,肿瘤未切除前,由于肿瘤组织及腺体的牵拉作用,气管不致塌陷,待肿瘤切除后,软化的气管失去牵拉作用,气管随着呼吸发生塌陷,引起呼吸道梗阻。气管软化所致呼吸困难,绝大部分拔除气管导管当即出现症状,而且很快进展为重度呼吸困难。对于可能潜在气管软化的患者,拔管前首先需与手术医生充分沟通,了解气管软化情况,以及术中的处理措施。拔管时床旁备好紧急气管插管工具(纤支镜、可视喉镜、气管插管等)并做好再次气管插管的准备。一旦发生气道梗阻的情况,马上再次气管插管，几天后待周围组织可支撑气管时再拔管。

气道梗阻可因气管外压迫所致，多见于术后切口出血，血肿压迫气道引起气道梗阻。术后早期出血往往是甲状腺血管结扎线脱落或者手术创面广泛渗血所致，进展快，若处理不及时可能发展为窒息。延迟性出血是在术后逐渐发展，一般在术后 24 h 左右发展至症状顶峰，也可发展于术后 2～3 天内，这种出血多因甲状腺创面或周围组织渗血引起。血管结扎线脱落引起的出血，症状出现快而重，患者常突然出现颈部疼痛、肿胀，迅速加重的呼吸困难，伤口可有渗血和肿胀，引流管可见大量新鲜血液，此时必须紧急处理，果断拆除缝线，清除血凝块，解除气管压迫的同时快速寻找出血点并夹闭。必要时行气管插管或气管切开，迅速改善通气情况，抢救生命。甲状腺创面及周围组织渗血者，进程相对慢，此时可视患者病情决定至手术室拆开伤口还是床旁直接打开伤口，清除血肿，再次严密止血。需要强调的是，解除气管压迫、恢复呼吸道通畅是抢救的首位目标，其次才是止血。

双侧喉返神经损伤是引起甲状腺癌术后气道梗阻的另一原因。喉返神经损伤是甲状腺手术常见的并发症之一。有研究报道，甲状腺手术中，喉返神经损伤的发生率为 0.3%～9%，而在甲状腺再次手术等复杂手术中喉返神经损伤率可高达 12.3%。双侧喉返神经后支同时损伤可致双侧声带内收，造成呼吸道梗阻。另外，曾经有一侧喉返神经损伤史，再次行甲状腺手术者，应警惕另一侧喉返神经损伤可能导致的呼吸道梗阻。喉返神经损伤多因术中处理甲状腺下级时，切断、结扎、挫夹、挤压、牵拉喉返神经，造成永久性或暂时损伤所致，少数因术后水肿、血肿压迫或瘢痕组织牵拉所致。双侧喉返神经损伤所致呼吸困难，症状出现早，进程迅速，通常在气管拔除时即出现重度呼吸困难。对于可能潜在双侧喉返神经损伤的患者，拔管前床旁备好紧急气管插管工具（纤支镜、可视喉镜、气管插管等）及气管切开包，拔管后出现呼吸困难，即刻紧急再次插管或气管切开。

3. 甲状旁腺功能减退

甲状腺癌手术并发甲状旁腺损伤并不少见，多因术中误切或损伤甲状旁腺所致，可引起暂时性和永久性的甲状旁腺功能减退，文献报道的甲状腺术后暂时性甲状旁腺损伤发生率在 0.3%～49%，永久性损伤发生率在 0～13% 之间。典型甲状旁腺有 4 枚，通常只需保留 1 枚功能良好的甲状旁腺，就可保持正常的甲状旁腺功能，故临床上出现严重的术后抽搐者并不多见。

本并发症女性多见，多数患者无典型临床表现，常在测定血清钙时发现低血钙。典型临床症状一般发生在术后 1～7 天，多数在术后 48 h 以内出现症状。低钙血症典型临床表现为中枢和外周神经系统的作用。中枢神经系统表现为精神状态改变，易激动、烦躁、焦虑，临床上易被忽视。外周神经症状一并始是感觉异常，表现为肢端麻木、刺痛、蚁行感或口唇麻木，继而出现手足抽搐，发作时肘、腕及掌指关节屈曲，指间关节伸直，大拇指内收呈鹰爪状。严重时全身骨骼肌及平滑肌呈现痉挛状态，如喉和气管痉挛，可致窒息。查体有 Chvosteck 征阳性（轻叩外耳道前面神经引起面肌非随意收缩）及 Trousseau 征阳性（用止血带或血压计缚于前臂充气至收缩压以上 20 mmHg 持续 3 min,也可用手用力压迫上臂静脉,使手血供减少促发腕痉挛)。心电图检查示 Q—T 间期延长。实验室检查示血清钙低于 2 mmol/L,甲状旁腺激素水平降低。另需注意的是血清中约 45% 的钙与血浆蛋白结合,而危重患者多血浆白蛋白水平低,补充白蛋白时游离钙水平也一起下降,因此,纠正低蛋白血症时需检测钙离子水平。

急性严重低血钙时,应静脉注射钙剂,通常 10% 葡萄糖酸钙或 10% 氯化钙注射液 10 ml 于 4~5 min 内注入,据患者情况可重复使用。在低钙血症有效纠正前每 2~4 h 复查血钙,并随之以静脉滴注钙剂直至离子钙水平达到 1 mmol/L 以上。静脉补钙时补钙速度不宜大于 1.5 mmol/min(1g 的氯化钙中含钙 13.6 mmol,1 g 葡萄糖酸钙中含钙 4.56 mmol),注射速度过快有可能引起心搏骤停;钙剂最好从中心静脉给予,以避免注射液外渗导致局部组织坏死。若患者能进食,则口服钙剂与静脉注射同时进行,可口服葡萄糖酸钙或乳酸钙 2~4 g/d,tid 口服,定期监测血钙浓度,同时服用维生素 D 制剂,以加强口服钙剂的吸收。

4. 乳糜胸

乳腺癌伴淋巴结转移时,需行淋巴结清扫术,乳糜胸是颈部淋巴结清扫术较严重的并发症,发生率在 2% 左右。多发生于术后 2~4 天,临床表现为胸闷、气促、心慌、呼吸困难等,颈部引流管可见白色引流液,床旁超声或胸片可见胸腔积液。临床处理通常先予以保守治疗,治疗效果不佳则积极外科手术治疗。保守治疗包括:胸腔穿刺抽液并留置胸腔引流管;合理控制饮食,通常予以低脂高糖饮食,若乳糜液引流量大需禁食,给予全胃肠外营养;积极预防控制肺部感染,乳糜液积聚胸腔压迫肺组织,需鼓励患者咳嗽排痰,勤翻身拍背,必要时可抗生素预防感染。

5. 声音嘶哑

若声音嘶哑术毕即发生,多是术中操作时损伤喉返神经或气管插管时声带损伤、勺状软骨脱位等造成。电子喉镜可了解声带及勺状软骨状况,勺状软骨脱位可通过挑拨术纠正。若排除声带及勺状软骨问题,则应早期手术探查喉返神经。术后 2~3 天才出现的声音嘶哑多是水肿、血肿、缺血、感染等所致,可密切观察,积极对症处理,一般 7~10 天后开始逐渐恢复。

6. 喉上神经损伤

甲状腺癌手术喉上神经损伤并不少见,因其临床症状不明显,易被忽视。多数为一侧损伤,可因对侧代偿而使症状减轻。临床表现为呛咳、误吸,音调变低变弱,喉镜示声带虽能活动,但较松弛,出现皱纹,即所谓的波浪形声带。发现喉上神经损伤时应尽量减少流质饮食,饮水时采用半坐位前倾姿势,用吸管缓慢吸引,以避免误吸性肺炎。

(上海交通大学附属第六人民医院重症监护室　王学敏)

第三章

疑难危重甲状腺手术病例分享

第一节　双侧喉返神经损伤的全程管理

一、病史简介

患者,女,18 岁,因"发现甲状腺肿物 3 月"入院。彩超检查示双侧甲状腺多发肿物,双侧颈部Ⅵ区淋巴结肿大。FNA:双侧甲状腺乳头状癌,电子喉镜提示双侧声带正常。

二、手术过程

甲状腺全切后发现:双侧气管旁多枚肿大淋巴结,均侵犯喉返神经。其中右侧神经主干因被侵犯无法保留,遂切断后端端吻合。左侧神经有多个喉外分支,保留了最粗分支,但随后神经监测发现其为感觉支,较细的运动支已被切断,立即找到断端行端端吻合。术中喉镜:双侧声带运动麻痹(见图 3.1.1)。遂带气管插管转入 ICU。

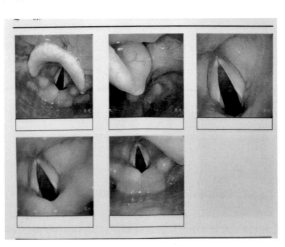

图 3.1.1　术中双侧喉返神经损伤后。电子喉镜:双侧声带运动麻痹

三、术后处理

（1）第1天：尝试拔除气管插管，但出现一过性呼吸困难。

（2）第2天：试验性脱机，无明显呼吸困难。但为慎重，行预防性气管切开。

（3）术后1个月：试验性堵管无呼吸困难，出院。

四、术后随访

（1）术后2个月随访：声音嘶哑，喉镜：双侧声带麻痹（见图3.1.2）。

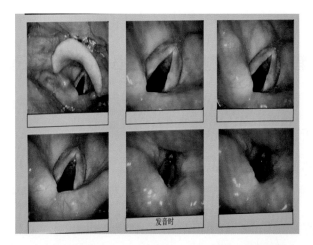

图3.1.2　术后两个月声音依然嘶哑。电子喉镜：双侧声带麻痹

（2）术后3个月随访：声音嘶哑明显好转，喉镜：双侧声带运动部分恢复（见图3.1.3），拔除气管套管。

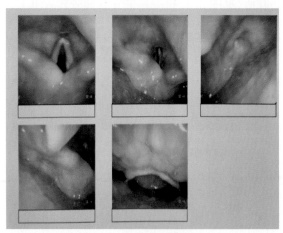

图3.1.3　术后3个月声音嘶哑明显好转。电子喉镜：双侧声带运动部分恢复，拔除气管切开插管

（3）术后 1 年随访：发音基本恢复，运动耐力明显好转。喉镜：双侧声带内收运动基本恢复，外展运动仍受限（见图 3.1.4）。

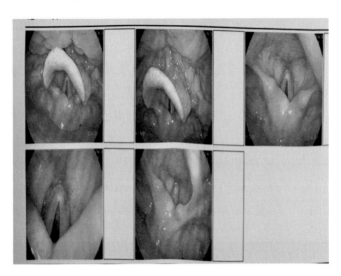

图 3.1.4　术后 1 年发音基本恢复，运动耐力明显好转。电子喉镜：双侧声带内收运动基本恢复，外展运动仍受限

五、讨论

双侧喉返神经损伤属于甲状腺手术的最严重并发症之一，文献报道其发生率小于 0.5%，可导致患者丧失发音功能或终生带气管套管，影响术后生活质量或职业发展，可引起严重医疗纠纷或官司赔付。需严加防范。

（1）预防为主。术中确认一侧喉返神经损伤后，若行对侧甲状腺手术，特别是对侧中央区淋巴结清扫，应慎重，可请经验丰富医生协助或利用神经监测技术保证对侧喉返神经功能完好。国外常规推荐分二期再行对侧手术。

（2）双侧喉返神经损伤后，建议术中尽量找到神经断端行端端吻合。

（3）病情稳定 24 h 后，可在密切监测下，尝试拔管。如出现呼吸困难，则须行气管切开；如无呼吸困难，是否行预防性气管切开还有一定争议，也可请五官科做杓状软骨或部分声带切除。

（4）总的治疗原则应以确保呼吸通畅为首要目标。

（北京大学深圳医院甲乳外科　韦　伟　李　朋）

第二节　颈Ⅱ区和Ⅵ区淋巴转移与双侧声带麻痹的一期联合手术

一、简要病史

患者,男,63岁,因"甲状腺癌4次手术史共4年余,左侧颈部肿块复发8月余"入院。有明显声嘶,尚无呼吸困难。2012年因双侧甲状腺乳头状癌行双侧甲状腺切除术。2013年3月再次行右侧中央区＋颈侧区淋巴结切除术。病理:(右Ⅱ区)淋巴结(0/3);(右颈Ⅲ区)淋巴结(3/3);(右Ⅳ、Ⅴ区)淋巴结(1/11枚);(左气管前)淋巴结(1/1枚)。2013年7月行^{131}I治疗。2014年5月行复发双侧颈淋巴结清扫术。病理:(右中央区)淋巴结(1/1枚);(右气管旁)淋巴结(1/1枚);(右Ⅴb区)淋巴结2/3枚;(右Ⅶ区)2/2枚;(右喉返神经旁)3/3枚;(左气管旁)淋巴结1/1枚。2016年12月我院电子喉镜:双侧声带麻痹(见图3.2.1)。B超和增强CT(见图3.2.2、图3.2.3)提示:左侧Ⅲ区、Ⅵ区淋巴结可见,考虑转移性可能。

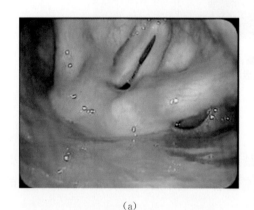 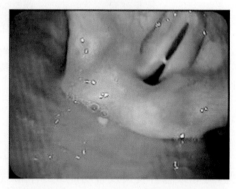

(a)　　　　　　　　　　　　　　　　(b)

图3.2.1　双侧声带麻痹

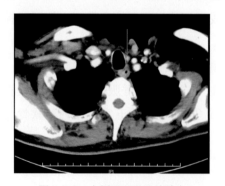 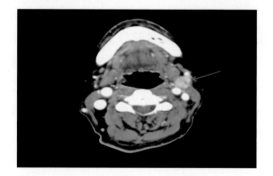

图3.2.2　左侧Ⅵ区淋巴结肿大　　　　　图3.2.3　左侧Ⅱ区淋巴结肿大

二、手术方式

拟行左侧颈部Ⅱ区和Ⅵ区复发淋巴结清扫术＋右侧杓状软骨切除术＋预防性气管切开术。

三、手术过程

（1）颈部消毒局麻：颈前 6 cm 横切口，暴露气管，以备插管困难时气切。麻醉诱导气管插管顺利。

（2）封闭切口，重新消毒铺巾后，打开切口，行左侧中央区淋巴结清扫，冰冻证实转移和术前影像吻合，伤口覆盖纱布，暂不缝合。

（3）另做左侧颌下横切口（MacFee 切口）4 cm，清扫 II 区淋巴，冰冻和术前影像吻合，关闭切口。在颈前完成预防性气管切开，置入气管套管后缝合包扎，接呼吸机。

（4）支撑喉镜下右侧杓状软骨＋右侧部分声带切除术（见图 3.2.4、图 3.2.5）。

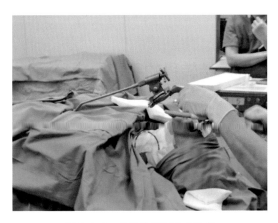
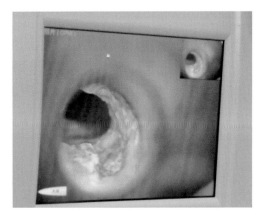

图 3.2.4　杓状软骨切除术体位　　　　图 3.2.5　右侧部分声带切除术后

术后病理：（气管旁 LN）纤维组织内见癌浸润；（左 2A 区 LN）淋巴结内见甲状腺乳头状癌转移；（左 2B 区 LN）淋巴结（0/1 枚）未见癌转移。

术后 1 个月顺利拔除气管套管，发音质量改善，快走爬楼均无呼吸困难，随访半年超声和 Tg 正常。

四、讨论

该患者有 4 次手术史，[131]I 治疗后仍无肺、骨等远处转移，仅有左上颈部明显淋巴结转移，3 cm×3 cm 大小，通过专家超声和增强 CT 检查，精准诊断左侧气管旁尚有 6 mm 转移淋巴结，要求一起清扫。但电子喉镜提示双侧喉返神经麻痹，声门明显狭窄，不仅麻醉插管困难，而且平时明显声嘶，存在上感后窒息风险，也需尽早处理。甲状腺外科与耳鼻咽喉头颈外科、麻醉科密切协作，设计良好流程（类似"四渡赤水"），安全顺利将淋巴清扫彻底，发音、呼吸明显改善。

先局麻下暴露气管，以备气管插管失败行气管切开的可能。但不宜直接气切，因为气切后对气管旁复发小淋巴结难以施行清扫术。

估计Ⅲ、Ⅳ、Ⅴ区黏连难分离,故另选上颈小切口完成颈部左侧Ⅱ区淋巴结清扫,这样暴露好,创伤小,便于清扫干净。

最后,在预防性气管切开的情况下,行支撑喉镜下右侧杓状软骨＋右侧部分声带切除术,术后明显明显改善发音,避免呼吸困难,我院多科协作一期联合手术成功完成5例,减少了患者的手术次数和花费。

（上海交通大学附属第六人民医院　外科　叶卫东　樊友本；耳鼻咽喉头颈外科　易红良）

第三节　甲状腺癌咽旁间隙淋巴结转移的手术治疗

一、病史摘要

患者,女性,47岁,因"右上颈淋巴结进行性肿大1个月"入院。查体:右甲状腺肿块,约2 cm大小,质地硬,活动差,右侧颈部可及多枚肿大淋巴结,质地硬,部分有囊性感、融合,活动可,最大径约4 cm。B超和CT(见图3.3.1)示:右侧甲状腺上极结节伴钙化,边界欠清,约18 mm×17 mm,内见散在强回声光点(TI-RADS 4c类),恶性可能;左侧甲状腺和左颈淋巴结未见明显占位灶。右侧上中下颈部及气管旁、咽旁间隙多发肿大淋巴结,呈环形强化,较大者约43 mm×15 mm(转移考虑)。双肺未见明显异常。喉镜示:双侧声带活动可。临床诊断:甲状腺恶性肿瘤(cT3N1bM0 Ⅳa期)

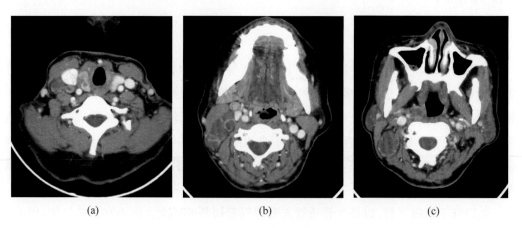

(a)　　　　　　　　(b)　　　　　　　　(c)

图3.3.1　术前颈部增强CT扫描提示右侧甲状腺上极结节伴钙化,右侧颈部、咽旁间隙多发肿大淋巴结

二、拟行手术

甲状腺全切＋右侧改良颈淋巴结清扫＋经右颈入路咽旁间隙淋巴结切除术。

先取颈前低位横切口,完成甲状腺全切＋右侧部分颈前肌切除＋右侧中央区淋巴结清扫。术中冰冻切片示:右侧甲状腺PTC,左侧甲状腺和左侧中央区淋巴结未见异常。

头颈左偏位,向右侧延长低位领式切口,并加做右上颈水平横切口(MacFee切口)(见图3.3.2),分离皮瓣,依次清扫右颈Ⅱa、Ⅱb、Ⅲ、Ⅳ、Ⅴ区淋巴结,保留副神经、颈内静脉、胸锁乳突肌、颈外静脉、肩胛舌骨肌,保留部分颈丛神经(见图3.3.3)。

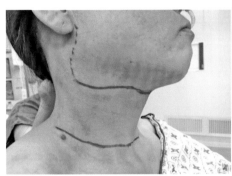
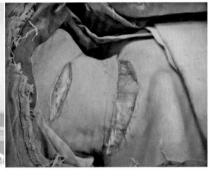

图3.3.2 手术切口设计

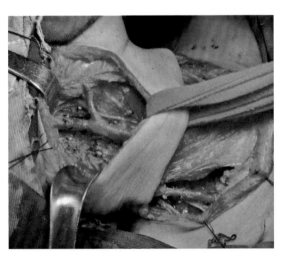

图3.3.3 右侧甲状腺切除及中央区淋巴结清扫,右侧改良颈淋巴结清扫。

沿右侧颈动脉鞘内侧、二腹肌深面、咽部外侧向上分离,保护好颈交感神经、舌下神经、喉上神经,探查发现咽旁两枚肿大淋巴结,直径约1 cm,暗褐色,囊性感,质地软。沿包膜游离,完整切除(见图3.3.4～图3.3.5)。术后无声音嘶哑、手足麻木、进食呛咳、呼吸困难等并发症。

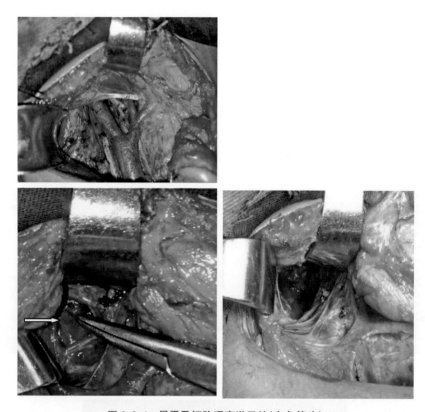

图 3.3.4　暴露及切除咽旁淋巴结(白色箭头)

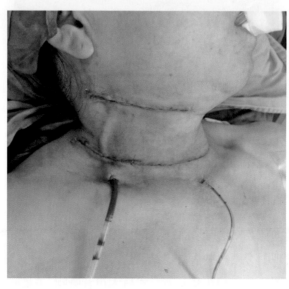

图 3.3.5　术 后 切 口

三、病理报告(见图3.3.6)

(1)(右)甲状腺乳头状癌(瘤体1.5 cm×1.2 cm×1 cm),累及甲状腺被膜外纤维、脂肪组织,转移或浸润至右侧咽旁2/2只、喉前2/3只、右喉返神经旁3/3只、右喉返神经深面1/1只、右颈ⅡA区3/7只、右颈ⅡB区1/2只、右颈Ⅲ区4/6只、右颈Ⅳ区3/7只、右颈Ⅴ区0/3只淋巴结。

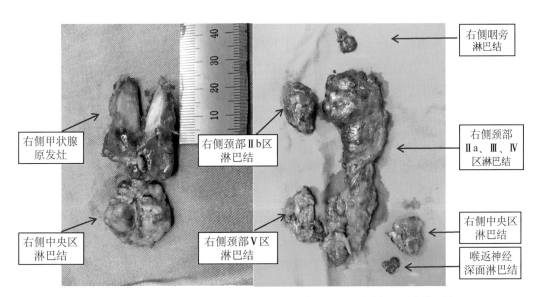

图3.3.6　右甲状腺原发灶及中央区淋巴结、右侧颈淋巴结清扫及咽旁淋巴结

(2)(左)结节性甲状腺肿。

术后2个月行口服[131]I化钠溶液100 mCi清甲治疗。后口服左甲状腺素片(优甲乐)100 mg qd,TSH控制在0.2 μIU/ml左右。随访复查TG<0.040 ng/ml,CT(见图3.3.7)、B超示甲状腺区及颈部、咽旁间隙无复发,双肺无转移。

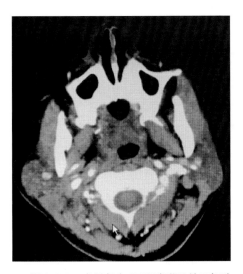

图3.3.7　术后复查CT咽旁淋巴结已切除

四、讨论

咽旁/咽后淋巴结位于颊咽筋膜与椎前筋膜之间的咽旁/咽后间隙内,上起颅底枕骨部,两侧为颈动脉鞘,下达第1、2胸椎平面。甲状腺癌既可以通过颈内静脉链淋巴结转移入咽旁间隙,也可以从甲状腺上极的淋巴通路通过咽后间隙转移到咽旁。咽旁转移的患者常伴有侧颈部淋巴结的

多发转移,或者经过常规颈淋巴结清扫手术后,Ⅱ区淋巴结转移率很高。甲状腺癌咽旁/咽后淋巴结转移在临床上比较少见,文献报道转移率为0.43%～2.5%。虽然通常病期较晚,常伴广泛颈淋巴结转移,但甲状腺癌的咽旁转移淋巴结一般浸润性不强,包膜外侵犯较少,经过充分的术前评估和准备,积极的手术治疗,预后仍然较好。

咽旁间隙解剖位置深在,周围有颈动脉、颈交感干、后组颅神经等重要结构,手术中需要注意保护这些重要结构,对于咽旁淋巴结的手术治疗,常采用颈部入路或口腔入路,颈部入路作为传统入路,适合同期行侧颈淋巴结清扫的患者,可分为3种:经颈部颌下入路,颈腮腺入路,颈下颌骨入路。

(1)颈侧颌下入路:创伤相对小,但是暴露空间有限,同时对术者的解剖知识和手术操作要求较高,绝大多数病例可顺利完成,对于位置过高的咽旁淋巴结有时候难以处理,有人尝试引入腔镜辅助,进一步改善视野及手术空间,提高操作安全性。

(2)经腮腺入路:需要切除部分腮腺,易导致面神经功能障碍,基本弃用。

(3)经下颌骨入路:需要离断下颌骨,易造成牙齿损失、下颌关节功能障碍及下颌骨愈合不佳。

我们仅有1例甲状腺髓样癌咽旁淋巴结转移十分严重,上海交通大学附属第六人民医院也有1例甲状腺乳头状癌采用该入路(见图3.3.8～图3.3.9)。对于无原发灶与颈部淋巴结复发的孤立性咽旁淋巴结转移病灶,可尝试直接经口入路手术,这样创伤小,能更加直接地暴露咽旁淋巴结,但是需要注意血管损伤的风险。

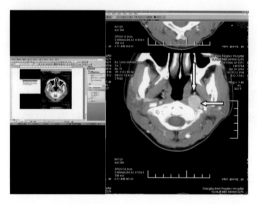 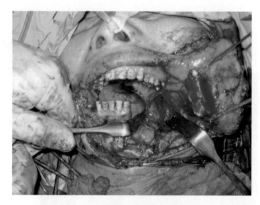

图3.3.8　左侧口咽淋巴结肿大(来源于甲状腺癌转移)　　图3.3.9　劈开下颌骨,做咽后淋巴结切除

总之,当甲状腺癌并发咽旁/咽后淋巴结转移时,主要经颈侧颌下入路进行手术切除,是安全可靠、有效的方法。

(浙江省肿瘤医院头颈外科　郭　良　楼建林)

第四节　胸腔镜下胸导管结扎术治疗顽固性乳糜漏

甲状腺癌行颈部淋巴结清扫术后出现颈部乳糜漏，是并不多见的并发症，发生率 1%～3%。根据 24 h 引流量不同，一般可将乳糜漏分为 3 个等级：50～200 ml 为轻度，200～400 ml 为中度，400 ml 以上为重度。

一、病例介绍

患者，女性，73 岁，肥胖体型。因"左甲状腺癌术后 4 年，发现左颈肿物 1 年"入院。查体见左颈触及 7 cm×6 cm 肿物，质硬、固定。做颈部超声和 CT 检查，考虑左甲状腺癌术后复发，左颈及上纵隔淋巴结转移。喉镜发现左侧声带旁正中位固定。

切除右侧甲状腺叶和清扫右Ⅵ区淋巴结后，行左颈Ⅱ～Ⅵ区清扫时，需切除左侧胸锁乳突肌及颈内静脉（严重受侵），保留左侧颈外静脉等。术中对左颈静脉角的处理分外仔细：对可疑淋巴管全部进行结扎，术毕鼓气无淋巴液外漏。术后病理：右侧甲状腺乳头状癌，左颈淋巴结转移 9/10，可见多个癌结节形成。

术后第 1 天，左侧负压引流液淡红色，250 ml。第 2 天起出现乳糜漏，500 ml，给予无脂肪饮食、左侧颈静脉角区加压包扎。术后第 3～5 天，引流量分别为 1 000 ml、800 ml、1 200 ml。

考虑患者高龄体弱，引流量大，不宜持续保守处理，行"左侧乳糜漏结扎修补术"。二次术后第 1～12 天，引流量分别为 200 ml、100 ml、200 ml、50 ml、160 ml、250 ml、600 ml、310 ml，30 ml、100 ml、750 ml、1 500 ml，期间患者出现电解质紊乱、低蛋白血症、双下肺炎症、深静脉置管感染并血真菌感染、脓毒血症、感染性重度血小板减少等表现，多科室会诊后给予特殊无脂肪饮食、肠外营养、持续中心负压引流、持续静脉泵入生长抑素类药物、左侧颈静脉角区加压包扎（多次更换加压位置）、纠正电解质失衡，静脉输注人血白蛋白、抗真菌、抗细菌治疗、输注血小板 1 个治疗量及新鲜冰冻血浆 400 ml 等处理。但引流量继续大幅升高至 3 800 ml，急诊行胸腔镜下胸导管结扎术，术后颈部引流量 3 天分别为 50 ml、20 ml、10 ml，拔管；胸部引流量 4 天分别为 350 ml、150 ml、80 ml、60 ml、40 ml，拔管，术后第 8 天痊愈出院。

二、讨论

乳糜漏是甲状腺癌颈淋巴结清扫术后少见但严重的并发症，处理不当可出现电解质紊乱，低蛋白血症，甚至导致重度乳糜胸，危及生命。因此术后乳糜漏应积极处理，不可消极等待。治疗方法有保守加压处理和手术探查,一般认为可首选保守治疗,无效时宜尽早手术探查。

保守治疗适用于引流量低于 500 ml/24 h,试行加压包扎后引流量明显减少,电解质基本正常、营养状态尚可的患者。具体方法包括:患侧颈静脉角处加压包扎、高负压引流、低/无脂肪饮食或禁食、肠外营养、生长抑素应用、局部硬化剂注射等。

对于引流量大如连续 3 天大于 500 ml/d,保守治疗无效的患者应尽早经颈手术探查,结扎胸导管或右淋巴导管。但手术探查的不良干扰因素较多,如术区粘连或淋巴管畸形等,十分考验施术者的外科功力。本例患者手术探查处理后,早期颈部引流量明显减少,但随后又再次增多,除了可能存在的患者体位变化(加压位置改变)、咳嗽等因素外,还包括对低蛋白血症治疗的力度严重不足,这势必延缓局部自身修复过程,导致乳糜液持续渗漏。应积极考虑足量输注白蛋白新鲜冰冻血浆替代,促进创面肉芽生长,利于封堵漏口。

当探查手术失利后经多学科会诊,我们果断采用了"胸腔镜下胸导管结扎术",乳糜漏迅速控制,全身状况明显改善。胸腔镜下结扎胸内段胸导管的方法可有效治疗乳糜漏,目前我们的初步经验是,术前 2 h 口服或经胃管注入橄榄油(不饱和脂肪酸及长链甘油三酯含量高)200 ml,改善因禁食或营养不良造成的胸导管干瘪状态使其呈现出乳白色饱胀圆形管道状态。术中 Hom-lock 夹子夹闭胸导管务必确实,不可半闭。更需注意避免损伤胸导管、术后胸腔闭式引流,谨防出现乳糜胸。我科共有 3 例颈部严重乳糜漏采用"胸腔镜下胸导管结扎术",效果均十分满意。

此外,颈清到静脉角时,需仔细辨识淋巴管,创面钝性分离整块结扎或缝扎,避免电刀或超声刀等直接切割。术毕尚可鼓肺观察,如有乳糜漏出,及时检查缝扎,带蒂肩胛舌骨肌等填塞,降低术后乳糜漏率。

(河南省肿瘤医院　秦建武　翟翼飞)

第五节　侵犯颈动脉切除后血管移植 Y 型吻合

一、病史简介

患者,男性,43 岁,因"甲状腺乳头状癌术后 2 年,复查发现肿瘤残留 3 月"入院。体检:右侧颈部可触及约 5 cm×3 cm 肿块,质硬,边界不清,活动度差。颈动脉 CTA:右侧甲状腺肿块,包绕右颈总动脉根部,管腔内未见明显异常(见图 3.5.1)。MRI 检查:甲状腺癌术后,右侧甲状腺区,右上纵隔不规则软组织影,右侧颈内动脉包绕。肺部 CT 检查:双肺多发小转移瘤。电子喉镜提示:右侧声带麻痹。

二、手术过程,术后处理及随访

常规麻醉手术探查:右侧甲状腺复发性转移癌,质硬,6 cm×4 cm,肿瘤侵犯右颈总动脉、右锁骨下动脉、头臂动脉,并且与胸锁乳突肌粘连,故首先切除部分粘连胸锁乳突肌及右侧部分锁骨,完整暴露肿瘤。血管阻断钳阻断右侧颈总动脉、右锁骨下动脉及头臂动脉血供,完整切除复发性肿瘤(见图

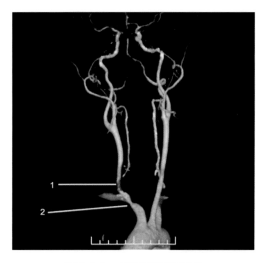

图 3.5.1　术前血管造影图片

1—颈总动脉下端肿瘤侵犯处;2—头臂动脉肿瘤侵犯处

3.5.2)。取直径 6 mm 带内支撑环膨化聚四氟乙烯(expanded Polytetrafluoroethylene,ePTFE)人造血管依次与右颈总动脉及头臂动脉端端吻合、与右锁骨下动脉端侧吻合(见图 3.5.3),血流通畅。

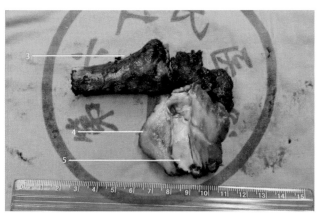

图 3.5.2　术中切除的肿瘤及部分锁骨

3—切除的部分锁骨;4—侵犯动脉的甲状腺肿瘤;5—受肿瘤侵犯的头臂动脉及颈总动脉

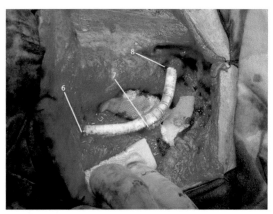

图 3.5.3　术中人工血管重建术

6—人工血管与颈总动脉吻合口;7—人工动脉与右锁骨下动脉吻合口;8—人工动脉与头臂动脉吻合口

术后常规给予低分子肝素抗凝、抗感染及支持治疗。采用平卧位,头部制动 3 天,行神经系统检查(包括瞳孔),四肢活动和肌张力正常。出院后每日服用阿司匹林 1 片,患者于 3 个月后复查,发现人工血管内出现血栓,颈动脉 CTA 检查提示人工血管管腔闭塞(见图 3.5.4),患者未出现肢体运动障碍及神经系统症状。

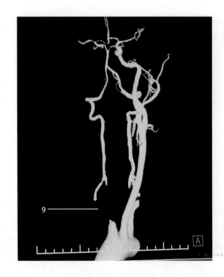

图 3.5.4　术后 3 个月随坊血管造影图片
9—人工血管腔闭塞

三、讨论

绝大部分甲状腺肿瘤侵犯颈动脉病例为复发性肿瘤，或病理类型较差，或病情较晚。此时，术前精确评估大脑对侧血管代偿情况，术中联合血管外科进行颈部手术，术后防治并发症，为成功诊治此类复杂病例的 3 个步骤。

术前全面评估肿瘤对颈动脉的侵犯程度，大脑双侧血管交通完整性及缺血耐受性。颈部增强 CT、MRI 为首选检查，能有效提示肿瘤包绕或侵犯血管及食管气管情况。头颅 CT 血管造影（CT angiography，CTA）重建可明确了解颅底 Willis 环完整性。本例患者肿瘤靠近颈根部，CTA 三维重建提示头臂动脉与颈总动脉分叉口狭窄度达 80%。

绝大多数局部晚期甲状腺肿瘤侵犯颈血管鞘时，往往颈内静脉首先受累，如侵犯严重无法保留，需要切除，术后靠对侧颈内静脉和同侧颈外静脉回流代偿；也可人工血管重建血流。

当肿瘤侵犯颈动脉时，如肿瘤分化程度较好，术前影像提示与血管存在间隙，多能从颈动脉外膜层完全剥离肿瘤；如确已侵犯动脉壁，则需同时切除一段颈动脉后重建。如切除段小于 2 cm 时，多可松解两端，直接行残端动脉吻合；如切除段大于 2 cm 时，往往需移植一段血管，恢复同侧脑血流供应，减少神经系统并发症及术后病死率。

我院有 2 例患者在肿瘤切除后直接行颈动脉结扎术，术后并未出现严重并发症。另有 1 例患者第 4 次手术行Ⅱ区淋巴结清扫，术中颈动脉未受累，但于麻醉复苏时出现脑梗症状，经及时处理后恢复较好。

如术前检查提示 Willis 环完整，术中检测远端动脉反流压大于 50 mmHg，切除颈动脉行吻合重建时，可不用转流管进行转流。但术中宜提升血压、使用激素、头部低温，利于脑组织的保护。

术后动脉破裂往往发生于肿瘤直接剥离或削除术后，也常发生于血管移植重建并发伤口感染或食道瘘。颈部受肿瘤侵犯的皮肤软组织需大范围切除，需移植新鲜带蒂肌皮瓣对颈动脉覆盖保护。

血管置换后需酌情应用抗凝措施，不仅预防脑血栓，还能防止人工血管血栓形成。本例患者虽然术后抗凝与抗血小板措施已经应用，但 3 月后仍然出现人工血管内血栓闭塞，考虑与肿瘤高凝状态、吻合口增生，周边瘢痕组织压迫，以及个体差异有关，需要术后精细化防治。如果需要术后外放疗，或节省费用，也可采用自体静脉移植吻合。

（上海交通大学附属第六人民医院　血管外科　赵　珺；甲状腺外科　孙　滨）

第六节　甲状腺癌侵犯颈内静脉并头臂静脉癌栓形成

一、病史摘要

患者,男性,63 岁,因"发现颈前肿物 1 年"入院。彩超和 CT 检查提示:双侧甲状腺癌/右颈部淋巴结肿大,右侧颈内静脉癌栓形成。行颈静脉造影(见图 3.6.1～图 3.6.2),发现癌栓主要位于颈内静脉近心端及右侧头臂静脉内(长约 35 mm)。

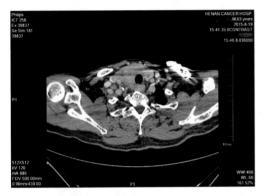

图 3.6.1　颈部 CT:右侧颈内静脉癌栓

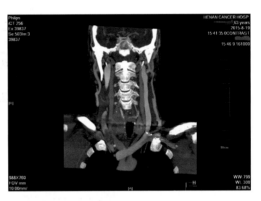

图 3.6.2　颈部 CT:右侧颈内静脉癌栓

二、手术方式

为避免术中发生不易控制性出血及癌栓脱落下移、空气栓塞,在局麻下经右股静脉穿刺,置入 lundquist 导丝,经下腔静脉、右心房送达右侧头臂静脉,造影确认癌栓近心端位置后(见图 3.6.3),导丝穿过癌栓,选择性进入颈内静脉,换成导管造影确认癌栓远心端位置(见图 3.6.4),沿导丝在头臂静脉癌栓近心端置入顺应性支架球囊导管(Reliant,美敦力,AB46),球囊内注入生理盐水 20 ml,测试头臂静脉能完全阻断(见图 3.6.5),吸尽盐水,固定备用。

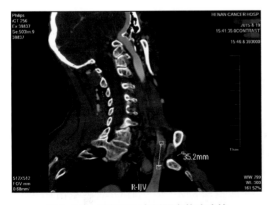

图 3.6.3　颈部 CT:右侧颈内静脉癌栓

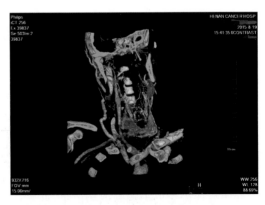

图 3.6.4　颈部 CT 三维重建:右侧颈内静脉癌栓

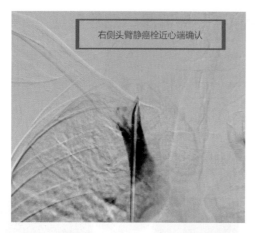

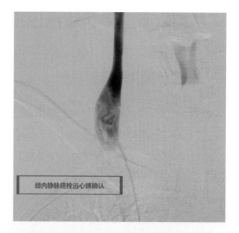

图 3.6.5　静脉造影右侧右侧头臂静脉癌栓近端确认　　　　图 3.6.6　右侧颈内静脉癌栓远端确认

在全麻下行全甲状腺叶切除加右颈淋巴组织清扫加颈静脉癌栓切除术,台下助手注水,阻断头臂静脉近心端。台上临时扎闭癌栓远心端,阻断回心血流,切开颈内静脉,显露预留导丝及癌栓,并将癌栓完整去除,切除受侵颈静脉段,窥见头臂锁骨下静脉腔光滑无瘤,恢复锁骨下-头臂静脉血流(见图 3.6.6~图 3.6.8)。

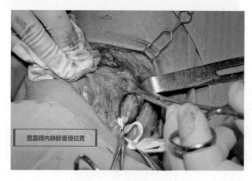

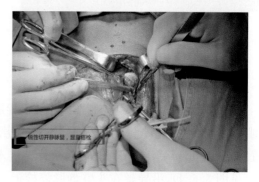

图 3.6.7　显露颈内静脉　　　　　　　　　　图 3.6.8　切除颈内静脉

三、术后病理

双侧甲状腺叶低分化甲状腺癌,颈内静脉癌栓,右颈淋巴结 4/15 癌转移并癌结节形成。后续行局部放射治疗及后续的 ^{131}I 治疗、内分泌治疗。

四、讨论

相比于分化型甲状腺癌,低分化甲状腺癌(poorly differentiated thyroid carcinoma,PDTC)多呈侵袭性生长,淋巴结转移、血行远处器官转移均较常见,但血管侵犯多为微小侵犯,直接形成大静脉癌栓者仍十分少见。自从 1879 年 Kaufmann 在尸检中首次发现了甲状腺癌伴发多发大静脉癌栓以来,此类病例国内外报道极少,大静脉的癌栓多由原发灶或转移淋巴结直接侵犯血管形成,也可以由甲状腺静脉微小癌栓向颈内静脉逐渐发展而成[2]。癌栓尚可延续到头臂静脉、上腔静脉甚至心房。血管癌栓提示预后不良,可出现上腔静脉综合征,也可出现肺栓塞,引起患者突然死亡。

　　一般通过颈部彩超、增强 CT、MRI 检查可以初步做出大静脉癌栓的诊断,此外颈静脉血管造影可更好地明确癌栓的具体位置。外科手术与否仍有争论。手术应包括甲状腺全切除、淋巴清扫及癌栓切除术,术后综合治疗。对于局限于颈内静脉的癌栓,一般仅需将受累颈内静脉切除即可;若癌栓向下累及头臂静脉,则多采用胸骨正中劈开入路,直视下将受累血管切开去除癌栓;若癌栓进一步进入上腔静脉甚至心房,还需同时建立体外循环。在本例患者中,我们创新性通过与介入科协作,利用顺应性支架球囊导管封堵头臂静脉血栓近心端后安全切除血栓,规避逆行急性大出和空气栓塞形成,且无须胸骨正中劈开从而减少手术创伤。有待于积累更多的经验。

(河南省肿瘤医院头颈外科　秦建武　张松涛)

第七节　甲状腺癌侵犯无名静脉的外科处理

一、病史摘要

　　患者,男,70 岁,因"甲状腺癌术后 15 年,发现颈部肿物 3 周"入院,右颈肿物穿刺提示:淋巴结转移性乳头状癌,CT 检查:上纵隔多发淋巴结肿大侵犯右侧无名静脉(见图 3.7.1)。

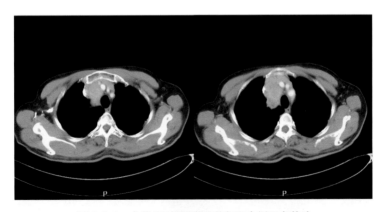

图 3.7.1　术前 CT 纵隔淋巴结侵犯右侧无名静脉

二、手术方式

先顺利行双颈部淋巴结清扫及甲状腺区肿物及残留甲状腺切除。胸骨劈开后,术中见纵隔淋巴结骑跨于左、右无名静脉。左无名静脉尚可分离,右侧无名静脉被肿瘤包绕侵犯无法分离,遂将右侧无名静脉连同肿瘤完整切除,血管残端予以缝闭(见图3.7.2)。继续行纵隔残余淋巴结清扫。

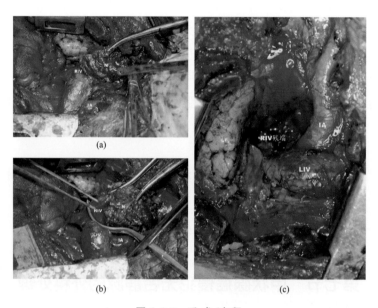

图 3.7.2　手 术 过 程

(a) 纵隔淋巴结侵犯右无名静脉;(b) 切除右无名静脉;(c) 纵隔淋巴结清扫后术野
IA 无名动脉;RIV 右无名静脉;LIV 左无名静脉;N 纵隔淋巴结

三、术后病理

(纵隔)纤维、脂肪及淋巴组织内见浸润性或转移性甲状腺乳头状癌。患者术后出现暂时性右上肢及面部肿胀,予抬高患肢,半坐位等对症处理,3 天后患者肿胀明显消退,术后 2 周出院。术后予以放射碘和 TSH 抑制治疗,术后 1 年余复查未见明显复发征象(见图3.7.3)。

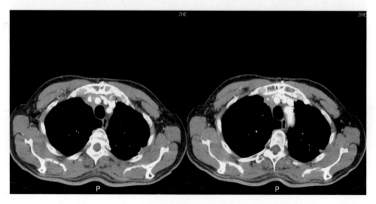

图 3.7.3　术后 1 年余复查 CT 扫描未见明显复发征象

四、讨论

甲状腺癌上纵隔转移性淋巴结常会与无名静脉粘连,由于其外侵性不强,大部分可分离。一旦出现包裹无名静脉而无法分离的情况,可切除一侧无名静脉,由于头颈部双侧回流的特性,术后仅出现一过性的头面部及上肢肿胀,并不会出现严重并发症。根据本院经验,通常有两种情况需离断一侧无名静脉:①转移性淋巴结侵犯无名静脉,术中需切断无名静脉,根据缺损血管的长度,可行自体静脉移植或人造血管修复为最佳,如无条件,不修复也无问题。②转移性淋巴结巨大,虽与一侧无名静脉无明显粘连,但无名静脉影响暴露,妨碍操作,也可暂时性离断,待肿瘤完全切除后,再吻合修复重建。如术中发现左、右无名静脉均无法保留,需人工血管置换重建,原则上只要保留一侧无名静脉通畅即可。

(浙江省肿瘤医院头颈外科　葛明华　谭　卓)

第八节　支架置入辅助颈胸气管严重侵犯狭窄的麻醉和手术

一、病史摘要

患者,女性,62岁,因"声嘶1年余伴呼吸困难加重达Ⅲ度1月"入院,原有甲状腺乳头状癌3次手术及[131]I治疗史。颈胸部CT扫描示肿瘤侵犯颈部气管达上纵隔(见图3.8.1)。三维重建见右侧甲状腺及上纵隔肿瘤侵犯颈、胸段气管,下界至主动脉弓下平面,左侧颈部肿瘤侵犯颈段气管并与左侧颈总动脉粘连(见图3.8.2)。

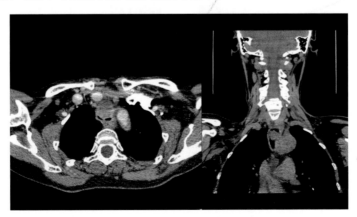

图3.8.1　术前CT扫描示肿瘤侵犯气管及上纵隔

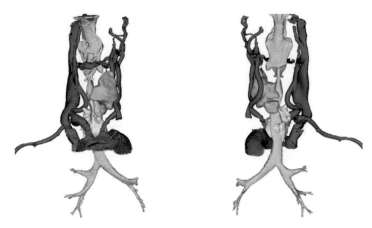

图 3.8.2   术前三维重建评估肿瘤与气管、血管关系

二、支架植入

支气管镜下见气管中段浸润性肿块，管腔严重狭窄［见图 3.8.3(a)］。结合 CT 三维重建确定支架型号和长度，镜下将导丝送入气管狭窄段远端，导入支架置入器，支架远端超越狭窄下端约 1.0 cm，缓慢释放支架，最后支气管镜下观察确认支架位置和扩张良好，无出血［见图 3.8.3(b)］。

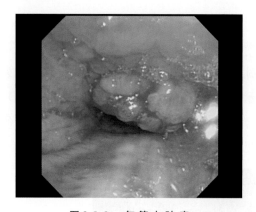

图 3.8.3a   气管内肿瘤

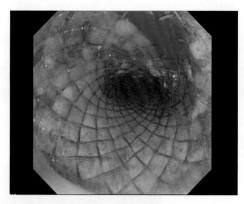

图 3.8.3b   气管支架置入后

三、手术过程

支架置入后第 3 天行手术，在支气管镜引导下进行麻醉插管顺利，行全甲状腺切除、双颈淋巴结清扫、胸骨劈开上纵隔淋巴结清扫、全喉切除及颈段及部分胸段气管切除（见图 3.8.4），需切缘阴性，并取出气管支架（见图 3.8.5），在充分游离肺气管韧带基础上将短的残余气管上提，去除部分胸骨柄（见图 3.8.6），进行了气管胸骨柄低位造瘘（见图 3.8.7）。

病理：甲状腺乳头状癌颈部淋巴结转移，侵犯环状软骨、气管，纵隔淋巴结转移，T4N1M0。术后两周患者顺利恢复出院。

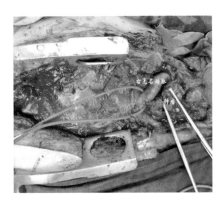

图3.8.4 纵隔淋巴结及甲状腺肿瘤融合并侵犯气管、喉

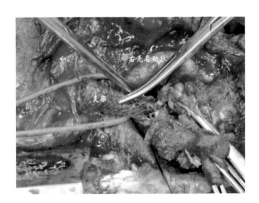

图3.8.5 术中取出支架

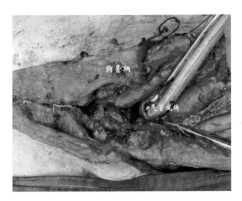

图3.8.6 气管残端上提，去除部分胸骨柄

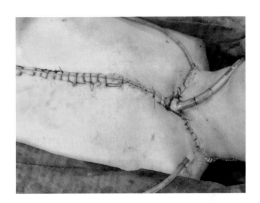

图3.8.7 气管低位造瘘

四、讨论

按气管侵犯的Shin分级该病例为Ⅳ级，外科手术是最佳治疗方案。由于气管管腔狭窄麻醉气管插管风险极大，对于无体外循环条件的医院置入气管支架可迅速改善患者呼吸困难，并解决了手术麻醉插管困难，为根治性手术创造机会，支架在手术期间取出。

气管支架置入的注意要点：

（1）宜在支气管镜直视下完成操作，一般选用镍钛合金记忆支架，分为裸支架和覆膜支架两种。一般临时性植入可用带膜支架便于取出，对气管壁损伤小，缺点是增加患者咳嗽排痰的难度，也有支架滑脱移位的风险，导致急性呼吸困难；姑息带瘤生存的患者支架不考虑取出，则采用不带膜的金属裸支架。本例患者支架置入术后第3天手术，考虑支架从切开的气管取出，故应用裸支架，这样就不会发生支架移位。

　　(2) 选择合适规格的气管支架。Breen,D.P 建议选择的气管支架内径与狭窄段气管应"正常"内径比值,以 1.0：(1.1～1.2)为宜,并且支架上下端应长于气管狭窄处至少 0.5 cm。

　　(3) 气管支架置入后会刺激肉芽组织增生,建议限期手术,我们一般于支架置入术后第 3 天左右手术。若等待手术时间如超过 3 周,则裸支架不易取出。麻醉插管最好在支气管镜引导下完成,我们一般选用 6.0 号管。

　　如气管侵犯范围长,还可能波及胸段气管,纵隔淋巴清扫和纵隔血管分离保护也是手术需要关注的难点,手术前 CT 三维重建评估非常重要。

　　　　　　　　　　　　　　　　　　　　(四川省肿瘤医院头颈外科　王朝晖)

第九节　体外循环辅助颈胸联合挽救复发性巨晚甲状腺癌

　　侵犯喉气管引起呼吸道梗阻的局部晚期甲状腺癌在临床上较为少见。在经口气管插管或气管切开全麻无法实施的情况下,利用体外循环技术可以使严重气道梗阻的患者获得手术可能并提高安全性,国内外实施很少。

一、病史摘要

　　患者,女,55 岁,因"甲状腺乳头状癌二次术后 4 年呼吸困难两个月"入院。查体：平静时吸气有延长,无明显三凹征,右下颈部可及 5 cm×6 cm 肿块,质韧,无压痛,界欠清,固定,下界不能扪及。左中颈可及 1 cm×1 cm 肿大淋巴结,质中,无压痛。电子喉镜提示："右侧声带麻痹"。

　　CT 扫描(见图 3.9.1)提示："右甲状腺、峡部、右气管食管沟、气管前方见明显软组织肿块,融合成大小约 4.56 cm×5.3 cm 的软组织肿块,压迫和侵犯气管,气管管腔明显狭窄,气管腔内最窄管径约 4 mm,食道胸上段以受压移位为主。肿块与右锁骨上及上纵隔大血管分界不清,拟复发并两肺转移"。

　　经麻醉科、胸外科、头颈科、放疗科、核医学科多学科会诊,认为插管麻醉困难,考虑体外循环人工肺支持,先切除颈胸部肿瘤、解除气道梗阻后再酌情 MDT 治疗,提高局控率,延长生存。

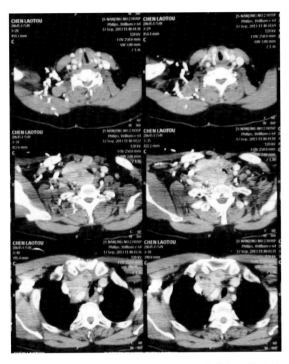

图 3.9.1 术前 CT 扫描显示肿瘤范围及气管侵犯最窄处

二、手术方案

体外循环辅助气切全麻下行胸骨劈开甲状腺右残叶＋右气管食管沟上纵隔肿块切除＋左颈功能性、右颈改良根治淋巴清扫＋右气管壁开窗切除重建术＋右无名静脉癌栓切除、静脉修补术＋右锁骨头切除术。

三、手术经过

患者平卧，吸氧。体外循环小组于右腹股沟下缘行横形切口，切开皮肤、皮下，寻找股动脉、股静脉，分别置管，建立体外循环，实施全身麻醉。

下颈部大横弧形切口，切开皮肤、皮下组织、颈阔肌，翻瓣。探查见右气管食管沟融合性性肿块延及气管前并达左侧气管旁，从左侧分离肿瘤，显露气管左侧壁，从左至右从气管表面剥离肿瘤，显露气管（见图 3.9.2），4～5 环气管间切开，置入 7 号气管插管，呼吸机辅助呼吸。拔除右股动、静脉插管，缝合动静脉，撤除体外循环。切除种植灶，行

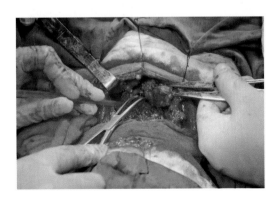

图 3.9.2 气管表面胸廓入口复发肿瘤

双颈Ⅱ、Ⅲ、Ⅳ、Ⅴ区淋巴清扫至颈根部。右颈根部肿瘤下极,延向胸骨后及右侧锁骨后方,无法从颈部切除。胸外科医师行胸骨正中全长劈开,见右气管食管沟融合性肿块,约7 cm×6 cm×5 cm大小(见图3.9.3),无包膜,界欠清,内侵及右气管食管膜及食管肌层约3.5 cm×3 cm大小,切除肿瘤并保留气食管的完整性。右无名静脉被肿瘤侵犯约2.2 cm并穿入静脉内形成癌栓。切除部分静脉壁完整取出癌栓(见图3.9.4),4—0prolene线缝合右无名静脉。切除右侧锁骨头约3 cm长,切除受侵右侧颈内静脉仅保留右锁骨下静脉。气管3~4环右侧壁侵入腔内,切除3~4环部分气管壁,4—0薇乔线缝合气管缩小气切口。术后病理示:"右气管食管沟及上纵隔、左右侧胸锁乳突肌下缘、气管3,4环、左颈Ⅲ、Ⅳ、Ⅴ区(1/10)、纤维结缔组织及肌肉组织中见转移性甲状腺乳头状癌.左气管食管沟(0/2);右颈Ⅱ、Ⅲ、Ⅳ、Ⅴ区示脂肪结缔组织"。

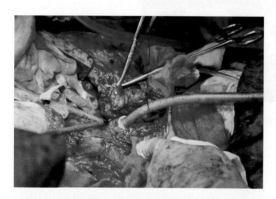

图3.9.3　胸骨劈开后被右锁骨头遮挡的下方肿瘤

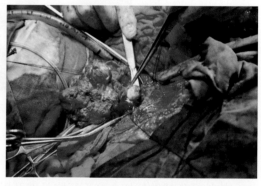

图3.9.4　上纵隔肿瘤和无名静脉癌栓(箭头处)整块标本

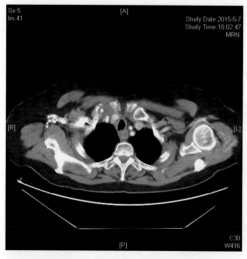

图3.9.5　术后CT扫描,纵隔无复发

术后1个月予以放疗,范围为右甲状腺残叶术区66 Gy/33Fx。

术后第7月、第11月行同位素治疗,剂量分别为150 mci、200 mci,肺部转移灶及其他部位未见明显摄取灶。

术后2年患者颈部无病灶(见图3.9.5)而肺部转移灶进展,参加了"盐酸安罗替尼胶囊对于碘治疗抵抗的局部晚期或转移性分化型甲状腺癌患者的疗效与安全性的随机双盲、安慰剂对照、多中心Ⅱ期临床试验"。术后3.5年并发肺部感染死亡。

(江苏省肿瘤医院头颈外科　张　园)

第十节　甲状腺癌伴超长段气管受累切除后旋转缝合术

一、病史摘要

患者,女,54岁,因"无诱因出现活动后呼吸困难10余天"就诊,无声嘶、咯血等症状,无心、肺疾患。甲状腺B超检查提示,右侧甲状腺下极可见异常回声结节,3.3 cm×3.9 cm大小,细针穿刺细胞学检查(FNA)提示为甲状腺乳头状癌。颈胸部CT扫描提示甲状腺右叶下极不规则软组织密度影,气管右侧后壁受侵,相应气管狭窄(见图3.10.1)。临床诊断:甲状腺乳头状癌(cT4aN1bM0 IVa期),Ⅰ度呼吸困难。

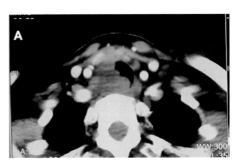

图3.10.1　术前颈部平扫CT扫描提示气管受累程度(Shin IV型)

二、手术操作及处理

先行右侧颈侧区清扫,甲状腺全切及中央区清扫,术中发现肿瘤自气管多环受累及(受累范围较B超检查显示更广),穿透气管壁全层,长约6 cm,宽度约1 cm,在保证切缘阴性的前提下,切除右侧约6.5 cm×1.5 cm大小气管壁,气管第1～9环右侧壁缺失。自缺损气管中部切断残存气管,将气管两断端对向旋转后行端端吻合(见图3.10.2、图3.10.3)。右侧喉返神经及右侧下位旁腺连同肿瘤一并切除,右侧上位和左侧旁腺、左喉返神经均保护完好。将颈部与前胸部皮肤用10号线悬吊缝合2针,保持头前倾位10天,未用颈托。麻醉插管留置2天后拔出。解除颈部悬吊后行气管CT三维重建显示气管通畅,无局限性狭窄(见图3.10.4)。随访半年患者无局部复发、呼吸困难、呛咳症状。

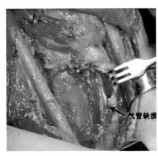
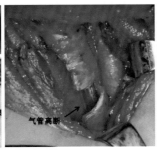
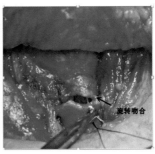

图3.10.2　术中气管缺损及选择缝合术

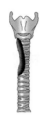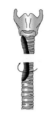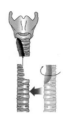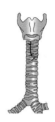

图 3.10.3　气管缺损旋转缝合术示意图

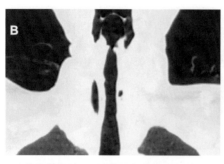

图 3.10.4　术后 2 周 CT 气管重建提示气管无狭窄

三、讨论

成人气管长度 10～12 cm,左右径 2～2.5 cm,前后径 1.5～2 cm。气管有 16～20 个软骨环,分颈段气管(环状软骨下至胸骨上窝,7～8 个软骨环)和胸段气管(胸骨上窝至气管隆嵴,9～12 个气管环)。本例甲状腺癌累及气管,根据 Shin 分度属于Ⅳ型:肿瘤穿透气管壁全层。根据受累程度,常见的手术方式主要有局部窗式切除,袖状切除端端吻合术,气管组合移植(复杂),甚至人工气管(不成熟)。气管缺损较长时可采用降喉,气管松解上提的方式行端端吻合,根据笔者经验,5 cm 的气管缺损可以直接端端吻合,但更长的缺损行端端吻合就会有困难。此时采用气管断端旋转后吻合,就是非常巧妙的处理方式,但如果气管缺损超过气管 1/2 周,旋转吻合后可能会出现气管的狭窄。

(南京同仁医院耳鼻咽喉头颈外科　张海东　于振坤)

第十一节　前臂游离复合组织皮瓣用于甲状腺癌术后长段气管缺损修复

一、病史摘要

患者,男,52 岁,因"右甲状腺乳头状癌术后数年,咯血伴 1 度呼吸困难 1 月余"入院。颈部 CT(见图 3.11.1)扫描提示:右侧甲状腺 MT 术后,气管右旁肿块,气管受侵至气管腔内,气管狭窄,考虑 MT;MRI(见图 3.11.2)扫描提示:右甲癌术后复发灶,侵犯至气管腔内。气管镜检查提示:右侧声带固定,左侧声带代偿,声门关闭稍欠佳。气管距声门约

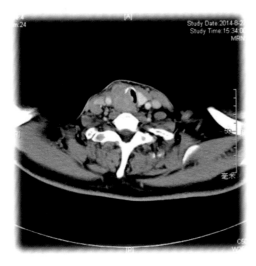

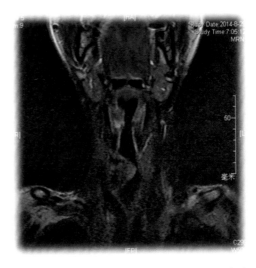

图 3.11.1　术前 CT 扫描提示：右侧甲状腺 MT 术后，气管右旁肿块，气管受侵至气管腔内，气管狭窄

图 3.11.2　术前 MRI 扫描提示：右甲癌术后复发灶，侵犯至气管腔内

1.5 cm 处见新生物，其表面见新鲜出血，气管上段明显狭窄，气管镜可勉强通过狭窄的气管上段进入远端；活检病理为"甲状腺乳头状癌"。

二、手术方式

完善术前检查与准备，行右甲状腺癌根治术＋左甲状腺叶切除＋气管部分切除＋气管再造术＋前臂游离皮瓣修复术＋植骨术。术中见气管右侧肿瘤病灶（见图 3.11.3）约大小 3.5 cm×2.5 cm×1.7 cm，侵犯气管软骨。肿瘤广泛切除后，气管壁缺损约 5.5 cm 长，1/2 周。取左前臂 5 cm×6 cm 游离皮瓣，取右侧第 7 肋软骨，修剪并雕刻为弧形，作为皮瓣支撑；缝合组装后将复合体（见图 3.11.4）转移至气管缺损区。血管吻合：将血管外膜仔细修剪，肝素冲洗，行桡动脉与甲状腺上动脉吻合，头静脉与颈外静脉吻合。完成前臂游离复合皮瓣修复术后行气管预防性造瘘术。

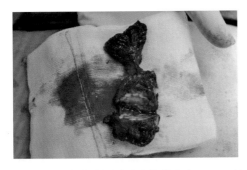

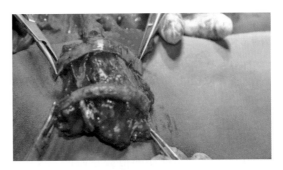

图 3.11.3　气管右侧肿瘤病灶约大小 3.5 cm×2.5 cm×1.7 cm，侵犯气管软骨

图 3.11.4　缝合组装后复合组织瓣待转移至气管缺损区

结果：术后 1 个月随访气管镜与 CT，皮瓣存活良好，气管通畅，皮瓣处气管稍狭窄，气管镜可顺利通过皮瓣处进入气管远端，予以拔除气切管。术后 3 个月随访，气道周围软组织肿胀较前略好转，气管通畅，管径较前次增大。术后 7 个月随访，气管通畅（见图 3.11.5），可见肉芽肿，可登山游泳。术后 18 个月，肉芽肿消失（见图 3.11.6、图 3.11.7）。

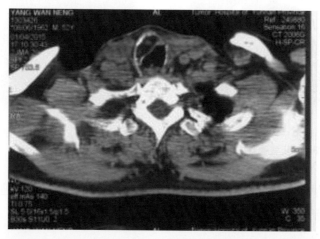

图 3.11.5　术后 7 月 CT 扫描示：皮瓣存活良好，气道通畅，软骨存活

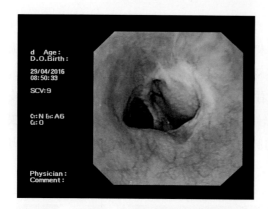

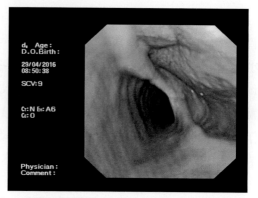

图 3.11.6　术后 18 个月气管镜检查：气管通畅，皮瓣存活良好

图 3.11.7　术后 18 个月气管镜检查

三、讨论

甲状腺癌由于其解剖特殊性，较容易侵犯气管。从侵犯深度而言，参照 Mccaffrey 述及侵犯深度分期，Stage Ⅲ 起就已开设侵犯软骨，本病例属于 Stage Ⅳ，已不再适用仅仅将肿瘤从气管表面锐性切削也就是所谓 shave off 的处理方式，而需要切除部分气管组织。参照 Peirong Yu 归纳的气管缺损类型，本病例术前缺损超过 5 cm，不适合直接关闭，而需要考虑使用组织瓣进行重建。气管缺损的修复需要满足 3 个要素：刚性支撑、上皮（呼吸

道上皮最佳)、血供。因此,本病例的术后缺损修复中使用了前臂游离皮瓣＋肋软骨的复合组织瓣。从本病例的随访结果看,皮瓣存活良好,保障了气管的基本功能完整性,本皮瓣可用于部分患者甲状腺癌术后较长段气管缺损修复。

(复旦大学附属肿瘤医院头颈外科　王　宇　张莹莹)

第十二节　甲状腺癌侵犯气管的喉旷置和气管造瘘手术

一、病史摘要

患者,女,46 岁,因"咳嗽、呛血、进行性呼吸困难 1 月,外院急诊行气管支架置入术后 2 周"入院。体检:甲状腺左叶可扪及约 4.0 cm×3.0 cm 肿块,质硬、固定,边界不清。喉镜检查:声带光滑、活动好,声门下可见气管金属支架。

二、手术方式

先行颈清扫,将甲状腺双叶腺体连同肿瘤连同环状软骨板至第 7 气管环软骨部完整大块地切除。保留声门下 5 mm 以上的喉体,将声门下喉腔暴露于体外,声门下黏膜及甲状软骨下缘与颈前皮肤缝合一圈完成喉旷置手术。保留气管膜部组织,与颈前两侧的皮肤缝合,第 8 气管环与胸骨切迹皮肤切缘缝合,完成气管造瘘。形成喉腔和气管造口双口外露(见图 3.12.1～图 3.12.6)。

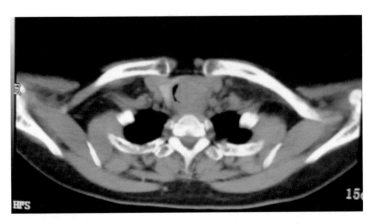

图 3.12.1　置气管支架前的 CT 扫描示:甲状腺左叶肿瘤压迫气管,突入气管腔,气管腔明显变窄

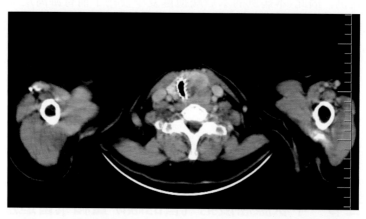

图 3.12.2　金属气管支架置入后的 CT 扫描提示：气管管腔较前扩张

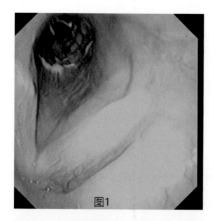

图 3.12.3　术前喉镜示：双侧声带活动正常，闭合良好，声门下方可见金属气管支架，支架周围气管黏膜糜烂

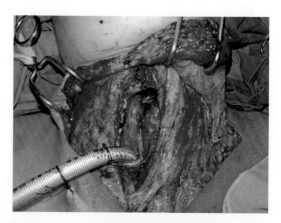

图 3.12.4　手术切除肿瘤、环状软骨板及第 1～7 气管软骨部

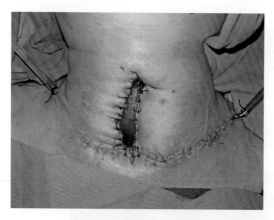

图 3.12.5　喉旷置术后外观

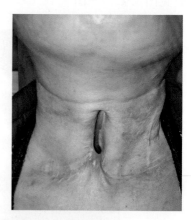

图 3.12.6　喉旷置术后半年的外观

三、术后病理

甲状腺乳头状癌,累及气管腔;淋巴结见癌转移;喉和气管切缘未见癌变。

四、术后辅助治疗

放射性碘 150 mCi 治疗。术后 1 年无复发,局麻下行颈部气管造瘘口缩小手术(方法:造瘘口两侧的皮肤做成两个邻近皮瓣向中线拉拢缝合,使皮瓣的皮肤面作为气管的衬里代替黏膜,完全关闭声门下的瘘口,仅保留胸骨上窝直径约 1.5 cm 的气管造瘘口。再将颈部两侧的皮瓣拉拢缝合覆盖气道发音管的表面)(见图 3.12.7)。发音管建立后,堵住缩小后的气管瘘口(见图 3.12.8、图 3.12.9)就可以讲话了。

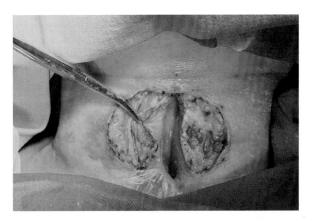

图12.7　术后 1 年行气管造瘘口缩小手术,将瘘口周围皮肤拉拢缝合

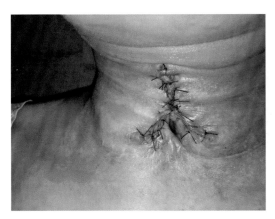

图 3.12.8　气管造瘘口缩小术后外观

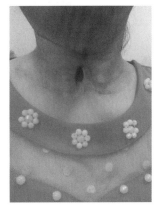

图 3.12.9　气管造瘘口缩小(术后 3 个月)

(湖南省肿瘤医院头颈外科　陈　杰　黄文孝　钟外生)

第十三节   颈胸联合喉和气管切除低位造瘘术根治低分化甲状腺癌

局部晚期低分化甲状腺癌常常侵犯周围组织，如喉、气管、食管、血管、纵隔等。实施多个受侵器官在内病灶的整块切除达到根治较难。我们对于喉、气管侵犯较长，切除后无法颈部气管造瘘者，大胆采用低位胸骨柄造瘘。术后配合外放射治疗以提高患者局部控制率及长期生存率。

一、病史摘要

患者，男，52 岁。因"咳嗽、胸闷 1 个月"入院。查体：右甲状腺可扪及 5 cm×4 cm 肿块，质硬，固定。外院穿刺提示"腺癌"。

CT 扫描（见图 3.13.1）示：右侧甲状腺体积增大大约 5.5 cm×4.0 cm，病灶向下突入右气管食管沟及上纵隔达胸骨柄水平，下界无法触及。气管受压变窄，部分层面气管内缘欠光整，考虑破坏。电子支气管镜见主支气管外压型狭窄，部分膜部呈颗粒样改变。肿瘤已侵及气管。术前诊断为右侧甲状腺癌侵及上纵隔、气管、食管。

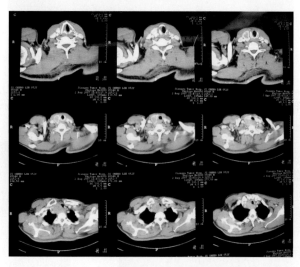

图 3.13.1   术前 CT 扫描显示从环状软骨到纵隔，肿瘤侵及气管

二、手术方案

甲状腺癌全叶颈胸联合根治＋全喉切除＋颈胸段气管切除低位造瘘术。

三、手术经过

下颈前低位大弧形切开后，切除受累的右胸骨甲状肌，甲状软骨下角见肿瘤向气管膜部侵犯,下极向纵隔侵犯,无法先行切除右甲。断甲状腺峡部,于气管前筋膜掀起肿瘤达气管环右后缘(见图3.13.2)。于环状软骨下缘断气管环,见膜部全侵犯达对侧环状软骨下三环边缘,表面黏膜呈颗粒状向纵隔延伸。胸廓入口处食管右壁肌层侵犯明显,予以切除,食管上端黏膜破损约2 cm长,修补并肌层加固。

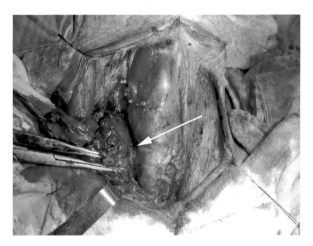

图3.13.2 术中肿瘤侵犯环状软骨

行正中胸骨劈开从颈部沿椎前筋膜、气管切除8 cm×5.5 cm肿瘤(见图3.13.3)。

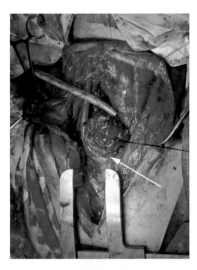

图3.13.3 肿瘤与颈总动脉及无名动脉关系(箭头为无名动脉)

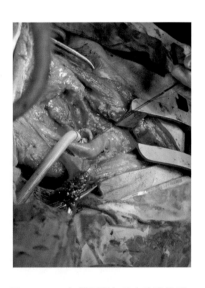

图3.13.4 气管下端与无名动脉关系

行右侧纵隔及Ⅶ区淋巴清扫。因气管缺损过长(15环)(见图3.13.4)无法颈部造瘘,让其残端从右无名动脉及右颈总动脉左侧绕至右侧上提至胸骨柄水平(见图3.13.5),左胸骨柄处制造2个半圆缺损面置气管口造瘘(见图3.13.6)。

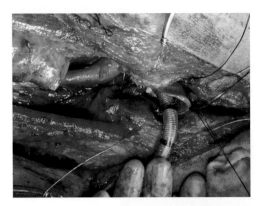

图 3.13.5　残端从右无名动脉及右颈总动脉左侧绕至右侧上提至胸骨柄水平

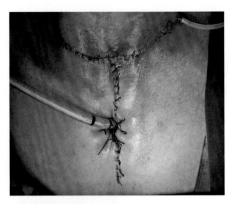

图 3.13.6　左胸骨柄处气管口造瘘

因气管缺损过长且侵犯环状软骨故行全喉切除,缝合咽腔及食管入口黏膜断端,术毕留置胃管。

术后病理示:"右甲状腺分化差的神经内分泌癌,侵及气管后壁和右壁、食道和右环状软骨下极达黏膜下,纵隔淋巴结(0/3)未见转移癌"。

术后鼻饲 12 天拔除胃管。术后 20 天发现造口后壁新生物隆起,活检提示复发,紧急行常规放疗,病灶瘤床处予 64.4 Gy/(31Fx · 42 d)。

术后十年随访,患者无瘤生存(见图 3.13.7),身体情况良好。

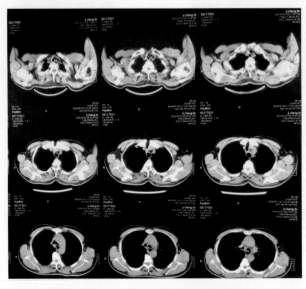

图 3.13.7　术后复查 CT 扫描无肿瘤复发

(江苏省肿瘤医院头颈外科　张　园)

第十四节 食管侵犯手术新思路：局切后分层成形修复

和其他颈部恶性肿瘤一样，局部晚期甲状腺癌，也可浸润食管，肿瘤根治性切除需连同受侵食管一并切除，会造成不同程度的食管缺损（见图 3.14.1、图 3.14.2）。若颈段食管缺损很小时，可局部游离修整后直接对端吻合或侧向修补。但如果缺损长度和周径较大，则直接对端吻合不太可能，而侧向缝合又常致食管狭窄甚至梗阻。采用进入腹腔游离胃或小肠、结肠来重建食管，则手术困难、耗时长、创伤大，后期可能营养并发症。采用游离肌皮瓣修补技术比较复杂，损伤供皮区。人造食管的临床研究尚处于探索中。

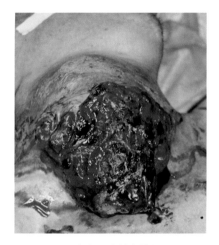

图 3.14.1 晚期甲癌并食管侵犯（外观）

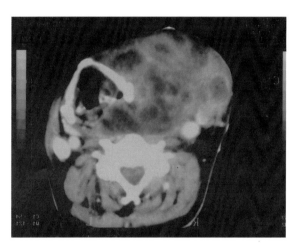

图 3.14.2 晚期甲癌并食管侵犯（CT 影像）

一、食管缺损原位分层成形修复术

1985 年 2 月—2017 年 4 月，我们根据食管的解剖特点，自行设计颈部食管缺损原位分层成形修复术，经临床应用，效果满意。因局部晚期甲状腺癌或其他颈部恶性肿瘤侵犯食管，共 21 例患者切除肿瘤同时切除部分食管，其中 15 例食管缺损较小，将缺口修整直接拉拢对端吻合或侧向缝合修复成功。6 例患者含男性 4 人，女性 2 人；年龄 34～62 岁；甲状腺癌 5 例，其他肿瘤 1 例。因食管纵向缺损长度达 3～5.5 cm，横径最宽缺损达食管周径 1/2，无法直接常规缝合或吻合。且因甲状腺癌巨大或延伸进入胸骨后、锁骨下，与颈部大血管粘连包绕，单纯颈部切口无法显露，采用了劈开胸骨，或离断胸锁关节牵开锁骨，或锁骨部分切除。

缺损食管分层成形修复的具体手术过程（见图 3.14.3）：

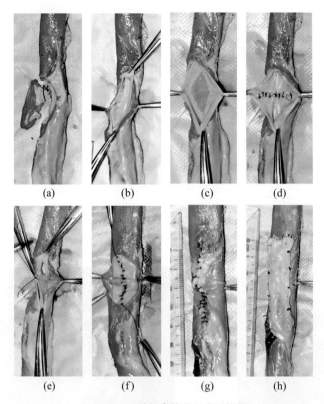

(a)　　　(b)　　　(c)　　　(d)

(e)　　　(f)　　　(g)　　　(h)

图 3.14.3　缺损食管分层成形修复

(a) 食管壁缺损：纵 4 cm 横 4 cm；(b) 将创口翻向前便于操作；(c) 后壁黏膜层作纵形切开，长度等于缺损的宽度；(d) 后壁黏膜横缝增长周径；(e) 前壁黏膜纵缝保持食管长度；(f) 前壁黏膜缝毕；(g) 食管前壁肌层稍加牵引可纵形缝合；(h) 取周围带蒂或游离筋膜加固伤口

注：食管肌层与黏膜层间为疏松组织，2 层间可以滑动。黏膜层有弹性可纵向伸长，肌层难以纵向伸长却于易于横向扩张。

（1）先将缺损边缘修整并牵引创口翻向前方以便于操作，创缘向两侧牵开，显露腔内后壁黏膜。

（2）在后壁黏膜中线作纵切口，其长度等于食管缺损的宽度，不要损伤后壁的肌层。

（3）后壁纵切口黏膜轻轻牵引拉长即可横向缝合，于是食管黏膜层的周径即得以扩充并与正常食管相等。

（4）插入胃管至缺口处。前壁黏膜纵向间断缝合，再将外壁肌层稍加分离、牵引即可扩张周径，然后也纵向间断缝合。

（5）最后取邻近带蒂或游离筋膜加固前壁伤口。颈部伤口置负压引流管如此保持了食管的周径和长度。

（6）术后给予患者抗炎、胃管减压、伤口负压吸引，酌情营养支持。

二、讨论

甲状腺癌若仅属粘连食管，分离开即可，粘连部位食管表面可用电刀浅削电灼。若肿瘤侵及食管壁,需将肿瘤、颈淋巴连同受侵食管一起整块切除。过去为防止切除食管带来的食管漏/瘘、食管狭窄等麻烦,常对肿瘤侵入食管不能分离者放弃切除,或将肿瘤从食管表面姑息剥离或部分切除,如此容易失去根治机会,[131]I、外放射、化疗、局部放置食管带膜支架等后期处理手段亦无法弥补。

局切后食管缺损范围不大,有时只要缝合黏膜层,肌层缺损可不必用带状肌、胸锁乳突肌等肌束加固缝合,这是因为咽喉食道黏膜上皮为鳞状上皮,组织张力大比较牢固(肠管黏膜上皮为柱状上皮需缝合加固)。很多时候外科医师只是担心食管漏或食管憩室才选择肌束加固。喉癌、咽癌行全喉切除后,仅缝合食管黏膜层,不用肌层加固一样能愈合。临床上颈段食管憩室并不少见,通过将憩室黏膜回纳入食管,肌层对位缝合治愈。为吻合安全和后期减少憩室,我们对有条件加固肌层的方法并不持反对意见。

食管缺损原位分层成形修复法是根据食管的解剖特点设计的。食管无浆膜层,肌层与黏膜层间为疏松结缔组织,两层间可以滑动。肌层主要为纵形纤维,难以伸长却如拉闸门易横向扩张;黏膜层有弹性可以伸长。如此采用本法分层整形修复,则即保证了食管的长度又维护了周径。我们实践中食管缺损最长 5 cm,周径缺损最大达食管周径 1/2,均顺利完成修复。所有 6 例临床患者术后食管吻合一期愈合,食管造影通畅,未见吞咽困难等狭窄表现。由于该缺损修复方法食管局部成形效果满意,加之手术技术相对简单,也不需特殊的吻合器械和术后食管支架,为临床上特别是基层修补提供一种新方法。

(南华大学附属第一医院乳甲外科　禹正杨　李汉贤)

第十五节　食管节段切除：带蒂游离皮瓣管状重建

一、简要病史

患者,女,50 岁,因"甲状腺结节二次术后 5 月,吞咽困难 5 月"入院。患者因"甲状腺结节术后复发"在当地医院行"甲状腺次全切除术",术后诊断为"甲状腺良性结节"。术后即出现吞咽梗阻感,逐渐加重至无法进食。外院行食管镜检查示食管狭窄,因无法插入胃管,予留置空肠营养管进食营养液。我院胃镜示距门齿 15 cm 食

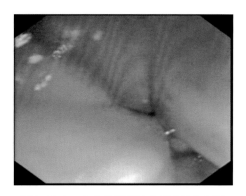

图 3.15.1　术前食管镜检查示食管入口狭窄,胃镜无法通过

管入口狭窄,内可见留置的空肠营养管,超细胃镜仍无法通过(见图 3.15.1)。颈部 CT 示原甲状腺左侧叶区软组织影稍增多,颈段食管位置见高密度影(见图 3.15.2)。临床诊断:①颈段食管狭窄;②良性甲状腺结节术后。

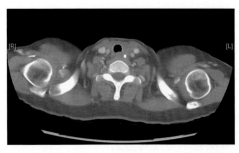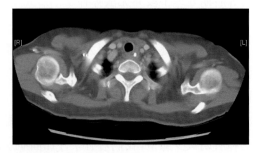

图 3.15.2 术前 CT 扫描示颈段食管位置见高密度影

二、手术操作及处理

术中先显露、探查甲状腺左叶区及左侧气管食管沟,以术前所置营养管为指引,探查见:从食管入口处开始,至胸骨切迹以上约 2 cm 处,食管缺损长约 4 cm,局部见瘢痕、缝线及肉芽肿形成,颈段食管残存右侧壁黏膜宽约 0.5 cm,仅能通过术前所置的营养管(见图 3.15.3)。

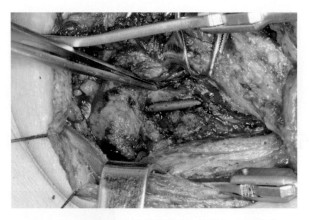

图 3.15.3 颈段食管狭窄区域残存黏膜少,见营养管

考虑残存的右侧壁黏膜已无法修复,遂切除该狭窄段食管残存黏膜、瘢痕及肉芽组织,游离食管入口及远端正常食管壁。于左侧前臂制取一约 8 cm×6 cm 大小的皮瓣并带一小观察窗(见图 3.15.4),将皮瓣卷曲缝合成管状,置入颈段食管缺损区,上下端分别与食管入口及远端正常食管黏膜组织对缝,修复颈段食管缺损。用 8—0 血管缝线分别将桡动脉和甲状腺上动脉行端-端吻合、桡静脉与颈外静脉行端-端吻合、头静脉与颈内静脉行端-侧吻合,检查血供,确定吻合成功。皮瓣观察窗缝合于颈部切口(见图 3.15.5)。

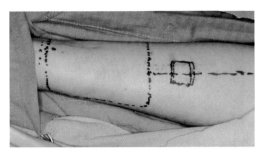
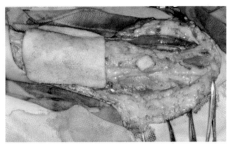

图 3.15.4　制取左侧前臂皮瓣 8 cm×6 cm，并带一小皮岛作为观察窗

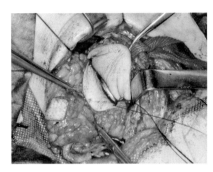
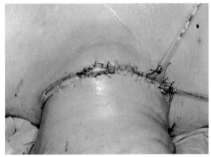

图 3.15.5　左前臂皮瓣卷曲成皮管修复颈段食管缺损，皮瓣观察窗置于颈部切口

三、术后复查情况

术后患者恢复好，颈部观察窗显示皮瓣血运良好（见图 3.15.6），术后第 8 天开始进食流质，后可进食半流质。术后 1.5 个月复查 CT 扫描示重建颈段食管通畅（见图 3.15.7）；术后 11 个月复查食管吞钡示颈段食管重建术后，吻合口稍狭窄，上下吻合口宽分别为 4 mm、6 mm，钡剂通过上吻合口稍缓慢，通过下吻合口顺畅（见图 3.15.8）；术后 20 个月复查食管镜示距门齿约 15 cm 见皮瓣上缘，内径约 6 mm，距门齿约 20 cm 见皮瓣下缘，内径约 8 mm，表面光滑，皮瓣修复的颈段食管通畅（见图 3.15.9）。

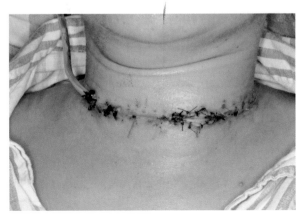

图 3.15.6　术后第 10 天示颈部观察窗皮岛血运良好

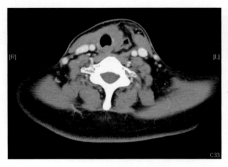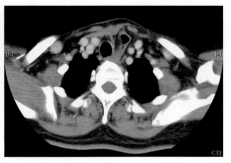

图 3.15.7   术后 1.5 个月复查 CT 扫描示重建颈段食管通畅

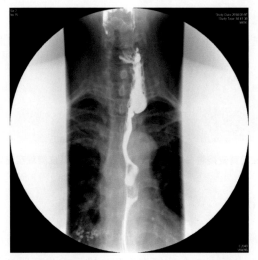

图 3.15.8   术后 11 个月复查食管吞钡示重建的颈段
食管上吻合口稍狭窄

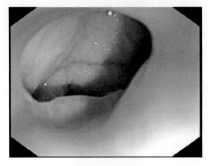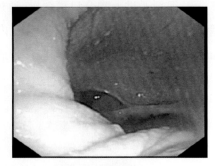

图 3.15.9   术后 20 个月复查食管镜检查示皮管修复的颈段食管通畅

四、讨论

颈段食管是甲状腺的毗邻器官,甲状腺手术特别是再次手术可能损伤或需处理颈段食管。该例是 1 例甲状腺良性病变手术后合并颈段食管狭窄的病例,考虑可能是再次甲状腺手术时因为第 1 次手术的瘢痕粘连,未能正确辨认出甲状腺及瘢痕粘连后方的食管结构,将正常食管误认为是憩室,损伤颈段食管未及时发现及正确处理所致。

局部晚期的甲状腺癌可侵犯颈段食管,手术可导致颈段食管缺损,需根据是否为洞穿性缺损和缺损的范围而采取相应的处理措施。若仅有部分食管肌层缺损,一般可直接拉拢缝合肌层;若颈段食管洞穿性缺损范围小,一般也可直接拉拢缝合;若食管洞穿性缺损范围较大但未达到环周缺损,一般可采用皮瓣(游离或带蒂)修复;若出现食管环周缺损,可采用皮瓣卷曲成皮管,或胃上提代食管、游离空肠代食管(游离空肠瓣术后无法耐受外放疗)进行修复。

该病例颈段食管虽然未达到环周缺损,但残留的黏膜很少,不利于修复,遂切除残留的黏膜,然后采用由前臂皮瓣做成的皮管进行修复,很快解决了患者不能经口进食的问题,效果较为满意;但修复的皮管无蠕动功能和正常食管的分泌功能,并且皮管与食管之间的吻合口可能出现狭窄而影响进食,这是需要注意的问题。

(中山大学肿瘤防治中心头颈外科 李秋梨 郭朱明)

第四章

手术并发症的预防和处理

第一节　甲状腺手术后的出血和处理

甲状腺是人体血供最丰富的内分泌器官，甲状腺手术后出血是甲状腺手术最严重的并发症之一。因为颈前区是一个相对封闭的狭小空间，出血较少时即可明显压迫气管，导致气管水肿狭窄，引起呼吸困难甚至窒息死亡，凶险程度远甚于身体其他部位术后出血，必须引起甲状腺外科医护人员的高度重视。

一、发生率

丹麦耳鼻咽喉头颈外科专业数据库统计了该国 2001—2007 年做了 5 490 例甲状腺手术，术后出血的发生率高达 4.2%。甲状腺术后出血有可能导致患者死亡，美国 2001—2004 年 14 家医学中心做甲状腺和甲状旁腺手术 7 082 例，术后 30 天病死率为 0.35%。我国医学科学院肿瘤医院报道 13 485 例甲状腺手术，术后出血发生率 1.07%，88.7% 都发生在术后 12 h 内，其中致命性出血为出血总数的 0.45%（7 例）。

术后出血的风险与多种因素相关。一项美国多中心研究报告，双侧手术发生出血的风险约为单侧手术的 2 倍。其中双侧近全切除术后 2.2% 发生出血，是所有手术方式（包括双侧全切除、单侧腺叶切除）中最高的；甲状旁腺手术后出血率最低，为 0.13%。术后出血的发生率也与医生的经验和技术密切相关。

二、导致甲状腺术后出血的因素

发生甲状腺术后出血的原因可以归结为 3 个因素：患者一般情况和基础疾病，原发病的特点，医源性因素。

（1）患者的一般情况和基础疾病。仔细了解患者的病史和抗凝药物使用情况对避免手术出血至关重要。患者的年龄和性别有助于判断术后出血的风险。男性发生出血的概率约为女性的两倍(3.6%比1.7%),60岁患者的出血风险明显高于50岁的患者(OR 1.037)。合并凝血功能障碍和出血倾向的患者更容易发生出血,包括先天疾病(如血友病,von Willebrand病),慢性肝炎或肝硬化导致凝血因子减少,慢性肾功能不全或衰竭,血透患者应用肝素等。据统计,3.7%甲状腺手术患者在围术期使用过抗凝药物(如华法林),静脉使用抗凝药物出血概率增加26.8倍。25%~30%的患者使用过抗血小板药物(如阿司匹林、氯吡格雷等),围术期服用抗血小板药物术后出血发生率提高5.5倍。因此,术前要停用阿司匹林至少5天,术前3~5天停用抗凝药物改用低分子肝素。

(2)原发病的特点。甲状腺功能亢进和毒性结节性甲状腺肿患者因甲状腺血管丰富、甲状腺实质血管增生而比其他甲状腺疾病更易导致术中、术后出血。Goudet等对甲状腺出血的病种分析发现,Graves病所致的巨大毒性甲状腺肿和胸骨后甲状腺肿最容易发生术后出血。甲亢患者需要充分的术前准备,控制甲状腺功能在正常范围。术前使用卢戈氏液,使甲状腺血流减少,降低术中、术后出血渗血的风险。另外,局部晚期的甲状腺癌,手术范围广泛,需要备血,尽量采用无血操作技术;如果肿瘤侵犯大动脉,需要手术中血管置换,采用肝素等抗凝药物,也是一个重要的危险因素。

(3)医源性因素。手术的操作和技巧是避免术后出血至关重要的一环。术后线结滑脱、已凝血管再开放和残余甲状腺创面渗血是术后出血的重要原因。动脉性出血和静脉性出血分别占70%和20%。动脉出血最为凶险,能在短时间内造成呼吸困难甚至窒息;而静脉出血一般发展较慢,由于有引流管,往往能及时发现。部分小动脉由于痉挛、牵拉和回缩,手术时并不出血,手术后动脉压力上升,重新开放往往造成出血。最常见的出血血管是甲状腺下动脉、甲状腺上动脉和甲状腺最下动脉。另外需要特别注意3处细小动脉,分别是位于Berry韧带的血管、环甲肌内侧动脉以及气管和环状软骨交界处的血管。此外,若分离肌群不稳妥,则肌肉牵拉活动(如呕吐,则打喷嚏和剧烈咳嗽)可能造成肌肉断端撕裂出血。带状肌是甲状腺手术时最常需要部分切除或者离断的肌肉,肌肉表面的静脉和内部滋养血管出血是术后出血的常见原因。离断肌肉后应当仔细结扎其表面的静脉,并褥式缝合断端,方可预防术后渗血。大血管需要双重结扎,甚至缝扎,无论腔镜或开放手术采用超声刀对血管离断都应当移行凝闭。如果怀疑大血管止血不可靠,应当追加结扎或使用止血夹。此外,还要严控乳糜漏、食管瘘。上海交通大学附属第六人民医院甲状腺外科对术后出血、永久性喉返神经损伤、永久性甲状旁腺功能减退进行了严格的质量控制,希望均控制在1%以下。

三、临床表现

了解出血发生的时间特点有助于判断出血的性质和出血量。甲状腺术后出血通常发生在术后24 h内,最常发生在术后6~8 h。也有少数超过24 h延迟出血的报道,甚至可以发生在术后7天以后。术后6~24 h是至关重要关键时间节点。日间手术时,观察24 h较为稳妥和安全。一般手术后3天以内的出血,往往和术中操作有关,如结扎线结脱落、静脉端开放等。若术后 3 天后出血，则应注意是否因为合并了伤口感染。局部晚期甲状腺肿瘤手术后，可能需要气管造口，甚至并发食道瘘。局部伤口感染和消化液的腐蚀都可能引起血管壁破裂，发生严重的术后出血。我院有 1 例局部晚期甲状腺癌行侵犯食管部分切除术后，并发食道瘘，3 周后腐蚀周围大血管，导致异常凶险的颈动脉破裂出血，手压后送手术室止血；另 1 例延期出血，系手术后急性咽炎反复咳嗽，导致第 4 天突发出血。中国医学科学院肿瘤医院分析过 5 例超过 2 周的迟发性出血，都存在消化瘘和感染。

如何判定术后出血非常重要。术后出血的表现可以不是皮肤青紫和伤口及引流管渗血。因为大部分出血位于颈深筋膜内，较难凭肉眼评定。留置引流的患者只有一半能通过引流量增加判定出血，因为血凝块会导致引流管堵塞后，失去观察的窗口。判断出血首先应注意患者的低氧血症综合征，即心跳加快，烦躁，出汗和淡漠等。继而颈部肿胀饱满，皮纹消失，颈部疼痛加重和声音改变(嘶哑)以及呼吸窘迫相继出现。术后出血的高危时间段内，手术组应当常规仔细巡查和体检。得知患者相关不适主诉后应当立即积极处理。我院统计资料表明，术后发现并准确诊断出血的平均时间为 17 h(15 min～5 d)。床旁超声有助于早期发现和证实血肿。

四、治疗方法

由于甲状腺术后出血可能危及生命，一旦确诊，必须当机立断进行正确处理。对于引起气道梗阻的危急病例，须争分夺秒，否则有可能因缺氧时间过长而造成不可逆的脑损伤，甚至死亡。应立即在床旁行伤口敞开减压以缓解低氧血症和保持循环稳定。床旁伤口减压不能仅仅打开伤口，而是要清除血肿、暴露气管。床旁如果发现致命的出血，可以及时压迫止血以防止出血性休克。但是依靠临时压迫止血，很不可靠，待患者情况稳定后应立即手术止血。

发现气道阻塞不能改善时，应当立即气管插管或直接气管切开。局部晚期甲状腺癌患者由于手术创伤大，气管插管时间长，部分患者术前或术中喉返神经损伤，易发生喉头水肿，我们常规推荐术中和术后给予全身激素治疗，常规术前喉镜和术中喉返神经监测，了解声带情况。

80% 的出血为深部出血，无法依靠床旁处理，需要在麻醉下手术探查止血(见图 4.1.1)。

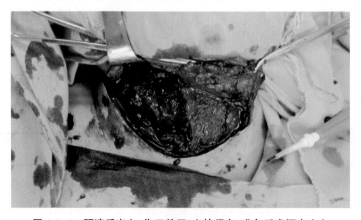

图 4.1.1　颈清后出血，伤口敞开，血块很多，准备手术探查止血

约有5%的患者难以明确出血原因,甚至需要多次探查止血。探查过程中反复清水冲洗,检查所有潜在出血区域。手术结束前,放置引流管。

五、预防

预防出血,是每个手术者必须时刻牢记在心的最重要信条。术前应根据病史、用药史合理安排手术时机,采用相应的药物和措施来保证围手术期的安全,可以避免并发疾病或药物对手术造成无法挽救的后果。目前超声刀、电刀等已成为甲状腺外科较常使用的器械,缩短手术时间同时并不增加并发症,其止血强,损伤小,组织内小血管的止血可直接电凝。所以熟练掌握超声刀技术是减少甲状腺术后出血并发症的有效方法。术后创面内放置止血材料、蛋白胶等医用可吸收止血材料也可以减少渗血,但不是关键措施。如果是腔镜手术时,可以用钛夹或塑料夹闭较粗血管后离断,可防止血管闭合端破裂、血栓脱落。手术结束前将手术野仔细检查,有学者提出可行头低足高30°角体位增加静脉压力来检验是否残存出血。

术后高血压必须得到控制。若术后出现咳嗽、呃逆,会增加静脉压力和颈部肌肉张力,此时应使用抗生素、镇咳药物和喷雾治疗。

引流的放置一直存有争议,笔者认为,对于双侧手术,肿瘤体积较大,甲亢以及大范围清扫的患者应当常规负压引流,大多需要2根或多根负压引流管。可以通过观察引流量变化更早地发现出血。

术后需要注意负压是否维持,引流管是否堵塞,必要时需要挤压,甚至更换。

（上海交通大学附属第六人民医院甲状腺外科　伍　波　王道恒）

第二节　呼吸困难的处理（附气管切开术）

甲状腺手术存在一定风险。奥地利报道了30 142例甲状腺手术中有519例并发出血,7例进行了气管切开,3例死亡。法国一组3 008例甲状腺切除手术中,术后有11例再次进行急诊手术,气管切开3例。

虽然甲状腺手术后发生呼吸困难甚至窒息很少见,但一旦发生却是最危险的并发症。如术前预判不足,处理欠妥,有可能使患者因急性呼吸道梗阻瞬间丧命,或因脑缺氧造成植物人等严重后果。

甲状腺手术后呼吸困难的典型临床表现为进行性加重的呼吸困难,伴有烦躁不安、口唇发绀等,有时出现吸气性三凹征。其原因有二:一是与手术操作不当有关,如术后出血或者局部血肿、双侧喉返神经麻痹或损伤、喉痉挛等；二是与甲状腺病变本身有关，如巨大甲亢、局部晚期甲状腺癌侵犯喉、气管等，较常规手术后更容易发生呼吸困难。

一、甲状腺术后出血

甲状腺手术后出血引起的颈部气管压迫是常见呼吸困难原因。大多与手术操作止血不完善有关，少部分与患者本身凝血功能障碍，或正在使用抗血小板药物、抗凝药物有关。当出血形成巨大皮下血肿，或者导致颈深筋膜的封闭间隙内形成血肿时，即可对气管形成压迫造成气道阻塞，导致呼吸困难。由于颈前区空间狭小，积血 50 ml 即可造成气管压迫临床表现，大于 100 ml 即可出现明显呼吸困难或窒息。出血多数出现在术后早期，常为术后 4~8 h 内，也有出现在术后晚期。患者表现为颈部疼痛、呼吸困难进行性加重、颈部切口明显肿胀伴有或不伴有切口渗血，引流管血性引流液增多。如果引流不通畅反而情况更紧急，可因呼吸道梗阻导致缺氧而危及患者的生命。

出血的原因有：①甲状腺断面或手术创面的渗血；②血管结扎线脱落导致出血；③超声刀凝闭血管不可靠；④肌肉断面渗血或肌间血管撕裂渗血；⑤皮下出血。一旦考虑有较多出血状况，不能简单压迫止血，需床旁紧急拆除伤口缝线，果断敞开颈部切口，用手或器械挖出血块，解除对颈部气管的压迫。若仍无法改善患者呼吸状况，则应立即毫不犹豫地床旁施行气管插管或气管切开，开放呼吸道，改善缺氧状态，抢救患者的生命。待呼吸稳定或好转后再转手术室进行探查、仔细止血，并做其他相关处理。

术后出血，贵在采取积极有效的措施进行预防。①较粗血管，应有效进行双重结扎或缝扎，严密缝扎甲状腺断面；②合理用电刀或超声刀止血；③缝闭切口前认真检查术野，清除积血；④如离断肌群，断面需可靠止血，放置引流管时应注意有无肌间出血；⑤术前控制肺部感染及呼吸功能锻炼，术后预防激烈呕吐及咳嗽；⑥术后早期避免颈部剧烈活动，以防止结扎或电凝血管脱落；⑦术后床旁常规放置气管切开包或气管插管器械。

二、双侧喉返神经损伤

当双侧喉返神经损伤导致双侧声带麻痹、声门裂<5 mm，即可引起通气障碍。局部晚期甲状腺癌由于肿瘤对神经的直接浸润，或者前次手术的瘢痕粘连，局部解剖结构不清楚使其解剖分离损伤率显著提高，国内报道并发暂时性喉返神经损伤的发生率为 1.5%~5.0%，并发永久性喉返神经损伤的发生率为 0.3%~5.0%；国外报道喉返神经永久性和暂时性损伤的发生率分别为 1.0%~10.0% 和 1.0%~5.6%。具体引起喉返神经损伤的原因有很多：神经解剖异常或走向变异；手术野止血不彻底导致视野不清楚，或者遇到出血时在血泊中盲目钳夹止血；切口过小或者过度牵拉神经；癌肿、转移淋巴结直接侵犯包裹神经；再次手术时粘连、瘢痕难以解剖；能量器械功率过大、时间过长或距神经较近，导致热传导损伤；为防止渗血使用一些生物胶引起化学损伤。

单侧喉返神经损伤除声音嘶哑外,通常仅有轻度的呼吸困难,3~6月后能够自行改善;但如同时合并喉头水肿、气管痉挛,也可能发生呼吸功能障碍。双侧喉返神经损伤后,由于双侧声带近中线,吸气时不能外展,声音不受影响,一般有短暂的声嘶,咳嗽无力,但有严重的呼吸困难。如术中预估有双侧喉返神经损伤,可考虑保留气管插管,返回病房后进一步观察,或者直接进行预防性气管切开术。

喉返神经损伤的预防十分重要。首先必须显露良好,可以适当延长颈部切口,必要时辅助锁骨离断或胸骨部分劈开,以充分暴露术野,在局部晚期甲状腺癌患者中尤为重要;其次要熟悉喉返神经解剖走行,并注意解剖变异;术中不要暴力或过度牵拉;遇到出血时切忌胡乱钳夹;避免热传导伤;对于局部晚期或再次手术的甲状腺癌,耐心仔细解剖,完整保留神经;如肿瘤侵犯神经,应切除后尽量一期缝合;如发现损伤,最好及时正确处理。

三、气管痉挛

气管痉挛在术中和术后均可发生,虽总体上少见,但后果严重。术中气管痉挛常见于气道高反应性患者,再加上手术和围术期的处理不当,如反复试插气管插管、麻醉深浅程度不稳定、手术时间过长、术者操作粗暴、切口过小、过度牵拉和挤压气管、严重缺氧。气管痉挛发生后,气道管腔变窄,通气障碍,出现呼吸困难甚至窒息。一旦怀疑应立即给予吸氧、静脉注射地塞米松,缓解气管痉挛;若处理无效,应立即行重新气管插管。但气管痉挛时常伴有喉头水肿,声门紧闭,同时痉挛气管呈圆柱状、失去弹性等原因使得气管插管往往不成功,此时不应反复尝试,则应当机立断进行紧急气管切开。

四、喉头水肿

发生喉头水肿的创伤性因素有手术中牵拉喉气管,或气管插管导致黏膜损伤;非创伤性因素往往是某些食物或药物引起的血管性水肿。临床症状为喉痛、声嘶、喉喘鸣、呼吸道分泌物增多和呼吸困难。喉镜下可见黏膜弥漫性水肿,苍白或者深红色,表面发亮。轻度的喉头水肿应给予半坐位、吸氧、静脉注射地塞米松,症状改善。但如不能改善,甚至病情进行性加重,则应考虑尽早进行气管插管。若插管延迟,患者会在短时间内病情急剧恶化而造成插管困难,则此时应行气管切开术。预防喉头水肿的方法有:①了解患者有无引起喉头水肿的敏感因素;②可视下气管插管,避免反复插管或暴力损伤气管及声带;③手术操作要轻柔,避免过度牵拉喉气管。

五、呼吸道分泌物阻塞

高龄,尤其合并慢性呼吸道疾病,近期有呼吸道感染症状,因手术后切口疼痛、咳嗽反射减弱、痰液难以咯出患者,均可使分泌物不能排出而积聚气道,引起呼吸道阻塞。术前应治疗呼吸道感染、指导有效的咳嗽排痰动作、拔管前尽量吸尽口腔和气管内分泌物,术后给予镇痛、雾化吸入，并协助咳嗽排痰。如患者虚弱而无力排痰，咳痰困难，应给予适当口鼻腔吸痰，若仍未能改善，应立即行气管插管或气管切开，吸净阻塞痰液，恢复气道通畅。

六、气管塌陷

这是由于气管壁长期受肿大甲状腺压迫或者甲状腺癌浸润，气管发生软化所造成的。术前已经软化的气管可借助甲状腺和周围组织的支撑，仍可保持气管通常。然而在切除甲状腺后软化的气管壁失去牵拉和支撑，加之气道内负压作用，而使气管壁塌陷，导致呼吸道梗阻。造成气管软化的病理机制可能由于长期压迫气管软骨环，导致气管局部供血不足或局部缺血，造成气管软化。

目前临床上依靠颈部 CT 和气管成像技术了解气管有无受压、移位和狭窄程度。对于可能存在气管软化的病例，有人选择在手术后延长气管插管的时间，迫不得已时再进行气管切开，我院优先考虑行气管悬吊术。对于气管软化范围较长，尚可手术中行软化气管切除＋气管对端吻合或考虑行气管支架置入。为防止严重气管软化塌陷的患者发生窒息，在甲状腺手术中进行预防性气管切开似乎更为妥当。预防性气管切开维持上呼吸道通畅的效果确切，并发症少，操作从容，而且没有紧急气管切开时的忙乱，利大于弊，应用指征应该从宽。

七、气管切开术概述

1546 年意大利 Antonio MusaBrasavola 医师为"气管脓肿"患者成功施行了第一例气管切开，但操作近乎割断喉，遭到人们很大的谴责，有勇气涉足者寥寥无几。

16 世纪是气管切开术的一个历史起点。意大利解剖学家和外科医师 Fabricius，提倡纵切口以减少损伤颈部血管的机会，并尝试将导管经切开处插入气管。1739 年，德国医师 Heiste 将使用混乱的术语进行了统一，气管切开术（traecheotomy）一词被广泛接受。1770 年苏格兰外科医师 Martin 设计出银质的双套管，既方便内管取出清洗，又解决了因更换套管给患者带来的痛苦，一直沿用至今。19 世纪中叶 Trousseau 报告对大约 200 例濒临死亡的白喉患者行气管切开术，挽救了其中 1/4 患者的生命。1920 年，Chevalier Jackson 明确规定了气管切开的适应证和操作的标准化，环状软骨损伤、气管狭窄、气胸、甲状腺损伤、大出血、食管损伤、喉返神经损伤等并发症的发生率从 25％ 降至 2％。1951 年，Sfuart Arhetlger 医师证实气管切开后，胃内容物可以反流进入气管，催生了带气囊的套管。

现代气管切开的适应证：①喉及喉邻近部位严重疾病，如喉部炎症、肿瘤、外伤、异物，或者喉邻近组织（常见为甲状腺）的疾病。②下呼吸道分泌物潴留。由各种原因引起的下呼吸道分泌物潴留，为了保持气道通畅，可考虑气管切开吸痰。③预防性气管切开。对于某些口腔、鼻咽、颌面、咽、喉部大手术，为了进行全麻，防止血液流入下呼吸道，保持术后呼吸道通畅，可施行气管切开。④取气管异物。气管异物经内镜下钳取未能成功，或无法施行气管镜检查，可经气管切开途径取异物。⑤颈部外伤者。对于损伤后出现呼吸困难者,应及时施行气管切开;无明显呼吸困难者,也应严密观察,一旦需要即行气管切开。

总之,随着气管切开操作的细致规范,采用安全无痛的麻醉,使用对组织刺激更小的新材料等,气管切开术成了处理呼吸功能不全的基本措施之一。现介绍气管切开术步骤,以供初学者参考。

1. 常规气管切开术

(1)体位:一般取仰卧位,肩下垫一小枕,头后仰,使气管接近皮肤,暴露明显,以利切开。常规消毒,铺无菌巾。

(2)麻醉:采用局麻。

(3)切口:可采用直切口或横切口。

(4)分离气管前组织:用血管钳沿颈白线分离胸骨舌骨肌及胸骨甲状肌。分离过程中应,使手术野始终保持在中线。

(5)切开气管:确定气管后,一般于第2～4气管环处,用尖刀片自下向上挑开2个气管环,也可圆弧形切开。刀尖勿插入过深,以免刺伤气管后壁和食管前壁,引起气管食管瘘。

(6)插入气管套管:以弯钳或气管切口扩张器,撑开气管切口,插入大小适合、带有管蕊的气管套管。立即取出管蕊,吸净分泌物,并检查有无出血。

(7)创口处理:气管套管上的带子系于颈部,打成死结以牢固固定。切口一般不予严密缝合,以免引起皮下气肿。最后用一块开口纱布垫于伤口与套管之间。

环甲膜切开术(见图 4.2.1)应用极少,不再赘述。

2. 经皮气管切开术

常规气管切开技术的进步使并发症日趋减少,但其损伤组织较多等缺点,促使人们继续寻找一种简单和快速的气管切开术。1955 年 Shelden 等人报告了经皮气管切开术,当时使用一种带孔的针刺入气管

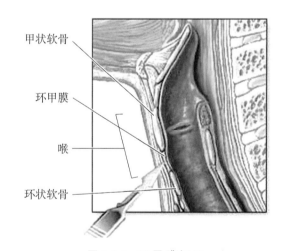

图 4.2.1 环甲膜切开

内,并导入套管撑开气管,是经皮气管切开的雏形。因该项技术是盲目操作,且制造合适的瘘口过程常不能一次完成,反复操作增加对气管环和气管后壁损伤的概率,故临床上没有被推广。

直到 1985 年,Ciagha 重新对经皮气管切开技术产生了兴趣,应用针刺入气管内,随后逐渐用扩张器扩张至能放入一条柔软的导管。之后这一技术和器材得到不断改进,目前主要采用 Seldinger 技术,使用特制的钳缘有槽可通过导丝的气管扩张钳,迅速扩张形成气管造口,缩短手术时间。

与传统的气管切开术相比,经皮气管切开术具有以下优点:①手术时间短,便于患者抢救;②出血、甲状腺及神经损伤等并发症发生率更低;③组织破坏少,切口感染率低;④拔管后切开局部瘢痕小,对患者颈项美观影响小。对已有气管插管的患者,转为气切较为方便,该法已在我院监护病房逐渐采用。

经皮气管切开术的步骤:

(1)一般需要镇静剂或少量麻醉药,在第2、3气管环处的皮肤进行局麻,作1 cm长皮肤切口。

(2)将气管插管撤至顶端位于声带下。

(3)将气管穿刺针以45°角斜向足端,刺入气管前壁,直到可抽出大量气体。

(4)把尖端呈J形的导丝插入气管,以之引导,先用扩张导管,再扩张钳,逐渐扩张气管开口,直到达到合适大小(见图4.2.2)。

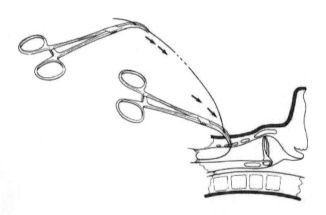

图 4.2.2   经皮气管切开术,扩张钳扩张气管

(5)将气管插管通过导丝插入气管。撤出导丝,把插管围绑于颈部。

(上海交通大学附属第六人民医院胸外科   吴伟铭   杨   异)

第三节   甲状腺癌手术喉气管功能不良的处理

近年来甲状腺癌的发病率明显增加,各个医院甲状腺手术科室的手术量也大幅度增加,虽然临床手术病例中大部分是早期的微小甲状腺癌,但是局部中晚期的病变也经常可见。晚期甲状腺癌局部容易侵犯喉返神经、气管、喉等结构,手术会造成喉返神经麻痹、喉上神经外支麻痹、颈段气管缺损狭窄、喉狭窄等不良后果,影响患者呼吸、发音、吞咽等功能,严重地影响患者的生活质量。

因此,对于甲状腺癌,尤其是分化型甲状腺癌,因为其可以获得较长的生存期,在保证彻底切除、延长生存期的同时,合理地处理喉气管的并发症,是提高患者生存质量的关键。本章对甲状腺癌手术中喉气管受累以及手术后功能不良的处理,做一简要论述。

一、喉返神经的受累及处理

喉返神经紧邻于甲状腺叶的后方,尤其是在甲状腺气管悬韧带部位,与甲状腺关系密切,侵出甲状腺后被膜的癌变,或气管食管沟的转移肿大淋巴结,都会累及喉返神经,轻者累及神经周围组织和神经被膜,导致手术中解离神经困难,解离后神经鞘膜受损或缺失,手术后出现神经的轴索变性、声带麻痹(虽然神经形态肉眼观是完整的);重者直接累及神经的鞘膜及轴索,手术前即有声带麻痹。对于临近肿瘤或已经受累的神经,合适的手术中和手术后处理,能最大限度地恢复神经的部分或全部功能,改善和提高患者的生存质量。值得注意的是,如果手术中切除一侧神经,或神经鞘膜部分切除,对侧甲状腺叶切除时应特别小心,不能再损伤对侧的喉返神经,这种情况最好是有术中神经监测。如对侧神经信号完好,手术结束后可以直接拔管;如果对侧神经信号也不好,或信号完全丢失,最好手术台上给予预防性气管切开,防止术后窒息。如果没有神经监测的条件,对侧神经解剖结构完整,应让患者完全清醒后再拔管,拔管后马上用喉镜观察一下声带的运动情况,如对侧声带运动障碍,及时做气管切开。如果对侧腺叶没有明显病变或病变较小,也可以不做,或等待分期手术。

1. 同期处理

甲状腺手术前应对喉进行仔细的评估,了解声带的活动和紧张程度。对于手术前神经功能正常,手术中对未被肿瘤环周包绕的神经,只要神经与肿瘤之间有间隙,可以用精细的蚊式钳小心解离,最好是在彻底切除肿瘤的同时,保护好神经的鞘膜;也可以用眼科小剪刀小心解离。解离过程中,对于神经表面小的出血,可以压迫观察,一般压迫 $10 \sim 15\ min$ 后出血自止。这时,如果术中有神经监测,则可以随时判定神经的功能。如果神经与肿瘤粘连紧密,无法保留神经结构,应将粘连段的神经与肿瘤一起切除,不能因为要保留神经而残留肿瘤组织,保留的神经残端切缘送快速冰冻。

手术前已经有神经麻痹的病例,一般多属于 T3 或 T4 病变,最好准备术中神经监测,在手术中,将与肿瘤粘连的神经段切除,保证手术的切缘彻底。

神经的缺损,特别强调最好是在手术的同期进行修复重建,二期的修复重建会因为局部瘢痕的形成变得很困难。切除肿瘤后,根据神经缺损的长短、位置来选择同期修复重建的方法,小于 2 cm 的缺损,如喉返神经入喉处的残端可以显露,可以将近段适度游离,将喉返神经进行端端吻合。如神经在入喉处不明显,可以将甲状软骨下角切除,切断部分咽下缩肌,翻起喉体,找到喉返神经残端,与神经的近段吻合;如是喉返神经在入喉前已经分为内收支(支配环勺侧肌)和外展支(支配环勺后肌),则将外展支与近段吻合即可,或将内收支与外展支同时吻合于近端。

但对于神经缺损大于 2 cm,不容易局部端端吻合的病例,可选择以下。

(1)神经桥接:选择附近神经段桥接,可以供选用的神经有舌下神经袢、膈神经、颈丛神经等;桥接的神经最好选择神经切取后不影响该神经供区功能的舌下神经袢或颈丛神经,如能带附近的筋膜作为移植神经段的蒂来保留血液供应,可能会更容易恢复。具体操作是:在完成甲状腺切除及六区淋巴结清扫后,将同侧胸锁乳突肌深面解离,将胸锁乳突肌向外侧牵拉,可以看见在分别在颈鞘前面及内侧由上向下走行的颈袢(来源于颈 2、颈 3)和颈袢上根(来源于舌下神经),构成舌下神经袢,可见袢下缘发出分支,上面一支在胸骨舌骨肌外侧缘的中部进入肌肉,下面一支在胸骨舌骨肌外侧缘的下部进入肌肉,常选择下面一支,在远端切断,与喉返神经的近段吻合后,根据喉返神经缺损的长度,保留胸骨舌骨肌的外侧筋膜,切断该分支神经上端,与喉返神经的入喉残端吻合。相当于在较长缺损段的喉返神经就近插入或桥接一段带"蒂"的舌下神经袢下支。

(2)神经再支配:可以用附近神经再支配的方法进行重建。可以选择舌下神经袢、半膈神经。国内郑宏良等的最新经验是,取一半膈神经对喉返神经进行修复重建的有效率可以达到 80% 以上。具体手术方法是:在完成甲状腺切除及六区淋巴结清扫后,以缝线标示喉返神经入喉的残端,在颈动脉鞘的外侧,前斜角肌表面颈深筋膜下,可以看见自上而下的膈神经,适度游离膈神经到远端,在其进入胸廓入口前,切开 1/2 神经轴索,翻转向上,与喉返神经入喉的残端吻合。

(3)声带内移术:对于无法同期做神经重建的病例,如患者对于术后的发音要求比较高,或教师、干部、演员、播音员等特殊行业的从业人员,也可以手术的同期做声带内移术来改善患者术后的发音质量。具体手术方式有甲状软骨板成型声带内移术和勺状软骨内移术。

① 甲状软骨板成型声带内移术:完成甲状腺癌手术后,在同侧甲状软骨板的中部,做一个 1~1.5 cm 的方形开窗,切开甲状软骨内侧的骨膜,显露声门旁间隙,在声带深面声门旁间隙植入硅胶假体(有商用声带假体可以购买),然后常规关闭甲状软骨内膜和外膜。手术后发音质量客观评价良好率可以达到 70%,二期修正假体后,总体的发音良好率90%。术后并发症可能有:在 1~2 周内出现喉水肿、喉腔黏膜下出血导致呼吸困难等。

② 勺状软骨内移术:在勺状软骨的声带突部位缝线,将勺状软骨向前内侧牵拉。将线的另一端缝合于甲状软骨的近前连合部。该术式常见的并发症是术后喉水肿。

2. 手术后二期处理

(1)单侧声带麻痹的处理:甲状腺癌手术后单侧声带麻痹的发生率为 1%~15%。单侧声带麻痹以后,患者出现声音嘶哑、吞咽呛咳、吞咽困难等症状,可以根据症状的严重程度分为3种类型,进行相应处理:①虽然有声音嘶哑,但无呛咳、吞咽困难、发音困难等症状;可以不处理,随访观察;②有轻-中度的症状,但可以耐受;建议观察半年,如果症状减轻或消失,可以不进一步处理,如症状无改善,则考虑给予处理;③呛咳、吞咽困难等症状明显,因误咽导致肺炎等,应立即处理。

因此,单侧声带麻痹手术的适应证为:①绝对适应证是有明显吞咽困难、呛咳,甚至肺炎,发音特别微弱影响正常生活者;②相对适应证是声音嘶哑,希望改善发音质量者。

单侧声带麻痹的手术治疗有声带注射、勺状软骨内移、声门旁间隙硅胶模植入等方法。①声带注射:一般在全身麻醉,经口置入支撑喉镜下进行,可以注射至声带肌中,或声门旁间隙;注射选用的材料有自体脂肪、医用液体硅胶、自体筋膜等;自体脂肪及自体筋膜手术后有吸收的可能,注射时应该多一点,医用液体硅胶有感染的风险,也有远期影响发声质量的可能;②甲状软骨板内声带成型术和勺状软骨内移术见前段。

(2) 双侧声带麻痹:双侧声带麻痹是甲状腺癌术后风险比较大的并发症之一,轻者引起呼吸困难、发音困难、吞咽困难、呛咳,严重者可能会因为感冒时声带水肿导致窒息。对于双侧声带麻痹的患者,应尽早选择合适的治疗方案,减少相关的风险。

① 评估:对于该类患者,首先要仔细询问病史,明确双侧声带麻痹是手术前还是手术后,麻痹出现的具体时间段,出现麻痹后的症状及处理。如果是手术后出现的麻痹,应仔细阅读手术记录,或直接与术者沟通,了解术中喉返神经显露及解剖的情况;若手术时双侧喉返神经的解剖结构完整,就有自行恢复的可能。除了病史以外,纤维喉镜检查可以了解声带活动的情况,频闪喉镜能观察声带更加细微的运动变化。声带固定可能有两种情况:一是喉返神经麻痹;二是环勺关节脱位。两者的勺状软骨的位置不同,如不能鉴别,可以做喉肌电图明确诊断。对于拟行手术治疗的双侧声带麻痹患者,手术前最好有喉肌电图检查。

② 治疗:双侧声带麻痹一般都需要手术干预治疗,即使平静状态下没有明显呼吸困难,当感冒、上呼吸道感染等情况下,患者容易出现呼吸困难,甚至窒息。治疗的目的是开大声门裂,并保留一定的发音质量。术前应根据患者手术后时间和喉肌电图的情况来决定是否手术,和处理哪一侧的声带;如果手术中神经结构保留完好,应观察半年再决定是否处理,但是观察期间,应做气管切开,防止突然窒息。双侧喉返神经麻痹的手术方法有神经再支配、勺状软骨外展、勺状软骨切除、声带部分切除、喉肌电起搏器植入等方法。喉肌电起搏器因价格较高,手术后疗效不稳定而不常用。神经再支配方法见前叙述。

勺状软骨外展:一般选择颈部入路,在甲状腺癌原切口或平环甲膜水平横行切开,暴露一侧的环甲关节及甲状软骨板后缘,将甲状软骨的后上1/3切除,在环后区分离下咽黏膜与环状软骨背板之间的间隙,暴露环勺关节,将环勺关节切开,在勺状软骨上以粗线缝合一针,将线向外侧牵拉,缝合于环甲关节上方的甲状软骨板后缘,然后经支撑喉镜观察声门裂开大的情况,如果声门裂后端开大5 mm以上,则手术成功。

一侧勺状软骨切除:全麻下,经口置入支撑喉镜,暴露声门区,以非接触式激光,将勺状软骨表面的黏膜切开，切断声带在勺状软骨声带突的附着，沿勺状软骨周围，将勺状软骨完全切除，创面可以缝合一针，也可以不缝合，待其自行愈合。经口的勺状软骨切除术后气管拔管率可以达到 90％ 以上，创伤小，术后恢复快，患者痛苦小，术后能保留实用的发音质量，是治疗双声带麻痹比较理想的手术方法。

二、喉上神经麻痹

喉上神经与甲状腺上极的血管伴行，在甲状腺上极附近转向内侧进入环甲肌，主管声带的紧张度。因为神经细小，在处理甲状腺上极血管时，如果不辨认或解剖，极其容易损伤，导致手术后声带松弛，音调降低、声音的穿透力下降、吞咽呛咳、不能发高音等症状。文献报道损伤率在 3.5％，但因为症状轻微，诊断困难，实际的发生率要高于这个数值，甚至有估计高达 58％。

诊断：有经验的医生，应用纤维喉镜即可以做出诊断，确定诊断要依赖环甲肌的肌电图。

治疗：喉上神经麻痹目前没有太有效的治疗方法，文献报道急性期激素、言语矫治及手术治疗，手术方法包括声门旁间隙模型填充术、4 型甲状软骨成型术、神经肌接头肌肉内植入术等；对与语言要求较高的患者可以考虑选择。

三、手术后气管缺损及气管狭窄

手术后气管缺损，如果缺损不超过气管环周的 1/2，可以不用修复，将气管壁与颈部皮肤缝合，等待半年后，再将局部皮肤翻转缝合即可。如果超过环周的 1/2，可以取胸锁乳突肌锁骨骨膜瓣修补，其内放置 T 型管，半年后拔除。

（首都医科大学附属北京同仁医院头颈外科　房居高）

第四节　甲状旁腺损伤的预防和处理

甲状旁腺损伤是甲状腺手术的常见并发症，尤其在局部进展的甲状腺癌切除术中，甲状旁腺损伤的发生率更高。虽然近年来甲状旁腺保护意识增强，甲状腺手术器械进步，但由于甲状腺全切、淋巴清扫以及局部进展期肿瘤的切除等广泛实施，故甲状旁腺损伤发生率却未见明显下降。最近的一项多中心纵向研究统计显示：甲状腺术后甲状旁腺功能减退发生率达 28.8％，甲状腺癌与淋巴清扫为其独立的危险因素。导致甲状腺术后甲状旁腺功能减退的主要原因有血运障碍、无意切除 1 个甚至多个甲状旁腺、腺体损伤、局部血肿形成。因此,术中甲状旁腺的辨识与保护以及术后处理就显得尤为重要。

一、术中甲状旁腺辨识进展

甲状旁腺具有特殊的亲脂肪特性,常嵌入脂肪小垫中。质软,如含脂肪多则显示出浅棕色,血供丰富则显示出红棕色。它们的颜色也随年龄变化,如在儿童往往呈淡粉红色,成年则转变成黄色。甲状旁腺可能位于甲状腺包膜内,也可能位于包膜外。我国有学者据甲状旁腺与甲状腺的毗邻分成 A、B 两型,A 型又分为 A1 亚型(紧邻型)、A2 亚型(镶嵌型)、A3 亚型(腺内型);而 B 型为非紧邻型,也分 3 个亚型。上极旁腺通常位于近气管食管沟甲状腺上极后内侧,相对稳定。下极旁腺分布较为广泛,正常位于下极甲状腺的后侧方,另一个常见位置在于甲状腺胸腺韧带内或附近,或进入颈部胸腺组织内(见图 4.4.1)。然而,临床上常因脂肪、淋巴结等因素难以判断甲状旁腺。

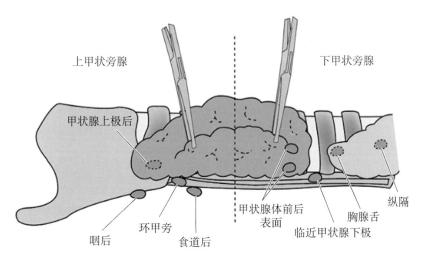

图 4.4.1　甲状旁腺的解剖变异(引自 Color Atlas of Thyroid Surgery)

1. 超选结扎(ultra-ligation)

早在 1907 年,William Halsted 通过尸体解剖阐明了甲状旁腺的血供:甲状旁腺由甲状旁腺动脉供血,而上下甲状旁腺动脉通常来源于甲状腺下动脉,常常由甲状腺上下动脉吻合支发出;几乎与周围纤维脂肪组织无直接血管联系,为终末动脉(见图 4.4.2)。因此,William Halsted 提出在甲状腺切除手术中应贴近甲状腺结扎甲状腺动脉分支,以能保留支配甲状旁腺的血供,并称之为“超选结扎(ultra-ligation)”。该经验一直沿用至今,仍是术中保护甲状旁腺血供切实有效的方法。显然,目前甲状腺手术器械如超声刀、Ligsure、电刀等常规应用,我们应注意它们的能量组织传导距离,必要时可行结扎或小钛夹减少对旁腺血供的影响。

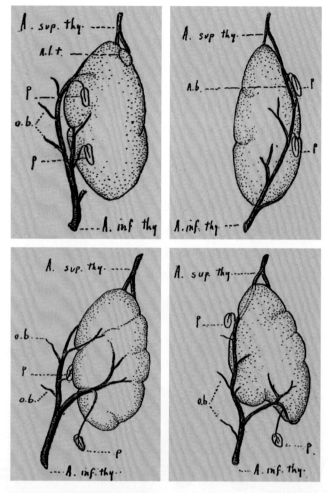

图 4.4.2 甲状旁腺血供(引自 Ann Surg, 1907,46(4)：489 - 506.)

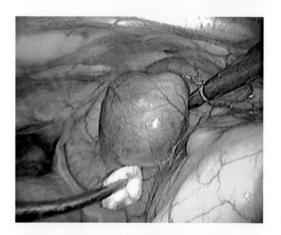

图 4.4.3 美兰显示异位于纵隔的甲状旁腺瘤在麻醉诱导时按 0.5 mg/kg 体重美兰剂量静脉注射,电视辅助下腔镜纵隔甲状旁腺瘤切除［引自 Ann Cardiothorac Surg. 2015 Nov;4(6)：527 - 534.］

2. 美兰(methylene blue)

从 1966 年 Klopper 等在狗的美兰注射观察甲状旁腺的实验之后,大量的临床报道术前应用外周静脉注射美兰能在术中显示甲状旁腺(见图 4.4.3)。然而,到目前为止,综合已有的资料显示：病理性甲状旁腺组织易被美兰染色,但正常甲状旁腺组织染色率很低;同时,还存在一些不良反应,如恶心、血管疼痛、皮肤与尿液染色以及神经毒性与精神异常等。因此,近年来已鲜有应用美兰术中识别甲状旁腺尤其是正常功能的甲状旁腺的报道。

3. 纳米碳

纳米碳制剂早已应用于肿瘤外科的淋巴转移示踪,但近年来作为甲状旁腺"负显影剂"被用于甲状腺术中辨识正常甲状旁腺(见图4.4.4)。我国批准的淋巴结示踪剂-纳米碳混悬液其颗粒直径150 nm,仅能在淋巴管中扩散,染黑淋巴结。在颈前中央区淋巴结显影后,反衬出不显影的甲状旁腺。已有一项随机对照实验显示甲状腺癌术中应用纳米碳注射明显降低了术后症状性低钙血症。然而,在临床实践中常常出现仍难以区分脂肪与甲状旁腺组织,尤其在中央区淋巴清扫时位置相对不固定的下极旁腺常难以得到保护。

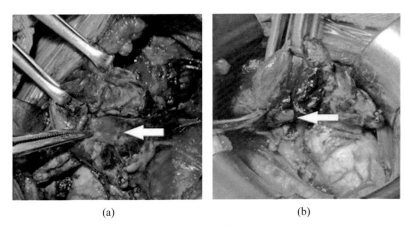

(a)　　　　　　　　　　(b)

图4.4.4　纳米碳在甲状腺切除术中甲状旁腺"负显影"的应用

(a),(b)为不同病例。白色箭头所指为甲状旁腺[引自 Ann Transl Med. 2015 Sep;3(16);230.]

4. 接触内镜(contact endoscopy,CE)

近年来,作为喉科学中相对新的技术,CE能了解喉黏膜,特别是声带及其血管的组织学特征,也能观察到如鳞癌以及肿瘤边界等病理情况,具有不需要切除组织就能在体获取组织学。2003年Dedivitis等首次应用CE在甲状腺切除术中辨识甲状旁腺,目前已报道了125例患者,共331个甲状旁腺,CE能准确识别其中282个(见图4.4.5)。该学者的研究显示,CE作为一种辅助工具,能在甲状腺手术中有效识别甲状旁腺。

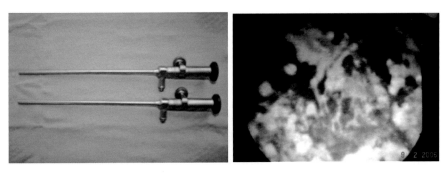

图4.4.5　接触内镜识别甲状旁腺(60×)[引自 Acta Otorhinolaryngol Ital. 2010 Feb;30(1);20‐206.]

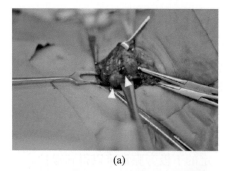

(a)

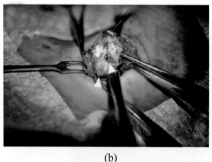

(b)

图 4.4.6　氨基乙酰丙酸显示甲状旁腺 术前 5 h 口服氨基乙酰丙酸后，术中紫外 光下显示旁腺的荧光［引自 Laryngoscope, 2011,121(7)：1462－1466.］

5. 光动力学(photodynamics)

氨基乙酰丙酸（5-aminolevulinic acid，5 - ALA)是存在于人体内的氨基酸，为细胞线粒体内三羧酸循环的中间体，并代谢成原卟啉，而原卟啉在 405 nm 波长的紫外光下被诱导发射出 635nm 波长的红色荧光。Gahlen 等 2001 年在大鼠中研究了 5 - ALA 口服后甲状旁腺荧光显像，随后他们与 Shimizu 等在 2006 年报道了患者中应用 5 - ALA 术中识别甲状旁腺的研究。Suzuki 等观察了 8 例良性甲状腺疾病与 5 例甲状腺癌病人，将 5 - ALA 溶解在葡萄糖中，术前 5 h 按 20mg/kg 体重剂量口服，术中紫外光下正常甲状旁腺显示出红色荧光，而周围结构未见荧光(见图 4.4.6)。原理可能是甲状旁腺含有更多的线粒体。以上研究提示应用 5 - ALA 能在甲状腺术中识别并定位正常的甲状旁腺。

最近，McWade 等报道应用近红外荧光(near-infrared fluorescence，NIRF)术中探测甲状旁腺的研究，45 例甲状腺与甲状旁腺切除术的患者中用便携式荧光探测系统在 785nm 波长均能显示所有的甲状旁腺，甲状旁腺荧光强度是甲状腺的 1.2～1.8 倍，而周围组织未显示出自体荧光，且甲状旁腺的疾病状态也不影响自体荧光的辨识能力。甲状旁腺的自体荧光信号可能为其拥有的钙敏感受体所致。

6. 光学相干断层扫描(optical coherence tomography，OCT)

OCT 是一个新的非侵袭性的高清影像技术，已广泛应用于眼科，检查一些视网膜疾病，并可能成为许多其他医学领域的潜在诊断工具。OCT 通过接触组织表面获得组织学样影像，原位而不需切除、不需组织固定及染色，被誉为"光学活检(optical biopsy)"。Conti de Freitas 等应用 OCT 的高速与高分辨率两种成像系统以及 Ladurner 等应用 Niris® OCT 光纤影像系统(Imalux Corporation，Cleveland，OH)，各自体外分析了甲状旁腺、脂肪、甲状腺、淋巴结组织的影像，并与相应组织病理对比，结果均证实新一代的 OCT 系统能识别与区分甲状腺及甲状旁腺手术所遇见的颈部组织。目前，Niris® OCT 光纤影像系统已被美国 FDA 与欧洲 CE 批准临床使用(见图 4.4.7)。随着 OCT 技术的进一步发展以及颈部组织 OCT 成像特征的积累，甲状旁腺的术中实时光学活检就不再困难。

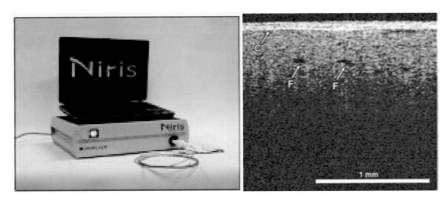

图 4.4.7　甲状旁腺的 oct 影像 C 纤维包膜，F 脂肪沉积［引自 Lasers Surg Med, 2013, 45
(10)：654‑459.］

二、甲状旁腺功能减退的治疗

术后甲状旁腺功能减退被定义为在甲状腺术后白蛋白调节血清钙(serum Ca, sCa)水
平低于 1.90 mmol/L(正常范围 2.10～2.60 mmol/L)，不管是否有低钙的临床症状；或在
术后前 4 天具有低钙的临床症状并白蛋白调节 sCa 水平为 1.90～2.10 mmol/L。大多数
文献把术后 6 个月白蛋白调节 sCa 与全段甲状旁腺激素(intact PTH, iPTH)均恢复到正
常范围定义为暂时性甲状旁腺功能减退，超过 6 个月为永久性甲状旁腺功能减退。在术
后第一天检测 iPTH 低于 15 pg/ml，结合术后第 2 天检测 sCa 低于 1.90 mmol/L，可高敏
感与特异性地预测甲状旁腺功能减退。而术后第一天 iPTH＞5.8 pg/ml，可基本排除发
生永久性甲状旁腺功能减退。

1. 常规补充钙与维生素 D 类似物

暂时与永久性甲状旁腺功能减退在处理策略上有所不同，常规治疗仍是补充钙与维
生素 D 及其类似物，目的是获得正常血钙范围的低值及正常血磷。目前，有多种钙与维生
素 D 相关制剂用于症状性低钙的处理。在选择恰当的维生素 D 相关制剂时，重要的是要
考虑其药代动力学、组织水平效力、起效时间、易于控制毒性等因素。我们的处理经验：术
后出现低钙相关的口唇、四肢麻木，甚至神经肌肉症状或 sCa≤1.90 mmol/L，需静脉给予
葡萄糖酸钙，直到口服钙尔奇 D® 并结合骨化醇® 能维持血钙在 1.90 mmol/L 以上，一般
需静脉补钙 1～3 天，视血钙水平口服钙尔奇 D® 1～2 片，每日 2～4 次及骨化醇® 0.25 μg、
每日 1～2 次。出院后应每 1～2 周检测血钙、磷、iPTH 水平。一旦血钙处在正常范围低
值时，患者应口服稳定剂量的钙尔奇 D® 与骨化醇®(见图 4.4.8)，并可 3～6 月监测血钙、
磷、iPTH 水平。由于永久性甲状旁腺功能减退的患者失去了通过肾小管系统重吸收钙的
能力，他们易出现高尿钙及肾结石，可通过维持血钙在正常范围的下限而减小此类患者尿
钙含量。如果 24 h 尿钙超过 250 mg，给予噻嗪类利尿剂可减少尿钙分泌而维持正常血钙

水平。显然,常规补钙及其维生素 D 类似物存在一些缺点,包括窄小的治疗窗、易于高尿钙与高血钙等,促使我们研究其他治疗方式,比如 PTH 替代、旁腺自体移植等。

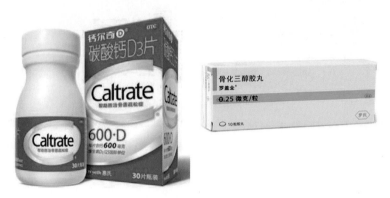

图 4.4.8　钙尔奇(苏州立达制药有限公司)与罗钙全(上海罗氏制药公司)

2. PTH 替代治疗

如上所述,对永久性甲状旁腺功能减退患者的治疗措施,常规补钙及其维生素 D 类似物显然不是最佳治疗,而 PTH 替代治疗潜在优势包括:降低口服钙与维生素 D 类似物剂量、减少尿钙含量、减轻异位软组织钙化、改善骨质量、改善生活质量。目前,可利用的 PTH 替代有两种类型:特立帕肽(teriparatide)即人 PTH(1—34)、全长分子即 PTH(1—84)(见图 4.4.9)。现有的研究显示:两者均能降低口服钙与维生素 D 类似物剂量及增加骨转换指标(BTM),同时维持血钙的稳定;仅 PTH(1—34)皮下注射能减少尿钙排泄,而 PTH(1—84)长期使用能在异常的骨重构动力学方面明显改善以及使骨代谢恢复正常状态。因此,随着对 PTH 的深入研究,有望建立术后永久性甲状旁腺功能减退的标准治疗。

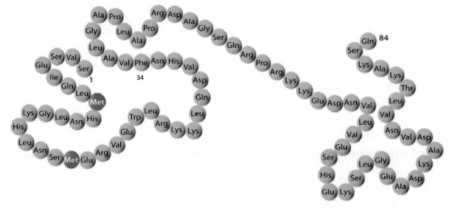

图 4.4.9　人全长 PTH 分子结构

3. 自体与异体移植

自 1909 年 Halsted 完成首例狗的甲状旁腺自体移植后,甲状旁腺移植就一直被外科医师所关注。近年来,因甲状腺全切除以及中央区淋巴结清扫术广泛开展,术中甲状旁腺自体移植显得尤为重要。多个研究已经证实在甲状腺切除术中常规 1～2 个甲状旁腺自体移植几乎可排除术后永久性甲状旁腺功能减退。甲状旁腺组织移植程序不同医疗中心稍有不同,组织准备从切成薄片、切碎到糊糊状等。我们中心对在甲状腺切除术中难以保留的或血供明显受影响的甲状旁腺以及经病理证实的可疑甲状旁腺组织首先冰盐水保存,切成碎片,植入胸锁乳突肌。

甲状旁腺组织冰冻保存(见图 4.4.10)后自体移植已有一些报道,但仅少数病例获得了移植后相应的功能,故目前有学者质疑是否应该冰冻保存甲状旁腺组织。然而,Agarwal 等对 1 例在甲状旁腺次全切除术后出现持续低钙相关神经肌肉症状的 37 岁男性患者执行了异体冰冻保存的甲状旁腺组织移植后,随访两年显示仍存在分泌 PTH 的功能并维持正常血钙水平。显然,如果冰冻保存的异体甲状旁腺组织移植后能长期保持功能,对甲状腺术后永久性甲状旁腺功能减退的这部分患者的治疗将有重要意义。

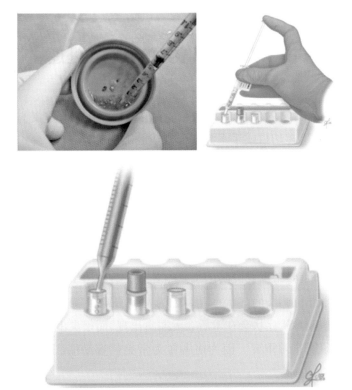

图 4.4.10　甲状旁腺的冰冻保存　增生的甲状旁腺组织切成碎片后,注射器转移至冻存管,再加入患者自身血浆后冻存于液氮中,待移植[引自 J Am Coll Surg, 2013,216(1): e1‐9。]

4. 甲状旁腺再生与功能重建

由于甲状旁腺组织形态相对简单、可移植,故甲状旁腺是体外发育研究的理想器官。Doherty 等研究显示胸腺是内胚层器官及甲状旁腺样祖细胞的自体来源,体外能定向跨分化成甲状旁腺样细胞,恢复甲状旁腺功能;同期 Doherty 等研究也显示人胚胎干细胞、祖细胞在体外能定向诱导分化出甲状旁腺样细胞,能分泌 PTH。随着再生及干细胞医学的发展,甲状旁腺的再生与细胞的功能重建将成为甲状旁腺损伤后甲状旁腺功能减退治疗的理想途径。

三、小结

甲状腺术中甲状旁腺的辨识及其损伤的防治,已成为提高手术彻底性、维护术后生存质量和减少并发症的重要课题。而局部进展的甲状腺癌切除术中,因其局部解剖改变、组织粘连与浸润等特征,甲状旁腺的保护成为甲状腺外科医师面临的重要挑战。术中如何准确辨识与保护、损伤后如何合理处理还需要结合光学、药学及再生医学等相关领域的发展。

(上海交通大学附属第六人民医院普外科　杨治力)

第五节　术后颈部感染的预防和处理

手术部位感染(surgical site infection,SSI)是指围手术期(一般定义为 30 天内,个别情况在围手术期以后)发生在切口或手术深部器官或腔隙的感染。SSI 是最常见的院内感染,约占全部医院感染的 15%,占外科患者医院感染的 35%~40%。SSI 的概念比伤口感染要宽,因为它包含了手术曾经涉及的器官和腔隙的感染;又比"手术后感染"的概念要窄而且具体,因为它不包括那些与手术没有直接关系的感染,如肺炎、尿路感染等。

一般而言,甲状腺手术属 I 类清洁切口,发生手术部位感染并不常见,其概率仅为0.3%~2.9%,且绝大多数都是浅表感染。虽然甲状腺术后 SSI 发生率较低,但因其发生部位位于重要的颈部,严重时可引起呼吸困难甚至死亡,因此外科医生仍应保持警惕。

甲状腺手术后手术部位感染的症状主要表现为发热、颈部疼痛及压迫感和吞咽困难,而呼吸困难较少见。一般 SSI 症状会在术后 3 天左右出现,而很少出现在 3 天内。颈部表浅感染和深部感染的鉴别非常重要。因为前者较为常见且容易彻底治愈,而颈深部感染则非常危险,甚至可危及生命。

一、术后颈部浅表感染

术后颈部浅表感染是指只涉及皮肤或皮下组织的切口感染。此类感染常无发热等全身症状,表现为伤口局部肿胀、发红、有明显压痛,甚至有脓性分泌物自伤口内溢出,也可伴有轻微的吞咽不适或咳嗽等症状。浅表感染虽无生命危险,但可导致患者住院时间延长,住院费用增加,以及术后切口瘢痕明显等情况。一旦发生切口浅表感染,局部彻底清创引流至关重要。切口化脓时,应立即拆除缝合线,扩开切口充分引流,并剪去已经坏死的皮下组织。抗生素使用并不推荐,只有在患者合并发热等全身症状时可适当使用,一般需根据伤口引流液培养药敏来调整抗生素使用方案。

二、术后颈深部感染

术后颈深部感染是指涉及筋膜和(或)肌层的切口感染。常表现为颈深部脓肿,严重者甚至出现坏死性筋膜炎。病情危重,疾病进展快,预后差,甚至存在死亡风险。

糖尿病、动脉粥样硬化、酗酒、慢性肾衰竭、恶性肿瘤、静脉滥用药物、长期使用皮质类固醇和免疫抑制剂者好发本病。大多数患者至少具备一个导致全身免疫力下降的因素。

与链球菌坏死不同,一般多表现为多种细菌的混合感染,常见病原菌为链球菌属、葡萄球菌属、拟杆菌属、梭杆菌属和消化链球菌属。临床细菌学研究表明,颈部坏死性筋膜炎由需氧菌、厌氧菌或兼性厌氧菌协同致病。临床上,如患者出现呼吸困难、吞咽困难或吞咽疼痛等症状,常伴有高热,甚至出现感染性休克、多器官功能衰竭及组织间积气等情况,这些均提示本病可能,需迅速判断并紧急手术。

超声检查因其简便、无创及可重复性,常被用于粗略评估感染的深度广度及脓肿情况的初筛。颈部增强 CT 有助于精确了解脓肿范围及深度,特征性表现为组织中小气泡影,是评估颈深部脓肿和坏死性筋膜炎最好方法,有助于制订手术方案;特别注意的是,坏死性筋膜炎并不表现为明显的脓肿病灶,而是出现颈深部肌肉间的气体。而 MRI 则对了解肌间脓肿的范围更清晰。

对于较小的颈部脓肿,特别是直径小于 3 cm,且患者病情相对稳定,可在密切观察的前提下尝试抗生素治疗,而并不行紧急切开引流。但一旦出现坏死性筋膜炎,则需非常积极手术干预,其为头颈深部脓肿引起的最危险并发症之一,这是一种相对少见、具有侵袭性的软组织感染,其感染可沿颈部筋膜板迅速下行,产生包括上呼吸道梗阻、纵隔炎和败血症等各种极危重并发症。坏死性筋膜炎主要表现为广泛的筋膜及脂肪组织进行性破坏,可不累及皮肤,常伴有全身中毒性休克。一位美国内战时期的同盟军医生 Joseph Jones 首先发现了坏死性筋膜炎,据他描述,医院内出现一些坏疽感染患者,表现为皮肤颜色变化并且表浅和深部组织消失。1952 年,Wilson 首次以坏死性筋膜炎来命名一些葡萄球菌属感染的病例。本病感染只损害皮下组织和筋膜,不累及感染部位的肌肉组织是其重要特征。

颈部筋膜分为颈浅筋膜和颈深筋膜(见图 4.5.1)。颈深筋膜位于浅筋膜和颈阔肌深面,包绕颈、项部的肌肉和器官,可分为浅、中、深 3 层。浅层又称封套筋膜,主要包绕斜方肌、胸锁乳突肌、二腹肌后腹、下颌下腺和腮腺;中层又称内脏筋膜,包裹咽、颈部食管、喉、颈部气管、甲状腺和甲状旁腺等器官,并包绕颈动静脉及迷走神经;深层又称椎前筋膜,其向下可延续至胸内筋膜。各层之间的疏松结缔组织构成筋膜间隙。颈部有诸多大血管、神经及淋巴结等重要组织,被颈部筋膜分为咽旁间隙、咽后间隙、椎前间隙、颈动脉鞘间隙等,并向下通至纵隔。颈部筋膜在一定程度上可以限制感染的蔓延,但由于筋膜间隙之间相互沟通,颈深部感染亦有沿筋膜间隙相互蔓延扩散的趋势,进而形成多间隙感染。因此在手术处理时应钝性分离并充分探查引流每个可能潜在的感染间隙,分离时最好与主要的颈部血管平行,以免损伤后导致颈部皮肤坏死。

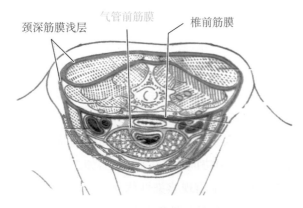

图 4.5.1　颈部筋膜结构

早期诊断并治疗,对取得良好预后至关重要。因为坏死性筋膜炎发展很快,一经确诊,应立即进行广泛切开引流。切开引流是否及时与病死率有直接关系,文献报道坏死性筋膜炎的病死率为 $0\sim50\%$ 不等。对坏死皮肤、筋膜、肌肉进行广泛切除、清创和放置引流是最重要的手术治疗方式。坏死性筋膜炎是沿筋膜蔓延,有时筋膜已发生坏死,而皮肤却表现正常,因而切开清创不应以受累皮肤为边缘,而应切开至正常筋膜为准,因此手术切口不能过于保守。如受累面积过大,则需做多切口切开,并用过氧化氢、聚维酮碘及生理盐水反复冲洗,以消灭厌氧菌生长环境。后期还可辅以高压氧治疗,可抑制厌氧菌,打破厌氧菌和需氧菌协同感染的恶性循环,抑制其生长,促进良好组织和坏死组织分界线的形成,限定清创术的范围。早期使用高压氧治疗,可降低病死率和发生率。特别注意感染是否累及胸腔,必要时需行胸廓切开或胸腔引流。

另外,尽早全身应用大剂量抗生素也极其重要,首选为大剂量青霉素或头孢类抗生素,常需联合抗厌氧菌类抗生素。由于感染呈爆发性进展,因此等待培养结果不可取。全身症状较重者可同时应用糖皮质激素,后期应根据脓液培养结果及药敏选择针对性抗生素治疗方案,另外培养时需同时进行需氧菌和厌氧菌的培养,避免盲目长期使用广谱强效抗生素而增加真菌感染机会。同时加强营养支持治疗及对症治疗对患者的预后也有重要帮助。

三、术后颈部感染的预防

（1）是否使用抗生素进行预防性抗感染治疗，目前尚存在争议。甲状腺手术被认为是"干净"手术，一般不推荐使用抗生素预防性抗感染治疗。过度地预防性使用抗生素，不仅不经济，而且会增加产生多重耐药细菌的风险，而且使用抗生素并不改善术后 SSI 的发生率。有学者将 500 例结节性甲状腺肿和甲状腺癌患者随机分为两组，一组术前 30 min 常规使用 3 克氨苄西林舒巴坦钠，发生 2 例 SSI；另一组不使用预防性抗生素，发生 3 例 SSI，两者之间无统计学差异。Takashi Uruno 等将 2 164 例甲状腺和甲状旁腺手术随机分成两组，预防性使用抗生素组发生 1 例 SSI，而对照组发生 3 例 SSI（$P=0.37$）。因此，并不推荐甲状腺术前使用预防性抗感染治疗。

（2）必要时对高危病例合理使用抗生素。对于糖尿病控制较差、高龄、营养状况差、严重贫血、慢性肾衰竭、长期使用皮质类固醇和免疫抑制剂者可适当考虑预防性使用抗生素，特别是在此类患者经历长时间手术或手术范围较大等情况时。SSI 的发生和甲状腺切除的类型、是否放置引流、是否再次手术、腺体大小以及病理类型并无绝对关系；而和甲状腺切除的范围直接相关；特别是在肿瘤相对晚期或需行肌皮瓣重建时，其发生率更高。因此，对于这些病例预防性使用抗生素很有必要。一般应在术前 0.5～2 h 内给药，或在麻醉开始时给药。手术时间超过 3 h 或手术中出血超过 1 500 ml 时可在手术中追加使用。一般总的预防使用时间不超过 24 h，个别病例可延长至 48 h。

（3）正确清理毛发，特别是对于颈侧区淋巴结清扫的患者，因为切口较大且靠后，可能需要剃除部分头发，备皮时特别注意不使皮肤破损，避免使用刀片进行备皮。鼓励患者在术前进行全身洗浴等措施。另外，手术中尽量避免留置导尿，如预计手术时间较长必须留置导尿时，也应在术后尽早拔除。

（4）对于患者术前有感冒或咳嗽等症状时，应积极处理，必要时应推迟手术时间。患者术前存在手术区域皮肤感染或全身其他部位感染时，应首先治愈感染而后考虑手术。

（5）手术中医务人员要严格遵循无菌技术原则和手卫生规范。保证使用的手术器械、器具及物品等达到灭菌水平。如前面手术为非无菌手术时，特别是污染手术时，需严格消毒手术间后再进行甲状腺手术。

（6）与不可吸收丝线相比，术中使用可吸收缝线可明显降低 SSI 发生率。此外，如超声刀等术中止血设备的使用，不仅可以缩短手术时间，同时可以明显减少手术中出血，亦可在一定程度上降低 SSI 的发生率。有研究显示，手术时间延长会导致 SSI 发生率明显升高，Park SY 等报道了手术时间大于 6 h 的颈清扫术患者的 SSI 发生率高达 95.9%。对于麻醉时间 60 h 以上的患者，围手术期要维持常温（$\geqslant 45.5℃$），即使是轻度低温也会增加 SSI 的发生率。低体温可能直接影响中性粒细胞功能，或通过刺激皮下血管收缩及继发性组织缺氧间接损伤中性粒细胞功能。

（7）关闭切口前建议使用酒精再次擦拭伤口周围皮肤。因为酒精是一种非常高效的杀菌剂，可用来进行皮肤消毒，但单独使用不能持久维持抗菌活性。但酒精对毛孔内再次移出的细菌的再次杀菌，可保证手术切口关闭前术野的持续无菌状态。

（8）术后为患者更换切口敷料时，要严格遵守无菌技术操作原则及换药流程。如病房内同时存在感染切口患者时，需首先为干净切口患者换药，最后对感染切口患者操作。应严格遵循"先清洁切口，再污染切口，最后感染切口"的换药顺序。换药之间严格进行手卫生消毒。换药时注意观察患者引流管是否堵塞，一般不宜长时间保留引流管。术后引流亦首先推荐闭式引流。

（上海交通大学附属第六人民医院外科　康　杰　黄玉耀）

第六节　乳糜漏的预防和处理

一、乳糜漏

乳糜漏是颈部淋巴结清扫术后少见但较为严重的并发症，其发生率为 $1\%\sim3\%$。颈部淋巴结转移为甲状腺癌特别是甲状腺乳头状癌和髓样癌最常见的转移方式，颈部淋巴结清扫术是甲状腺癌手术中重要部分。发生乳糜漏的原因有：胸导管和右淋巴管在颈静脉角三角内行走，存在较多的解剖变异；手术者对颈部解剖的熟悉程度、术中处理的恰当与否。胸导管的终点多在颈内静脉与锁骨下静脉交角处的 1 cm 直径范围内，但也存在较多的解剖变异。右淋巴导管为一短干，长约 1.0～1.5 cm，横穿前斜角肌内缘进入右颈根部，注入右颈静脉系统。颈部淋巴结清扫术中如果损伤胸导管或右淋巴管的主干或其分支可导致乳糜漏。如果处理不当，乳糜液积聚，引起局部皮瓣漂浮、坏死，大量乳糜液漏出造成水电解质紊乱及蛋白质丢失，有时可造成颈部动脉暴露发生致死性大出血，有的甚至可引起乳糜胸，危及生命，控制乳糜漏应从预防、诊断及处理等方面着手。

1. 临床诊断

由于胸导管的主要功能是引流从肠道吸收的脂肪，故在正常进食的生理状态下胸导管内液体呈乳白色，比重为 1.012～1.025。脂肪染色阳性，总蛋白 21～59 g/L（白蛋白、球蛋白和纤维蛋白）；总脂肪含量为 4～6 g/L，其中甘油三酯高于血浆中的含量，而胆固醇近似或低于血浆中的含量。脂蛋白电泳显示乳糜微粒。根据上述胸导管内液体的理化特征结合颈部淋巴结清扫的手术史，颈部乳糜漏的诊断相对容易，术后 24～48 h 颈部引流量逐渐增多,最初为淡黄色或淡红色液体,继而转变为乳白色浑浊液体,进食后更加明显,应考虑为乳糜漏(见图 4.6.1)。另一诊断方法是让患者停止进食,如引流液变清,也可考虑为乳糜漏。但并非所有的乳糜漏多表现为典型的乳白色液体,主要取决于饮食中脂肪含量。

2. 实验室诊断

乳糜漏一般是对患者的引流液和血清的甘油三酯的含量进行检测(术后第 1 天、第 3 天),如果引流液中甘油三酯浓度>2.6 mmol/L 或超过血清中甘油三酯的含量均支持乳糜漏的诊断。

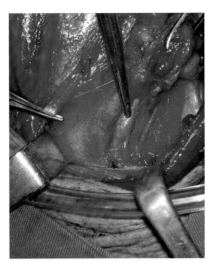

图 4.6.1　术中发现乳糜漏

二、乳糜漏的预防

预防颈清扫术后发生乳糜漏的关键是熟悉颈根部的解剖,能够认识到多数胸导管、右淋巴导管从颈动脉鞘后方到注入静脉的路径均位于颈静脉角三角区内,了解其主干和分支的走向,同时注意其解剖变异。①术中在清扫颈内静脉下段淋巴结时尽可能做到锐性解剖,操作轻柔细致,对发现的透明明管状物应仔细钳夹、稳妥缝线结扎或缝扎,避免牵拉。如果在颈内静脉下端找不到乳糜管,对该处的组织要边钳夹、边切断结扎。忌用超声刀、电刀、ligsure 凝切。②手术结束时要常规仔细检查颈根部及静脉角处有无乳糜液溢出,如有乳糜漏,漏口较小可结扎,漏口较大时建议用小圆针缝扎,注意避免直接缝扎管壁引起针眼漏出乳糜液,可以连同附近的筋膜或肌肉一并缝扎,可有效封闭漏口,但需注意勿缝扎周围神经。③颈部淋巴结清扫术结束,在颈内静脉角常规放置吸收性明胶海绵,可明显减少乳糜漏的发生。对经过上述处理不能完全制止者,可局部用吸收性明胶海绵压迫,涂生物蛋白胶,局部填塞游离的肩胛舌骨肌肌瓣等,可明显减少乳糜漏的发生。

三、乳糜漏的处理

1. 保守治疗

发生颈部乳糜漏后首选保守治疗。24 h 引流量在 500 ml 以下的乳糜漏多为淋巴管的小分支损伤所致,大部分经保守治疗数日可以治愈。保守治疗包括:

(1) 饮食控制。营养支持治疗,并短期使用生长抑素 3~5 d。使用生长抑素可抑制多种胃肠道激素的释放,抑制胃液、胰液的分泌,抑制胃和胆道的运动,从而抑制肠道吸收,减少肠道淋巴液的生成。最终可减少颈部乳糜漏流量,促进漏口闭合。患者应高热量、高蛋白、低钠、低脂肪饮食,当乳糜液量>1 000 ml/d 时可考虑禁食,给予全静脉营养,同时补充液体及电解质。

（2）局部加压包扎。可用纱布做成纱布球，压迫于锁骨上窝和气管旁的三角区域，再用宽胶布由背部斜向健侧的胸前方加压固定，尤其用于少量的乳糜漏。但应注意避免过分压迫气管引起呼吸困难。

（3）持续高负压吸引。发生乳糜漏后应立即改用持续高负压吸引，将颈部淋巴结清扫术留置的负压引流管直接与中心负压吸引系统连接持续吸引，其负压一般在 50～80 kPa，也可以观察引流管，尽量避免引流管被完全吸闭，可同时起到引流和闭合漏口的作用。

（4）硬化剂的应用。为了刺激瘘口周围的肉芽生长及粘连，皮下注入 50％葡糖糖 20 ml，每日一次，暂停负压引流 12 h，一般需要注入 2～3 次。

（5）抗感染等治疗。

经保守治疗，大部分乳糜漏可以治愈。待 24 h 引流量少于 10～15 ml 时可考虑拔除引流管，局部继续加用包扎数日后即可。如经 3～5 天以上内科处理，引流量仍大于 500 ml，则主张以外科治疗。

2. 手术治疗

对经保守治疗无效者，行手术探查，寻找并缝扎漏出部位。

重新手术的适应证为：①乳糜液引流量＞500（或 1 000）ml/d，并且有逐渐增加的趋势；②经保守治疗 3～5 d 以上，引流量无减少；③疑有皮瓣坏死等其他并发症；④已经出现严重营养不良和电解质紊乱。

手术前可鼻饲牛奶，术中患者取头低仰卧位，甚至借助手术显微镜等寻找瘘口。选择不吸收缝线缝扎时，有时局部组织较脆，不易缝住，可在线下置以吸收性明胶海绵再打结，或再加邻近肌瓣、筋膜瓣覆盖可提高手术成功率；如找不到明显的乳糜漏出，可在颈静脉角处涂以生物胶后置吸收性明胶海绵或肌肉缝扎，也可在颈总动脉内侧寻找胸导管主干，予以结扎，均可成功治愈乳糜漏；在缝扎时切勿过深，以免损伤交感神经或膈神经。本院有两例术后乳糜漏，保守一周，仍 500 ml 以上，一例发现为左侧乳糜管上升的颈支破口，缝扎，另 1 例为左侧乳糜管主干破口，缝扎后肩胛舌骨肌瓣填塞（见图 4.6.2）。

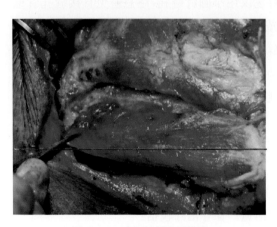

图 4.6.2　肩胛舌骨肌瓣填塞

根据我们的经验，若术后出现乳糜瘘引流量超过 500 ml/d，积极手术探查有助于及时封堵瘘口，缩短治疗时间。

（上海交通大学甲状腺疾病诊治中心　郭伯敏　樊友本）

第七节　交感神经、副神经、舌下神经损伤的预防

局部晚期甲状腺癌肿块较大,往往侵犯或压迫周围的组织,如气管、喉、咽、食管、颈部大血管、神经、颈椎等,颈部转移的淋巴结肿大、融合成团,周围组织受压水肿,改变了正常组织结构,使手术难度增大,术中寻找和保护纤细的神经变得非常困难。

一、交感神经损伤的预防

交感神经是自主神经系统的重要组成部分,由脊髓发出的神经纤维到交感神经节。颈脊神经没有交感神经节前纤维,颈交感神经节节前纤维是来自胸上部脊神经的白交通支。其节后纤维组成灰交通支,随脊神经分布到周围的器官,如血管、腺体和竖毛肌等,也沿脊神经的脊膜支进入椎管内,分布到椎管内的血管和脊髓被膜血管上。颈交感神经的分布范围为头部、颈部,也包括上肢。

颈交感神经干(见图 4.7.1)位于脊柱的前外方,颈动静脉鞘的后方,椎前筋膜深侧,左右各一条。有 3 个神经节,分别称颈上、颈中和颈下神经节。颈上和颈下神经节位置恒定,而颈中神经节常有变异,甚至缺如。颈下常与第 1 胸神经节合并形成星状神经节,即颈胸神经节。神经节以节间支互相连接,节间支一般为 1 支,有时也可为 2 支。两侧的交感神经干多不对称。

局部晚期甲状腺癌手术时可损伤交感神经节前纤维、交感神经节,或节后纤维,可引起临床症状,通常表现为颈交感神经综合征又称为霍纳综合征(Horner syndrome),表现为损伤侧瞳孔缩小、眼球内陷、上睑下垂及患侧面部无汗的综合征,如图 4.7.2 所示。

由于交感神经纤维较细,局部晚期甲状腺癌所致解剖不清等原因,术前受到侵犯,手术中往往很难发现损伤,通常于手术后发现损伤症状。

文献很少有损伤后修复报道,预防以精细解剖为主,尽量保持椎前筋膜完整,对于难以完全避免的,术

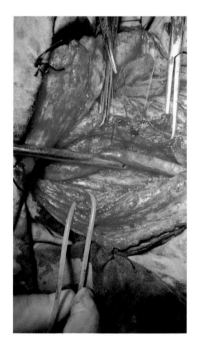

图 4.7.1　颈交感干

前应同患者及家属充分交流。术后出现症状以对症治疗为主,辅以营养神经、康复治疗。

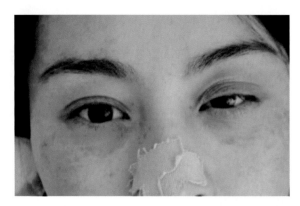

图 4.7.2　霍纳氏(Horner)综合征

二、副神经损伤的预防

副神经是第Ⅺ对脑神经,它由颅根和脊髓根组成。颅根的纤维自迷走神经根下方出脑后与脊髓根同行,经颈静脉孔出颅,加入迷走神经,支配咽喉肌。脊髓根的纤维,起自脊髓颈部的副神经脊髓核,由脊神经前后根之间出脊髓,在椎管内上行,经枕骨大孔入颅腔,与颅根汇合,一起出颅腔,后与颅根分开,走行于颈内动、静脉之间,在二腹肌后腹深面,越过颈内静脉,向后下行,在乳突尖下方约 2.5 cm 处,胸锁乳突肌前缘上、中 1/3 交点,潜入胸锁乳突肌深面,并支配,自胸锁乳突肌后缘中点稍下方处,进入颈外侧区,最后在斜方肌前缘中、下 1/3 交界处,进入该肌深面,并支配斜方肌。副神经与颈丛深支有时存在交通支,但是否有交通吻合及交通支之间变化差异较大。

一侧副神经主干损伤时,同侧胸锁乳突肌及斜方肌瘫痪,后有萎缩。平静时下颏转向患侧,用力时向对侧转头无力,患肩下垂,并不能耸肩。因肩胛骨移位,使臂丛神经受到慢性牵拉,患侧上肢上举和外展受限制。晚期由于瘢痕刺激可发生斜颈畸形。双侧副神经损害时,患者头颈后仰及前屈无力。

局部晚期甲状腺癌手术中,如术前评估肿块切除或淋巴结清扫可能累及副神经,尽量全程解剖,仔细辨认副神经,并避免手术误伤及术中动作粗糙,过分牵拉神经或损伤神经供血动脉,加重神经的损害,从解剖及功能两方面尽量予以保全。暴露副神经,可通过胸锁乳突肌前后两个途径。在胸锁乳突肌中上段深面解剖,在部分游离后,纱条吊起,当解剖至上 1/3 段时,可在胸锁乳突肌与颈内静脉间发现副神经,自内上斜向外下走向,仔细解剖并保护副神经。此种方法应用较多。另一种方法是在胸锁乳突肌后缘中上段,耳大神经的上方约 1.5 cm 处,仔细解剖,发现副神经,根据需要可全程解剖。假如手术中副神经无法保留,应尽量避免同时切除或损伤颈丛神经深支,在以副神经作为神经移植供体时,尽量在交通支汇入前切取。

手术当中发现副神经损伤,可行端端吻合,或选颈 7 或耳大神经,同副神经远端端端吻合,注意吻合不要有张力。手术后发现副神经损伤,多数学者认为应先行观察及保守治疗1~2个月,如神经功能有恢复迹象者,可继续保守治疗。如无恢复,考虑手术治疗。也有学者认为,手术所致的副神经损伤,多为切断或结扎损伤,不宜保守观察,一旦确诊,应尽早手术探查。术中尽量在瘢痕外正常组织中分离寻找,切忌在解剖不清的瘢痕中寻找。不要将枕小神经、耳大神经和锁骨上神经误认为副神经。刺激神经后斜方肌有无收缩,有利于与其他神经的鉴别,还有利于判断其传导功能。术中应根据神经损伤的不同情况而分别采用以下方法:①副神经松解术。如副神经未断裂,仅受瘢痕压迫,应做神经松解术。②神经吻合术。如副神经已断裂或小段神经完全瘢痕化,则可游离其远近端,在无张力情况下进行神经吻合术。③神经移植术。如副神经断裂,缺损较多,行断端吻合困难,应行神经移植术。可取附近耳大神经移植。④肌腱转移术。如伤后时间过长,神经吻合或移植效果多不理想,可做肌腱转移术,将提肩胛肌转移代替斜方肌功能。术后常规给予维生素 B_1、维生素 B_{12}、地巴唑等药物。

三、舌下神经损伤的预防

甲状腺癌颈部淋巴结清扫可导致舌下神经损伤。舌下神经是Ⅻ对脑神经的最后一对,其损伤在局部晚期甲状腺癌手术中少见。一侧舌下神经损伤时,伸舌偏向病侧,患侧舌肌萎缩,并常伴肌纤维颤动,吞咽及发音一般多无困难,两侧舌下神经麻痹时,产生完全性舌肌麻痹,舌在口腔底不能运动,导致饮食及吞咽困难,发音障碍。舌下神经损伤后应争取重建,行端端吻合术。或行舌下神经-面神经吻合重建,数周后单侧舌肌瘫痪的症状可缓解,几年后连动运动也可明显减轻。

(上海交通大学附属第六人民医院　郭明高)

第五章

综 合 治 疗

第一节 甲状腺癌的内分泌抑制治疗

促甲状腺激素(thyrotropin, thyroid stimulating hormone, TSH)抑制治疗是甲状腺癌综合治疗的重要组成部分,无论是早期分化型甲状腺癌,还是中晚期甲状腺癌的术后,或是由于各种原因不适宜采取手术治疗的患者,均应该接受 TSH 抑制治疗。已经有充分的基础及临床研究表明 TSH 抑制治疗可以有效抑制甲状腺肿瘤组织的生长,使分化型甲状腺癌的患者预后改善,普遍获益。

一、TSH 抑制治疗研究简史

20 世纪 70 年代起就有研究发现 TSH 能刺激甲状腺细胞复制,促进甲状腺细胞对碘的吸收,并且能增加甲状腺球蛋白的生成。90 年代发现在人类甲状腺肿瘤组织中存在促甲状腺激素的受体,该受体能与 TSH 结合。后续研究发现 TSH 升高可加速甲状腺肿瘤的临床进程。如果给予甲状腺素替代治疗能降低血清 TSH 水平,抑制残留甲状腺肿瘤组织的生长。

二、TSH 抑制治疗的临床证据

早在 1954 年,《柳叶刀》杂志就发表了一篇"关于甲状腺激素成功治疗转移性甲状腺癌的病例报道"。在之后的数十年中,又有多项有关将甲状腺激素用于治疗甲状腺癌的临床研究纷纷发表在《美国医学杂志》(AMJ)、《美国临床内分泌代谢杂志》(JCEM)等知名期刊上。这些研究发现,与未接受左甲状腺素片(L-T4)替代治疗以降低 TSH 水平的患者相比,接受 L-T4 替代治疗的患者,其肿瘤复发率及肿瘤相关的病死率显著降低。2002 年来自美国国立卫生研究院(NIH)的科学家对 10 项有关 TSH 抑制治疗的研究进行 meta 分析,这 10 项研究纳入 4 174 位患者,其中 2 880 位患者接受 TSH 抑制治疗

(69％),TSH 抑制治疗对分化型甲状腺癌患者的预后普遍有益(*RR*＝0.73；95％可信区间：0.60~0.88)。

美国国立甲状腺癌治疗合作研究组(NTCTCS)有两项重要的前瞻性研究。第一项研究纳入 617 例乳头状癌和 66 例滤泡样癌患者,平均随访时间为 4.5 年(1~8.6 年),发现将处于甲状腺癌 3~4 期患者的 TSH 抑制到极低水平能减少肿瘤复发,但是在 1 期患者中并无类似益处。2006 年该研究组的第二项前瞻性研究样本量更大,随访时间更长,共纳入 2 936 例患者,其中 86％为乳头状癌,10％为滤泡样癌,4％为 Hürthle 细胞变异,与 TSH 水平正常或高于正常的甲状腺癌 2 期患者相比,通过 TSH 抑制治疗将 TSH 水平控制在低于正常水平的 2 期患者有较高的全因生存率;同时,在 3 期和 4 期患者中,当 TSH 水平低于正常或不能检测到的范围时,全因生存率及疾病相关生存率均有所升高[14]。

大量临床证据表明 TSH 抑制治疗对甲状腺肿瘤患者是有益的,至于 TSH 到底需要抑制在何种水平尚无定论。因此,制订个体化治疗目标、进行动态分级管理是关键。

三、长期 TSH 抑制治疗的不良反应

TSH 的理想水平应该同时满足减少肿瘤复发、提高生存率、不良反应最小以及生活质量高等条件。在 TSH 抑制治疗过程中,即使游离 T3 及游离 T4 水平在正常范围内的外源性亚临床型甲亢对心血管系统及骨骼系统也存在不利影响,对老年患者更是如此[15]。

1. 对心血管系统的影响

使用 L-T4,把 TSH 抑制到无法检测到的范围时,不仅可使患者产生类似甲状腺激素过量的症状或体征,如心动过速、怕热多汗、失眠、大便次数增多等,也可以从心理、社会和生理等诸多方面影响患者的生活质量,由此可能降低 L-T4 使用的依从性。长期使用 L-T4 抑制 TSH,可使青年人和中年人出现重要的心血管危险因素,如心率增加、左心室肥厚、平均动脉压升高、心脏收缩功能异常等。由于在普通人群中上述心血管危险因素与心血管死亡及心血管事件有关,因此值得引发临床思考。

2007 年一项在 3 121 例心脏疾病患者中进行的为期 32 个月的前瞻性研究发现,与正常甲状腺功能组相比,亚临床甲亢组的心血管死亡危险比为 2.32(95％可信区间 1.11~4.85),亚临床甲亢是发生心血管死亡的独立危险因素,而且这组人群的生存率明显降低[22]。另外,2010 年 Flnyy RW 等收集了 1993—2001 年的 17 684 例患者,平均年龄 61.6 岁,平均随访时间 4.5 年,发现将 TSH 降低到 0.03 mIU/L 以下可增加心血管疾病患病率和病死率,也可增加心律失常患病率,并且年龄越大风险越高。当 TSH 水平在 0.04~0.40 mIU/L 时,心血管疾病及心律失常患病率未见升高。因此,推测长期使用 L-T4 将 TSH 水平降低到较低但不抑制的水平(不是极度低下的水平)是较为安全的。

年龄增长伴随着心脏肥大、间质纤维化、心肌细胞减少等病理变化,可影响心血管系统功能。因此,老年患者更易发生 TSH 抑制治疗的不良反应,但症状较轻。老年患者中

心房颤动可能是最早出现的亚临床或者临床甲亢的体征,亚临床甲亢可以增加房颤发生的风险。对 2007 例年龄 60 岁及以上且没有房颤病史的老年患者进行为期 10 年的随访,发现低 TSH(≤0.1 mU/L)组发生房颤风险是正常 TSH(0.4～5.0 mIU/L)组的 3.1 倍(95％可信区间为 1.7～5.5),较低 TSH(0.1～0.4 mIU/L)组和 TSH 升高组发生房颤的风险与正常 TSH 组相似。心房颤动在甲亢人群和普通人群中都是心血管疾病患病率和病死率的重要危险因素。

使用 L-T4 治疗过程中所致的血清 T3 水平升高可以作为医源性甲状腺功能亢进的标志,总 T3 或者游离 T3 水平与 TSH 水平应该同时作为 TSH 抑制治疗的监测指标。接受 L-T4 治疗的甲状腺全切患者血清中游离 T4 水平明显高于接受甲状腺次全切的患者。与正常人相比,接受过甲状腺切除治疗的患者需要更高的血清 T4 浓度来获得与甲状腺功能正常者相同的血清 T3 浓度,因为甲状腺功能正常者循环 T3 的 20％来自甲状腺直接分泌,而接受过甲状腺切除的患者这部分功能是缺失的。

在过去 10 年中,已有几项流行病学研究发现,老年人游离 T4 水平升高与心血管不良事件有关。Gammage MD 等人的一项研究招募了 5 860 例年龄 65 岁及以上的老年人,该研究发现有房颤者的血清游离 T4 水平明显高于无房颤者,多因素分析发现血清游离 T4 水平是房颤的独立危险因素,即使在甲状腺功能正常的患者中仍然能看到类似结果。一项在年龄更大的人群中进行的为期 3.7 年的随访研究发现,85 岁以上老人中血清游离 T4 水平较高者的病死率显著升高,血清游离 T4 水平每升高 2.67 pmol/L,病死率升高 1.6 倍(95％可信区间 1.04～1.30)。因此,无论血清 TSH 水平如何,在接受 TSH 抑制治疗的老年人中,都应避免血清游离 T4 水平过度升高。

在综合分析了 TSH 抑制治疗对心血管系统的影响后,2012"中国甲状腺结节和分化型甲状腺癌指南"针对 TSH 抑制治疗期间心血管系统不良反应的防治做出如下推荐:对需要将 TSH 抑制到低于 TSH 正常参考范围下限的分化型甲状腺癌患者,需评估治疗前基础心脏情况;定期监测心电图,必要时行动态心电图和超声心动图检查;定期进行血压、血糖和血脂水平监测,必要时可测定颈动脉内膜中层厚度以协助评估动脉粥样硬化的风险。使用 β 受体阻滞剂 3～4 个月后,外源性亚临床甲亢带来的心脏舒张功能和运动耐力受损可以得到显著改善,并能控制心血管事件(尤其是心房颤动)的相关病死率。因此,TSH 抑制治疗期间,如无 β 受体阻滞剂禁忌证,应考虑给予该类药物预防心血管系统不良反应。TSH 抑制前或治疗期间发生心房颤动者,应给予规范化治疗。有心脏基础疾病或心血管事件高危因素者,应针对性地给予地高辛、血管紧张素转换酶抑制剂(ACEI)或其他心血管药物治疗,并适当放宽 TSH 抑制治疗的目标。

2. 骨质疏松及骨折风险

临床研究发现,TSH 抑制治疗对男性及绝经前女性的骨密度没有影响,但是对绝经后女性存在导致骨量减少的风险。通过对 686 名 65 岁以上女性的前瞻性研究发现，与 TSH 正常(0.5～5.0 mIU/L)者相比，TSH≤0.1 mIU/L 时可使髋骨骨折风险增加 3.6 倍，使脊柱骨折风险增加 4.5 倍。英国大样本量(17 684 例患者)临床研究表明，与 TSH 正常(0.4～4.0mIU/L)者相比，TSH 水平在 0.04～0.4 mIU/L 时不会增加骨折风险；将 TSH 水平控制到 0.03 mIU/L 以下时可使骨质疏松性骨折风险增加 2 倍。

TSH 抑制治疗可加速绝经后女性骨转化，具体抑制到何种程度可避免这种不良反应尚不清楚。2012"中国甲状腺结节和分化型甲状腺癌指南"针对 TSH 抑制治疗期间骨质疏松的防治做出如下推荐：对需要将 TSH 抑制到低于 TSH 正常参考范围下限的分化型甲状腺癌患者(特别是绝经后妇女)，评估治疗前基础骨矿化状态并定期监测：酌情进行血清钙/磷、24 小时尿钙/磷、骨转换生化标志物和骨密度测定。由于长期亚临床甲亢是绝经后女性骨质疏松的危险因素，因此，绝经后分化型甲状腺癌患者在 TSH 抑制治疗期间，应接受骨质疏松初级预防：确保钙摄入 1 000 mg/d，补充维生素 D 400～800 IU(10～20 μg)/d。对未使用雌激素或双磷酸盐治疗的绝经后妇女，以及 TSH 抑制治疗前或治疗期间达到骨质疏松诊断标准者，维生素 D 应增至 800～1 200 IU(20～30 μg)/d，并酌情联合其他干预治疗药物(如双磷酸盐类、降钙素类、雌激素类、甲状旁腺激素、选择性雌激素受体调节剂类等)。

3. 不良反应风险评估

基于大样本的临床研究，临床医生在进行 TSH 抑制治疗时应该充分考虑治疗的不良反应，2010 年 Bernadette Biondi 和 David S. Cooper 等学者建议将 TSH 抑制治疗不良反应的风险评估分成 3 个等级：

低度风险：年轻或中年患者，无症状患者，没有心血管疾病，没有心脏节律变化，无肾上腺素过度活跃症状，没有心血管疾病危险因素，没有并发症，绝经前女性，骨密度正常，没有骨质疏松危险因素。

中度风险：老年人，有高血压，有肾上腺素过度活跃症状体征，吸烟，有心血管疾病危险因素和糖尿病，围绝经期女性，有骨量减少，有骨质疏松危险因素。

高度风险：有临床心脏病，高龄，绝经后女性，有并发症。

2012"中国甲状腺结节和分化型甲状腺癌指南"也制定了 TSH 抑制治疗的不良反应风险分层，与上述分层基本一致。

四、TSH 抑制治疗的参考水平

虽然分化型甲状腺癌(DTC)患者 TSH 抑制治疗有许多临床指南，但是对血清 TSH 降低程度仍无一致意见，也没有针对患者的年龄及可能存在的伴随疾病进行综合考虑，缺乏针对 TSH 抑制治疗的获益及长期医源性亚临床甲亢的不良反应之间的利弊权衡的指导意见。目前 TSH 检测试剂盒灵敏度越来越高，TSH 抑制治疗应实现个体化。

根据《2009 年 ATA 指南》，经过手术及核素消融治疗的分化型甲状腺癌患者可分为低危、中危及高危 3 个层次，并且每 6～12 个月要对疾病状态进行重新评估，评估病灶是否清除。对高危组和中危组患者而言，推荐初始 TSH 抑制疗法使 TSH<0.1 mIU/L，而低危组应小于等于正常低限（0.1～0.5 mIU/L）；对于肿瘤持续存在的患者，在无特殊禁忌证的情况下，血清 TSH 水平应尽量保持在 0.1 mIU/L 以下；对于临床或生化检查表现为无病生存的患者，如果其存在高复发风险，应使 TSH 水平在 0.1～0.5 mIU/L 维持 5～10 年；无病生存的患者，尤其是低复发风险者，TSH 水平应维持在正常水平低限（0.3～2 mIU/L）；未接受残余物消融治疗的患者，如果其已达到临床无病生存且血清抑制性甲状腺球蛋白（Tg）水平不可测、颈部超声阴性，则其 TSH 水平可维持在正常水平低限（0.3～2 mIU/L）[5]（见表 5.1.1）。

表 5.1.1　2009 年 ATA 甲状腺癌治疗指南甲状腺激素治疗的 TSH 抑制目标

		复发危险度		
		高危	中危	低危
初始期		<0.1 mIU/L	<0.1 mIU/L	0.1～0.5 mIU/L
随访期	疾病持续	<0.1 mIU/L	<0.1 mIU/L	<0.1 mIU/L
	疾病清除	0.1～0.5 mIU/L	0.3～2.0 mIU/L	0.3～2.0 mIU/L

2015 年 ATA 指南参照 2009 年 ATA 指南，仍将初始风险分级系统作为预测疾病复发或者进展的依据，并有所更新：

（1）高危患者，初始 TSH 抑制治疗需将 TSH 控制在 0.1 mIU/L 以下（强推荐，中等力度证据）。

（2）中危患者，初始治疗 TSH 控制在 0.1～1.5 mIU/L（弱推荐，低等力度证据）。

（3）低危患者，无论是否经过消融治疗，血清 Tg 水平测不出时需将 TSH 控制在 0.5～2.0 mIU/L（弱推荐，低等力度证据）。

（4）低危患者经过消融治疗后且血清 Tg 处于低水平时，TSH 控制在 0.1～0.5 mIU/L 或者略低于 0.1 mIU/L 水平；未经过消融治疗的低风险患者，即使血清 Tg 水平较高也建议将 TSH 水平控制在 0.1～0.5 mIU/L 或者略低于 0.1 mIU/L 水平（弱推荐，低等力度证据）。

（5）接受甲状腺叶切除术的低风险患者建议将 TSH 水平控制在 0.5～2.0 mIU/L；TSH 水平可以维持在目标水平的患者可以不接受 TSH 抑制治疗（弱推荐，低等力度证据）。

2015 年 ATA 随访过程中 TSH 抑制治疗的目标为（见图 5.1.1）：

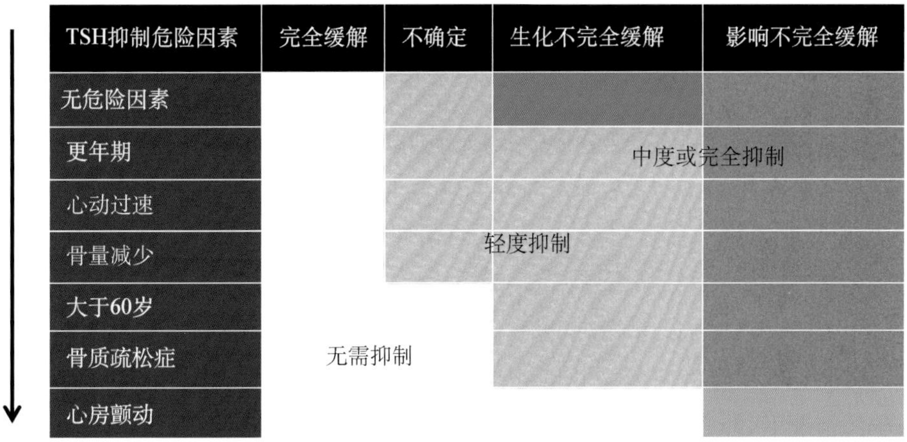

TSH抑制危险因素	完全缓解	不确定	生化不完全缓解	影响不完全缓解
无危险因素				
更年期			中度或完全抑制	
心动过速				
骨量减少		轻度抑制		
大于60岁				
骨质疏松症	无需抑制			
心房颤动				

图5.1.1 2015年ATA"成人甲状腺结节和分化型甲状腺癌的管理指南"分化型甲状腺癌甲状腺激素长期治疗的TSH抑制目标

* 0.5 mIU/L代表TSH检测正常值低限,根据检测手段不同可以是0.3～0.5 mIU/L;

* * 非完全应答患者的TSH目标可以根据危险分层、Tg水平、Tg变化趋势及TSH抑制;治疗风险的不同而不同。

(1)患者经治疗后,在影像表现上未完全缓解,在没有确定的禁忌证时,TSH水平应该控制在0.1 mIU/L以下(强推荐,中等力度证据)。

(2)患者经治疗后,在生化水平处于非完全应答时,血清TSH水平应该控制在0.1～0.5 mIU/L,同时兼顾ATA疾病初始危险分级、Tg水平、Tg变化趋势及TSH抑制治疗的风险(低推荐,低等力度证据)。

(3)高风险患者的治疗处于优质应答(影像和生化水平完全缓解状态)或者中度应答时,建议将TSH水平控制在0.1～0.5 mIU/L,5年后可以减少TSH抑制治疗的力度(低推荐,低等力度证据)。

(4)患者的治疗处于优质应答(影像和生化水平完全缓解状态)或者中度应答时,尤其是低风险患者,建议将TSH水平控制在0.5～2.0 mIU/L(强推荐,中等力度证据)。

(5)未经过消融治疗或伴随治疗但仍表现出优质或者中度应答,并且颈部超声检查正常、血清Tg水平测不出或者处于低水平、Tg或者TgAb未升高的患者,TSH水平建议控制在0.5～2.0 mIU/L(低推荐,低等力度证据)。

结合肿瘤的危险分层及TSH抑制治疗的不良反应风险评估,2010年Bernadette Biondi和David S. Cooper提出了TSH抑制治疗推荐治疗目标:

(1)伴随转移或有肿瘤发展高风险合并TSH抑制治疗低度风险:初始治疗就应将TSH控制在0.1 mIU/L以下,并且保持始终。

(2)有肿瘤发展高风险合并TSH抑制治疗中度或高度风险:权衡甲状腺癌复发或转移的风险与发生房颤或骨折的风险。初始治疗是建议将TSH抑制到0.1 mIU/L以下。

这部分患者应该接受周期性的心内科评估及骨密度检测,TSH抑制程度将根据随访结果进行个性化调整。地高辛、β受体阻滞剂、ACEI和其他心血管疾病药物可能对TSH抑制治疗所导致的心衰和左心室功能不全有一定作用。这些药物的使用应该个性化,以达到改善心脏血流动力学、控制心室应答、防止房颤患者血栓形成、减少阵发性房颤发作频率及降低严重程度的作用。补钙可防止存在外源性亚临床甲亢的绝经后女性骨质流失。维生素D、雌激素及双磷酸盐亦可防止接受TSH抑制治疗的绝经后女性的骨质流失。因此,钙剂、维生素D及抗重吸收药物在绝经后女性中的使用宜早不宜晚,从而减少发生骨质疏松的风险。在有症状的患者或者有TSH抑制治疗不良反应中度风险的患者中,β受体阻滞剂和其他心血管疾病药物可起到减慢心率和防止左心室肥大等作用。在已经存在骨量减少的情况下,补充钙剂和维生素D可起到防止TSH抑制治疗过程中骨质进一步减少的作用。在肿瘤发展高风险患者中,在达到临床或生化水平肿瘤清除5～10年后,TSH抑制水平应该被放宽到0.1～0.5 mIU/L。在随访中,TSH的目标水平应该根据临床情况制订个性化方案,避免心血管及骨骼的不良反应。另外,鉴于高T4水平对心血管系统的额外不良作用,血清游离T4水平应该尽可能控制在接近正常水平,这在老年患者中尤为重要。

(3) 有肿瘤发展中度风险合并TSH抑制治疗低、中、高风险:治疗的第一年应该将TSH控制在0.1 mIU/L以下。在将来的随访中,有TSH抑制治疗高度风险的患者应根据具体情况制订个性化方案。随访5～10年后,当血清中Tg控制在无法检测水平并且临床或影像学均提示没有疾病发展时,TSH水平建议控制在0.5～2 mIU/L。

(4) 有肿瘤发展低风险合并TSH抑制治疗低风险:初始治疗是TSH水平控制在0.1～0.5mIU/L,临床缓解后,建议将TSH水平控制在正常低值(0.3～2 mIU/L)。

(5) 有肿瘤发展低风险合并TSH抑制治疗中度、高度风险:初始治疗时建议将TSH控制在0.5～1 mIU/L。疾病缓解且肿瘤发展低风险合并TSH抑制治疗高风险的患者,建议在随访中将TSH控制在1～2 mIU/L,尤其是老年患者或者既往有心脏病或并发症病史的患者。

2012"中国甲状腺结节和分化型甲状腺癌指南"根据中国人自身特点制定TSH抑制治疗推荐方案,"指南"认为TSH抑制治疗最佳目标值应满足:既能降低DTC的复发、转移率和相关病死率,又能减少外源性亚临床甲亢导致的不良反应、提高生活质量。近年来,TSH抑制治疗的理念发生了转变,提倡兼顾DTC患者的肿瘤复发危险度和TSH抑制治疗的不良反应风险,制订个体化治疗目标,摒弃单一标准。指南借鉴这一理念,根据双风险评估结果,建议在DTC患者的初治期(术后1年内)和随访期中,设立相应TSH抑制治疗目标(见表5.1.2)。

表 5.1.2　基于双风险评估的分化型甲状腺癌患者术后 TSH 抑制治疗目标(mIU/L)

		分化型甲状腺癌的复发危险度			
		初治期(术后 1 年)		随访期	
		高中危	低危	高中危	低危
TSH 抑制治疗的不良反应风险	高中危*	<0.1	0.5#～1.0	0.1～0.5#	0.5#～2.0(5～10 年)***
	低危**	<0.1	0.1～0.5#	<0.1	1.0～2.0(5～10 年)***

　* TSH 抑制治疗的不良反应风险为高中危层次者,应个体化抑制 TSH 至接近达标的最大可耐受程度,予以动态评估,同时预防和治疗心血管和骨骼系统相应病变;

　** 对 DTC 的复发危险度为高危层次、同时 TSH 抑制治疗不良反应危险度为低危层次的 DTC 患者,应定期评价心血管和骨骼系统情况;

　*** 5～10 年后如无病生存,可仅进行甲状腺激素替代治疗;

　# 表格中的 0.5 mIU/L 因各实验室的 TSH 正常参考范围下限不同而异。

该"指南"指出对患者个体而言,抑制治疗的 L-T4 剂量就是达到其 TSH 抑制目标所需的剂量。对已清除全部甲状腺的 DTC 患者,抑制治疗的 L-T4 剂量通常高于单纯替代剂量,平均约为 1.5～2.5 $\mu g/(kg \cdot d)$;老年(尤其 80 岁以上)患者中,达到 TSH 抑制的 L-T4 剂量较年轻人低 20%～30%,原因在于老年人甲状腺激素外周降解率的降低大于口服吸收率的下降。

L-T4 的起始剂量因患者年龄和伴发疾病情况而异。以甲状腺已完全清除者为例:年轻患者直接启用目标剂量;50 岁以上的患者,如无心脏病及其倾向,初始剂量 50 $\mu g/d$;如患者有冠心病或其他高危因素,初始剂量为 12.5～25 $\mu g/d$,甚至更少,增量更缓、调整间期更长,并严密监测心脏状况。L-T4 最终剂量的确定有赖于血清 TSH 的监测。L-T4 剂量调整阶段,每 4 周左右测定 TSH,达标后 1 年内每 2～3 个月、2 年内每 3～6 个月、5 年内每 6～12 个月复查甲状腺功能,以确定 TSH 维持于目标范围。

五、影响甲状腺激素吸收的因素

要保持血清 TSH 水平的稳定,需要关注 L-T4 的服药方法,以及影响其吸收的因素。早餐前空腹顿服 L-T4 最利于维持稳定的 TSH 水平。如有漏服,应隔日起服用双倍剂量,直至补足全部漏服剂量。部分患者需要根据冬夏季节 TSH 水平的变化调整 L-T4 用量(冬增夏减)。应在间隔足够时间后服用某些特殊药物或食物:与维生素、滋补品间隔 1 h;与含铁、钙食物或药物间隔 2 h;与奶、豆类食品间隔 4 h;与考来烯胺(消胆胺)或降脂树脂间隔 12 h。每次调整 L-T4 剂量后 4 周左右(年长者较久),TSH 可渐达稳态。

六、总结

经过半个多世纪的研究,TSH 抑制治疗确能有效减少高风险甲状腺癌患者肿瘤发展,降低疾病复发率和病死率。然而,多项研究表明,低风险甲状腺癌患者通过持续抑制 TSH 水平仅能获得极小益处甚至毫无获益。因此,TSH 抑制治疗需要按照疾病的危险分级区别管理。另外,TSH 抑制治疗也可能产生一些不良反应,主要影响心血管系统和骨骼系统。根据不良反应风险等级给予不同的 TSH 抑制治疗,同时给予必要的心血管疾病及骨代谢疾病的专业治疗。将疾病危险分层与 TSH 抑制治疗风险评估相结合的双风险评估方法已经成为国内外学者的共识,并且成为指南,供临床医生参考。因此,甲状腺癌进行 TSH 抑制治疗,需要对患者进行精细且全面的评估,从而制订个体化治疗方案,使患者得到最大获益和最小伤害。

（上海交通大学附属第六人民医院内分泌代谢科　高　非　包玉倩）

第二节　^{131}I 治疗分化型甲状腺癌及其转移灶

一、^{131}I 治疗分化型甲状腺癌的基本原理与特点

^{131}I 与稳定性碘一样,能被甲状腺滤泡细胞选择性摄取。当口服 ^{131}I 后,术后残留的甲状腺组织通过滤泡细胞上表达的钠/碘同向转运体(sodium/iodide symporter,NIS)摄取 ^{131}I。一次口服治疗剂量而吸收的 ^{131}I 对甲状腺产生持续照射。^{131}I 在衰变过程中释放 β 射线,具有较强的电离辐射能力,其在生物组织中的平均射程约为 0.8 mm,进入甲状腺后其能量几乎全部被甲状腺组织吸收,致使甲状腺滤泡细胞变性和坏死,以此达到彻底摧毁残留甲状腺的目的。

分化型甲状腺癌(DTC)由于病理分化相对良好,大部分 DTC 及其转移病灶同样具有摄取碘的功能,并受 TSH 的调节,属于功能性甲状腺组织。虽然其摄碘能力不如正常甲状腺组织强,但在清除正常甲状腺组织以及高水平 TSH 刺激下,分化型甲状腺癌转移灶仍能摄取足够的 ^{131}I,借助 ^{131}I 发射的 β 射线的持续照射,以此达到有效地破坏转移病灶的目的。

^{131}I 治疗为内照射治疗,^{131}I 被残留甲状腺或转移病灶选择性摄取后,将对病灶产生持续不间断的照射,直到 ^{131}I 经衰变而逐步完全消失为止,^{131}I 治疗后,病灶一般会受到至少 4~6 周,甚至更长时间的持续照射,因此病灶受到的吸收剂量非常大。此外,由于 ^{131}I 一般只被甲状腺组织和 DTC 转移灶摄取,因而具有很好的靶向性,^{131}I 治疗是肿瘤治疗领域最早的靶向治疗,也是真正的靶向治疗,因此,其不良反应较为轻微。

二、^{131}I 治疗的分类与选择

^{131}I 治疗分化型甲状腺癌包括"清甲"治疗与"清灶"治疗。

(1)"清甲"治疗："清甲"即清除术后残留甲状腺组织。DTC 术后 ^{131}I 清除残留甲状腺的意义在于：①清除术后残留或隐匿的肿瘤组织和癌细胞,降低复发;②残留甲状腺清除后,血中甲状腺球蛋白(Tg)可成为监测 DTC 复发和转移的灵敏的肿瘤标志物;③残留甲状腺清除后,甲状腺组织对 ^{131}I 的竞争摄取优势被去除,有利于提高转移灶对 ^{131}I 摄取,从而提高 ^{131}I 治疗后全身扫描(WBS)发现转移灶的灵敏度,也有利于治疗转移灶。

(2)"清灶"治疗：治疗高危患者的持续存在的疾病,包括证实存在的局部及远处转移性病灶。

最新 ATA 指南对 ^{131}I 治疗的推荐为：低危 DTC 患者,不常规推荐行 ^{131}I"清甲"治疗;中危 DTC 患者术后应考虑行 ^{131}I"清甲"治疗;高危 DTC 患者术后常规推荐行 ^{131}I"清甲"治疗。

^{131}I 治疗 DTC 的适应证：DTC 术后需清除残留甲状腺组织者;DTC 术后伴癌组织残留和局部浸润者;DTC 伴颈部淋巴结转移术后;DTC 伴肺、骨骼等远处转移者。

^{131}I 治疗 DTC 的禁忌证包括：严重肝肾功能低下或伴有其他系统严重疾病者;血白细胞低下者;转移灶不摄取 ^{131}I 者;经多次 ^{131}I 治疗后无效者。

三、^{131}I 治疗前准备

(1)外科手术。^{131}I 治疗前甲状腺一般应全切或近全切除。由于外科手术只能做到肉眼下"全切除"甲状腺。术后 ^{131}I 治疗的主要目的就是清除肉眼看不见的残留甲状腺组织和隐匿的甲状腺癌细胞。

(2)使 TSH 水平升高。^{131}I 治疗前,应使血清 TSH 升高,一般要求达 30 μIU/ml 以上,但手术残留甲状腺较多时,可能无法达到 30 μIU/ml。方法：^{131}I 治疗前停服左甲状腺素(L-T$_4$)3 周。儿童青少年可停服 L-T$_4$ 2 周左右。

(3)低碘饮食。由于体内稳定性的碘可竞争性抑制 ^{131}I 的摄取,因此,^{131}I 治疗前患者应低碘饮食 2 周左右,以降低体内稳定性碘的水平。低碘饮食主要指禁食含碘丰富的食物,尤其是海产品,以及含碘的药物等。需要注意的是,由于 CT 造影剂含有大量稳定性碘,增强 CT 检查后一般应隔 2 个月后再进行 ^{131}I 治疗,以避免影响 ^{131}I 的摄取。

四、^{131}I 治疗前评估

(1)术后颈部超声检查,评估甲状腺残留及颈部淋巴结情况。

(2)验血检查甲状腺功能,评估 TSH 水平及 TSH 刺激后的 Tg 及 TgAb 水平。

（3）验血检查电解质和 PTH，评估有无缺钙及甲状旁腺功能情况。

（4）胸部 CT 平扫，评估有无肺转移及病灶大小。

（5）怀疑骨转移者，可行骨显像、CT 或 MRI 检查，评估有无骨转移及转移的部位。

（6）必要时 FDG-PET/CT 检查，评估病灶的葡萄糖代谢水平及预后。

（7）肿瘤术后病理分型，评估肿瘤的分化程度。

（8）血常规、肝肾功能等相关辅助检查。

（9）有无其他伴随疾病，评估患者的一般情况。

五、^{131}I 治疗口服剂量及给药方法

^{131}I 治疗甲状腺癌一般采用经验给药法，一次性口服，服用前 2 h 应空腹，服用后 2 h 内不宜进食固体食物。甲状腺癌术后第一次 ^{131}I 治疗，一般都以清除残留甲状腺组织为主要目的，可给予 ^{131}I 30～100 mCi 口服。对于残留甲状腺较多的患者，可以适当减少口服剂量，已免引起颈部明显肿痛。对于甲状腺全切并伴有明确远端转移者，如肺、骨转移等，清甲治疗时即可适当增加 ^{131}I 口服剂量。

残留甲状腺清除后，即以治疗甲状腺癌转移灶为主要目的。DTC 伴淋巴结转移和局部软组织转移者，每次一般予以 100～150 mCi 治疗。DTC 伴肺转移者，每次一般予以 100～200 mCi 治疗，DTC 伴骨转移者，每次一般予以 200 或 200～250 mCi 治疗。此外，^{131}I 服用剂量还应考虑转移灶的摄碘能力、病灶的多少、大小、患者年龄等其他因素，对于病灶摄碘较差、转移灶数目多者，应适当增加 ^{131}I 的服用剂量。

六、^{131}I 治疗后管理与评估

1. ^{131}I 治疗后隔离

患者服用 ^{131}I 后，应在专用核素治疗病房内隔离 3～5 天，以减少对他人及公众的辐射以及环境污染。^{131}I 口服后，未被甲状腺和转移灶摄取的 ^{131}I 绝大部分通过尿液排出体外，服用 48 h 后，80% 以上的未被吸收的 ^{131}I 可通过尿液排出体外。

2. ^{131}I 治疗后全身扫描

患者口服 ^{131}I 后 3～7 d，进行全身 ^{131}I 扫描（^{131}I whole body scan，^{131}I-WBS），这是甲状腺癌 ^{131}I 治疗非常重要的，也是必不可少的一步（见图 5.2.1）。通过 ^{131}I-WBS，可以观察 ^{131}I 在体内的分布以及被残留甲状腺和转移灶摄取的情况。根据 ^{131}I-WBS 结果以及刺激性 Tg 水平，判断 DTC 患者疾病情况，并做出合理判断。由于小剂量 ^{131}I 诊断性扫描往往难以发现转移灶，且容易导致甲状腺顿抑（stunning）发生，影响后续的 ^{131}I 治疗，因此，不主张在 ^{131}I 治疗前进行小剂量 ^{131}I 诊断性扫描，应以大剂量 ^{131}I 治疗后扫描为准。

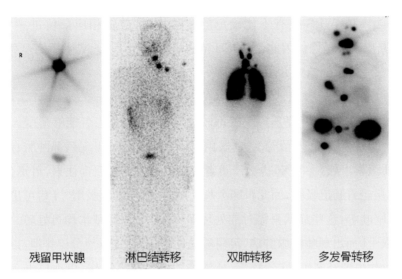

残留甲状腺　　淋巴结转移　　双肺转移　　多发骨转移

图 5.2.1　¹³¹I 治疗后全身扫描(¹³¹I - WBS)

　　近年来,随着 SPECT/CT 的普及,¹³¹I - SPECT/CT(见图 5.2.2)在诊断甲状腺癌及其转移灶方面的应用价值也逐渐体现出来。¹³¹I - WBS 虽可判断¹³¹I 的全身摄取分布情况,但难以对病灶进行解剖定位。¹³¹I - SPECT/CT 图像融合技术整合¹³¹I 功能显像及 CT 解剖影像于一体,对甲状腺癌转移灶能同时进行定性和定位诊断,在鉴别转移灶摄取与生理性摄取、残留甲状腺与颈部淋巴结转移、其他脏器转移的定性与定位诊断中具有重要临床

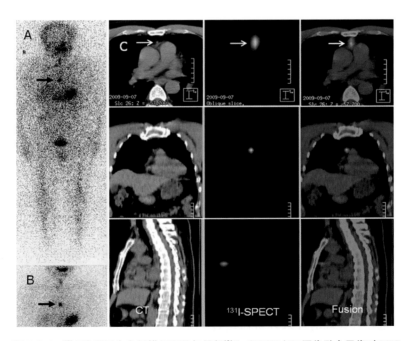

图 5.2.2　¹³¹I 治疗后全身扫描(WBS)与局部¹³¹I - SPECT/CT 图像融合显像对 DTC 纵隔淋巴结转移进行定位与定性诊断

价值。因此，当^{131}I－WBS疑有不能确定的转移灶时，应在相应部位进一步进行^{131}I－SPECT/CT断层融合显像。因此，通过^{131}I治疗后扫描，可对DTC术后的全身转移情况进行评估，为诊疗一体化的治疗方法。

3. ^{131}I治疗的不良反应及其处理

^{131}I治疗DTC的近期不良反应一般都较为轻微，大部分患者能够耐受。对于清除残留甲状腺者，尤其是甲状腺残留较多者，服用^{131}I 1～3天后可出现颈部肿胀、疼痛等症状，可予以糖皮质激素口服3～5天，少数严重者可予以地塞米松肌肉注射，可迅速缓解症状。由于^{131}I为口服经胃肠道吸收，因此胃肠道收到照射，部分患者服用^{131}I后可出现胃肠道不适、恶心甚至呕吐等，这些症状只需对症处理即可，1～2周后基本均可好转。少数患者唾液腺由于摄取^{131}I而出现唾液腺肿痛，可咀嚼酸性食物，促进唾液分泌排泄，以减轻对唾液腺的照射。少数患者经多次^{131}I治疗后，唾液腺功能可明显损伤，出现口干。成人肺转移经多次^{131}I治疗后出现肺纤维化的发生非常罕见，青少年尤其是儿童弥漫性肺转移者，多次^{131}I治疗后，需警惕肺纤维化的发生。^{131}I治疗后可出现白细胞和血小板一过性降低，可予以升血细胞处理；全身广泛骨转移多次^{131}I治疗后，容易出现血细胞下降，极少数患者可能出现骨髓抑制。

^{131}I治疗的远期不良反应，如白血病等的发生，目前大部分研究认为其与自然发生率相似。目前虽没有^{131}I治疗的最大累积活度限制，但是，这并不代表可以无限制地多次大剂量^{131}I治疗。应在充分评价疗效的基础上，权衡^{131}I治疗给患者带来的利益与^{131}I治疗给患者带来的损害，包括停服甲状腺激素造成甲减给患者带来的损害的基础上，进行^{131}I治疗。

4. 治疗后疗效评价

如果仅是清除术后残留甲状腺，通常在^{131}I治疗后6～12月后进行疗效评价，如Tg降至极低水平或者测不出，^{131}I扫描提示颈部甲状腺床未见明显放射性摄取，则认为残留甲状腺清除成功。大部分患者仅需1次^{131}I治疗即可完全清除残留甲状腺，少部分患者可能需要2次^{131}I治疗才能将残留甲状腺完全清除。

对于DTC伴有局部或远处转移者，残留甲状腺清除后，转移灶的治疗更为重要。部分患者由于甲状腺残留较多或者甲状腺摄碘能力过强，可以竞争抑制转移灶摄取^{131}I，使得转移灶在清除残留甲状腺时（即第一次^{131}I治疗）常常不摄取^{131}I，因此，对于这类患者，清除残留甲状腺时转移灶无法得到治疗，而只能在甲状腺被清除后的第二次^{131}I治疗时，转移灶方可摄取^{131}I而受到治疗。也有部分患者的转移灶可与残留甲状腺同时摄取^{131}I，在^{131}I清除残留甲状腺时，可同时对转移灶起到治疗作用。

^{131}I治疗远处转移灶的疗效评价需结合：①治疗后^{131}I摄取功能的变化；②治疗前后局部的解剖影像（US、CT、MRI等）的变化；③治疗前后血甲状腺球蛋白及其抗体水平的变化；④症状与体征的变化等综合判断和评估（见表5.2.1）。

表 5.2.1 DTC 术后及 ^{131}I 清甲后的动态疗效评估和复发危险分层

完全反应	生化反应不全	结构反应不全	反应不确定
影像学检查阴性 Tg<0.2 ng/ml 或 sTg<1.0 ng/ml	影像学检查阴性 Tg>1.0 ng/ml 或 sTg>10 ng/ml 或 TgAb 升高	解剖或功能影像阳性不管 Tg 和 TgAb 水平高低	影像学无特殊发现甲状腺床^{131}I 微弱摄取 Tg 0.2～1.0ng/ml sTg 1～10 ng/ml 或 TgAb 稳定或下降
可降低随访频率及 TSH 抑制程度	稳定或降低则继续观察,升高则需要进一步检查或治疗	根据肿瘤大小、部位、生长速度、摄取^{131}I 及 FDG 的功能,病理类型等因素进行治疗或观察	继续随访,出现可疑病灶时则进一步检查或治疗
复发率 1%～4%	复发率 20%	复发率 50%～85%	复发率 15%～20%

注:sTg 指 TSH 刺激下测量 Tg。

5. ^{131}I 治疗后甲状腺激素替代抑制治疗

一般情况下,服用^{131}I 48 h 后即可恢复服用甲状腺激素,以尽快降低血 TSH 水平,缓解和改善患者甲状腺功能减退的症状。对于残留甲状腺较多的患者,由于^{131}I 治疗后,腺体破坏导致甲状腺激素释放入血中,可于服用^{131}I 后 1～2 周后再服用甲状腺激素。DTC 患者服用甲状腺激素的目的除了生理替代治疗以外,更为重要的作用是抑制 TSH 水平,以减少 TSH 对肿瘤细胞的刺激,从而抑制肿瘤细胞的生长。因此,DTC 患者服用甲状腺激素的剂量较生理替代治疗要高一些,成人一般按 2.0 μg/kg 服用左旋甲状腺激素,儿童酌情增加剂量,老年人酌情减量。但由于个体差异,应主要根据血 TSH 水平调整甲状腺激素的服用剂量。TSH 的水平应综合考虑肿瘤复发转移的危险程度及 TSH 抑制治疗的风险,对于临床痊愈的患者,TSH 可控制在 0.3～2.0 μIU/ml。对于中危患者,TSH 可控制在 0.1～0.5 μIU/ml 之间。对于高危患者,TSH 则应控制在 0.1 μIU/ml 以下。

七、^{131}I 难治性分化型甲状腺癌

^{131}I 难治性分化型甲状腺癌(radioactiveiodine-refractory DTC,RR-DTC)大致分为以下 4 类:①残留甲状腺清除后病灶仍无摄碘功能;②原有摄碘功能的病灶经^{131}I 治疗后摄碘功能逐渐丧失;③有摄碘功能和无摄碘功能病灶并存(应以无摄碘功能病灶为主要病灶);4. 病灶虽有摄碘功能但经多次^{131}I 治疗后病情进展。

难治性分化型甲状腺癌的治疗主要包括局部治疗和系统性治疗两类方法,应注意合理应用局部治疗和系统性治疗。局部治疗方法包括:外科手术、介入治疗、放射治疗、栓塞治疗、射频治疗等,对于局部病灶,应优先考虑采用局部治疗方法。对于全身性病灶,如肺转移,可考虑系统性治疗,主要包括化疗和分子靶向治疗。目前认为化疗对难治性甲状腺癌无效,一般不推荐化疗。

(上海交通大学附属第六人民医院核医学科 罗全勇)

第三节　甲状腺癌术后外放疗

甲状腺癌以组织病理学特征可分为分化型(differentiated thyroid cancer，DTC)、髓样癌(Medullary thyroid carcinoma，MTC)、未分化癌(anaplastic thyroid carcinoma，ATC)。其中，分化型甲状腺癌约占所有甲状腺癌恶性肿瘤的94%，又包括乳头状癌、滤泡癌和嗜酸细胞癌，但是预后较好，10年的生存率在80%左右。髓样癌约占5%～10%，10年的生存率在65%左右。未分化癌最少，约2%甚至更低，但预后最差，1年的生存概率小于20%。

甲状腺癌的治疗手段通常是基于组织病理类型而做出不同的选择。手术仍是分化型甲状腺癌与髓样甲状腺癌的首选治疗方式，根据具体的肿瘤大小、浸润和转移程度选择半/全切除并确定合适的颈部淋巴结清扫范围；术后外放疗(external beam radiation therapy，EBRT)放疗用以治疗手术无法切除、手术后复发或肉眼可见病灶残留的患者，以提高局部控制为主要目的。ATC癌组织边界不清，易发生转移，单纯的手术难以达到根治的目的；美国甲状腺协会建议如果手术可以达到R0/R1则建议手术，如果更有可能是R2切除则不建议手术。对于ATC治疗的主要目的在于局部控制，包括抑制局部病灶的进展和处理肿瘤组织引起的机体功能障碍；现有的回顾性临床研究支持EBRT可以提高对ATC的局部控制。总之，对于部分甲状腺癌患者，无论何种分型，接受合适的放射治疗是有一定获益的。

一、ERBT 靶区制订

靶区计划应当根据病理分型、病变范围、淋巴结是否受侵犯等因素综合制订。甲状腺癌照射野包括甲状腺体和区域淋巴结引流：上界至舌骨水平，下界依据受侵犯病变决定。高分化癌使用小野；低分化或者未分化癌用大野，如未分化癌，上界为上颈部淋巴结，下界则为气管分叉水平。

定位时，最佳体位为仰卧位，头垫角度合适的头架(保证头尽量仰伸)，其他包括头枕和面罩固定。

常规照射野技术包括：①两前斜野交角楔形照射技术；②电子线单前野照射；③X线与电子线混合照射技术，小斗篷野照射技术。

调强适形放射治疗技术(IMRT)：高危区(CTV1)包括甲状腺癌区域、周围淋巴结引流区，和所有的病理证实的淋巴结阳性区域。选择性治疗区(CTV2)包括无病理证实但是可能出现转移的Ⅱ～Ⅵ淋巴结引流区和上纵隔淋巴结。常规不包括咽后淋巴结和Ⅰ区淋巴结，但是如果高度怀疑淋巴结转移则纳入。

二、EBRT 照射剂量

常规剂量分割方式：分次剂量 200 cGy，每日一次，每周 5 次，大野照射 5 000 cGy，然后缩野针对残留区域加量至 6 000～7 000 cGy。

IMRT：①选择性治疗区（低危区）一般给予 54 Gy；②高度可疑受累区 59.4～63 Gy；③切缘病理阳性区 63～66 Gy；④肉眼残余区域 66～70 Gy；⑤正常组织限量脊髓最高剂量≤40 Gy，腮腺平均剂量≤26 Gy，喉最高剂量≤70 Gy。

三、分化型甲状腺癌的 EBRT

目前仅有一项随机临床试验旨在评价术后辅助 EBRT 治疗局部晚期分化型甲状腺的临床疗效，遗憾的是这项研究未能发现治疗组与对照组在复发率控制上有统计学差异，这项研究在入组病例方面存在一些缺陷，因此其结论有待进一步论证。目前外照射放射治疗 DTC 的临床证据主要来自于一些回顾性临床研究，这些临床研究提示外照射放射治疗有利于提高高危患者的局部控制率。Terezakis 的研究发现，76 例 DTC 患者接受了 EBRT 治疗，中位数剂量为 63 Gy；4 年的局部控制率为 72%，4 年总生存率为 55%，严重的晚期不良反应包括 4 例（占 5%）患者需要接受经皮内镜下胃造口。来自 MD 的报道回顾性分析了 131 例接受 EBRT 治疗（中位数剂量为 60 Gy）DTC 患者发现，尽管有 126 例（96%）患者存在甲状腺外的病灶进展，但是 4 年的局部控制率可达 79%，同时 IMRT 的应用可将不良反应发生率降至 2%。Romesser[4] 观察到 EBRT 可以显著提高低分化甲状腺癌的 3 年局部控制率，但是对肉眼残余病灶和无法清除病灶这两组的影响无显著差异。相对于将靶区分类为原发、复发病灶、阳性淋巴结，Kim 将靶区分为原发、复发病灶、颈部＋上纵隔区域淋巴结进行外照射，更有利于肿瘤的 5 年局控（40% VS 89%），并且毒性反应无显著差异。澳大利亚 Kevin So 回顾性总结了 16 例接受 EBRT 的 DTC 患者，认为对于存在多个复发或存在大体残余却无法接受手术/RAI 治疗时，EBRT 有利于提高局部控制，甚至也可以作为骨转移病灶的姑息治疗。Kiess 推荐如下：①EBRT 可以用于 DTC 术后存在肉眼残余或者无法切除的病灶，但是不包括局限肉眼残余病灶存在高碘摄取的 45 周岁以下患者；②对于完全切除后的镜下残余病例，EBRT 不作为常规辅助治疗；③对于侵袭性 DTC 在完整切除术后，推荐辅助性 EBRT，侵袭性指证包括年龄大于 45 周岁，有较大可能存在镜下残余病灶，低摄碘率倾向。④单纯的颈部淋巴结侵犯不适用辅助 EBRT。

四、髓样甲状腺癌的 EBRT

EBRT 对 MTC 的治疗价值目前尚不明确。Martinez 的研究提示，EBRT 对淋巴结阳性的 MTC 患者并没带来生存时间上的获益。Fife 报道了 51 例术后接受了 EBRT 辅助治疗的 MTC 患者,对于切缘阴性的患者,5 年的局部控制率为 100%;镜下阳性切缘的亚组其 5 年局部控制率为 65%,对于肉眼肿瘤残余患者则为 24%。Call 的报道发现 EBRT 有利于提高对晚期或转移性 MTC 的局部控制,有效地抑制了局部病灶的复发。Brierley 认为对于高危的 MTC 患者,EBRT 可以有更高的局部控制率。另外,M. D. Anderson 中心的研究发现 34 例晚期 MTC 患者接受了 60 Gy 的 EBRT 治疗后,5 年的局部控制率为 87%,5 年的生存率为 56%。以上研究结果提示,EBRT 有利于高危 MTC 患者病灶的局部控制,但是对总生存时间无明显获益。Mangoni 对 MTC 的应用推荐包括:①对远处转移病灶的姑息治疗,具体为:脑转移,骨转移,肺/纵隔转移,肝转移,皮肤转移;②针对 pT4a 和 pT4b 期 MTC 患者的术后辅助 EBRT;③针对多发淋巴结转移,淋巴结外侵犯病例的术后辅助 EBRT。晚期 MTC 可能出现疼痛,机械性压迫,激素异常等症状与表现,因此应通过 EBRT、手术甚至全身性治疗等手段以缓解患者的痛苦,提高患者的生活质量。

五、未分化甲状腺癌的 EBRT

ATC 被看作是一种放射抵抗性较强的肿瘤,但 Kevin So 的研究提示,EBRT 仍可以带来局部控制上的获益。Haymart 回顾性分析了 2 742 例 ATC 患者发现,术后辅助 EBRT 比起单独的手术更有利于提高总生存时间(6 个月比 2 个月);Levendag 发现对于接受 EBRT 剂量大于 30 Gy 的 ATC 患者中位数生存时间为 3.3 个月,低于 30 Gy 仅为 0.6 个月;但是另一项研究未发现照射剂量(>60 Gy 或者<60 Gy)对总生存时间有显著影响。Wang 的研究提示根治性 EBRT 比姑息 EBRT 有利于肿瘤的局部控制,无进展生存时间分别为 11.1 个月和 3.2 个月。Jeanny Kwon 系统性评价了术后 EBRT 对 ATC 的作用,作者发现比起单独的手术治疗,术后辅助 EBRT 可以降低 ATC 患者的死亡风险。一项基于 SEER 数据的研究表明,接受术后 EBRT 治疗的 ATC 患者比术前放疗更有更高的肿瘤特异性存活率。Thariat 认为局部放疗依然适合远处转移的 ATC 患者,并建议在术后予以延展范围大剂量放疗。Machens 统计了 ATC 患者术后死亡的原因发现,局部复发占 59%,远处转移占 30%,无法确定的占 11%。局部复发是 ATC 治疗失败的主要模式,因此术后 EBRT 带来的局部控制上的获益,又在一定程度上提高了 ATC 患者的术后生存时间。Mangoni 对于 ATC 患者的 EBRT 应用建议包括:①接受了 R0 或者 R1 手术切除的患者;②存在肉眼肿瘤残余的患者;③肿瘤无法切除(新辅助方案或者姑息治疗);④针对远处转移病灶的姑息治疗。

综上所述,尽管目前缺乏足够的前瞻性临床随机试验,但是现有的回顾性临床研究支持术后外放疗对甲状腺癌患者的临床疗效,对高危组患者有更好的临床获益。期待有长期随访的多中心随机临床试验来指导术后外放疗对甲状腺癌的临床应用。

(上海交通大学附属第六人民医院放疗科　付　杰)

第四节 甲状腺癌靶向药物治疗

虽然手术与口服甲状腺素、放射性碘(^{131}I)治疗等手段的单独或联合应用足以使绝大多数分化型甲状腺癌（differentiated thyroid cancer，DTC）得到完全缓解（complete response，CR）、部分缓解（partial response，PR）或病情稳定（stable disease，SD），但是临床上仍有部分患者呈现出病情进展（progressive disease，PD）。随着全球范围内甲状腺癌发病率的持续快速上升，手术、^{131}I及TSH抑制等常规治疗手段无效或存在禁忌且病情呈现进展的局部晚期或转移性DTC患者数量不可避免地出现增加，迫切需要有效的治疗手段。在这些进展性局部晚期或转移性DTC病灶中，有25%～50%的病灶表现出失分化的特点，病灶失去摄碘功能而无法从^{131}I治疗手段中获益，临床上称为放射性碘难治性分化型甲状腺癌（radioiodine-refractory differentiated thyroid cancer，RR-DTC）。此类患者的预期生存时间仅为2.5～3.5年，目前尚无标准治疗方法可供推荐。此外，局部复发或转移性甲状腺髓样癌（medullary thyroid carcinoma，MTC）和未分化癌（anaplastic thyroid carcinoma，ATC）也是目前甲状腺癌临床治疗领域中时常会碰到的难题。

近年来，伴随甲状腺癌分子病理机制的研究进展，一系列针对甲状腺癌复发、转移、失分化、血管生成等信号通路上多种激酶（靶点）的抑制剂在治疗进展性RR-DTC中取得了一定的疗效，并且接受治疗的患者对药物表现出良好的耐受性。临床试验和荟萃分析让我们看到了这种靶向药物治疗的曙光，并一度成为该领域的关注焦点和研究热点。分子靶向治疗是指通过药物干预或阻止肿瘤细胞特定的基因/分子改变，从而阻断肿瘤的恶性生物学行为，不会波及肿瘤周围的正常组织细胞。与其他肿瘤相比，分子靶向治疗在甲状腺癌治疗中起步相对较晚。从文献检索结果来看，上海交通大学附属第六人民医院是国内率先应用分子靶向药物（激酶抑制剂）治疗甲状腺癌的机构；在未来，分子靶向药物治疗有望成为晚期甲状腺癌患者的标准治疗选择，治疗模式所针对的靶点包括血管内皮生长因子（VEGF）、丝裂原活化蛋白激酶（MAPK）和磷脂酰肌醇-3激酶（PI3K）信号通路。所涉及的药物有索拉非尼、乐伐他尼、凡德他尼、卡博替尼、司美替尼、帕唑帕尼、舒尼替尼等。

一、索拉非尼

索拉非尼是一种口服的新型靶向治疗药物，具有双重的抗肿瘤作用，既能抑制RAF

（包括 BRAF^{V600E}）的丝氨酸/苏氨酸激酶活性而直接抑制肿瘤细胞的增殖，又可以抑制血管内皮生长因子受体（VGFR‐2、VEGF‐3）、血小板源生长因子受体 β（PDGFR‐β）等多种受体的酪氨酸激酶活性进而抑制新生血管的形成和切断肿瘤细胞的营养供应而达到遏制肿瘤生长的目的。一项针对索拉非尼治疗甲状腺癌的荟萃分析在总结了 7 项 Ⅱ 期临床研究结果后发现，共计 219 位患者中 21% 患者出现 PR，60% 患者出现 SD，20% 患者出现 PD，平均无进展生存时间（progression-free survival，PFS）达 18 个月。索拉非尼也是 RR‐DTC分子靶向治疗领域内第一个完成全球多中心随机对照 Ⅲ 期临床试验（DECISION）的药物。该研究结果提示索拉非尼能显著改善患者的 PFS：与安慰剂相比，索拉非尼可延长中位 PFS 达 5 个月（索拉非尼组 10.8 个月；安慰剂组 5.8 个月）。研究提示，作为一种新的治疗选择，索拉非尼在局部晚期和转移性 RR‐DTC 的治疗中具有良好的应用潜力。美国食品药品管理局（FDA）在 2013 年 11 月增加了该药物的适应证，批准其用于治疗进展期 RR‐DTC。随后，欧盟药品管理局（EMA）（2014 年 5 月）、日本（2014 年 6 月）、中国（2017 年 3 月）也相继批准了该药物用于治疗晚期或转移性进展期 RR‐DTC 这一新的适应证。

在剂量选择上，大多数临床试验采用每天 2 次，每次 400 mg 口服的起始用法。针对国外研究者发现药物不良反应发生率高并根据不良反应严重程度进行剂量调整的相关报道，上海交通大学附属第六人民医院核医学科率先报道了应用低剂量（每天 2 次，每次 200 mg）索拉非尼治疗 RR‐DTC 的研究结果。研究发现该方法也获得了良好的疗效，且不良反应相对较轻，有助于提高患者的依从性并降低医疗费用。同时，研究还证实了在接受索拉非尼治疗的 RR‐DTC 患者中血清甲状腺球蛋白（TG）水平的变化和既往实体瘤形态学评价标准（RECIST）的相关性，提出将 TG 作为甲状腺癌分子靶向治疗新的的疗效评价手段。

索拉非尼常见不良反应包括手足综合征、腹泻、皮疹、疲乏、体重减轻、高血压、食欲减退等，它们通常发生在治疗早期。如果患者度过了治疗初期最容易发生不良反应的 8～12 周，他们的维持治疗相对就容易得多。治疗过程中需要对其不良反应进行客观评价和适当处理。对 1～2 级不良反应可予对症处理，但对 3～4 级不良反应需要密切观察，必要时可减量服用或暂停服用。

针对索拉非尼治疗失败，《临床内分泌与代谢杂志》发表了有关解救治疗的初步研究结果。研究者将 64 名患者分为两组，第一组 39 名患者只接受索拉非尼治疗，其中 4 人被排除（1 人因服用索拉非尼 3 个月内死亡，另外 3 人因合并其他恶性疾病）；第二组 25 名患者接受索拉非尼和索拉非尼治疗失败后的其他补救治疗，包括舒尼替尼（10 例）、帕唑帕尼（4 例）、卡博替尼（4 例）、乐伐替尼（4 例）和维罗非尼（3 例），其中 8 名患者缺乏影像学随访资料而被排除（包括舒尼替尼 6 例、帕唑帕尼 1 例、乐伐替尼 1 例）。64 名患者的中位总生存期（overall survival，OS）为 37 个月，接受解救治疗组和只接受索拉非尼治疗组的中位 OS 分别为 58.4 个月和 28.8 个月($P=0.013$),中位 PFS 分别为 11.4 个月和 7.4 个月。结果表明,尽管机制相近,索拉非尼治疗失败患者依然可以尝试接受其他激酶抑制剂的解救治疗。

二、凡德他尼

凡德他尼是一种合成的苯胺喹唑啉化合物,为口服的小分子多靶点酪氨酸激酶抑制剂,可同时作用于肿瘤细胞 EGFR、VEGFR 和 RET 酪氨酸激酶,还可选择性地抑制其他的酪氨酸激酶,以及丝氨酸/苏氨酸激酶,多靶点联合阻断信号传导,是一种多通路肿瘤信号传导抑制剂。2011 年 4 月,凡德他尼成为 FDA 第一个被批准用于治疗成人有症状或进展性 MTC 的药物。在凡德他尼的 III 期临床试验(ZETA)中,将 MTC 患者按 2:1 的比例随机分入凡德他尼组(300mg/d,231 例)或对照组(100 例)。研究结果提示,与安慰剂组的 PFS(19.3 个月)相比,凡德他尼组的 PFS 为 30.5 个月,差异具有统计学意义($P=0.001$)。

另外,2012 年《柳叶刀肿瘤》杂志上发表了凡德他尼治疗 RR-DTC 的随机对照双盲 II 期临床试验结果。该研究在 16 个欧洲医学中心共招募了 145 名局部晚期或转移性 RR-DTC 患者,包括乳头状癌(papillary thyroid cancer,PTC)49 人(33.8%)、滤泡状癌(follicular thyroid cancer,FTC)20 人(13.8%)、嗜酸细胞性肿瘤(Hurthle cell tumors,HCT)57 人(39.3%),另外 19 人的病理结果无法获取验证。研究发现,相对于安慰剂组 5.9 个月的 PFS 而言,凡德他尼组患者的 PFS 明显得到延长(11.1 个月)。在安全性方面,凡德他尼组患者最常见的 3 级不良反应包括心电图 QT 间期延长(14%)、腹泻(10%)、乏力(7%)、疲劳(5%)。凡德他尼组 2 位患者死于治疗相关不良反应,其中 1 位死于皮肤转移出血,另 1 位死于肺炎。最近的一项荟萃分析表明,服用凡德他尼的甲状腺癌患者中所有类型 QT 间期延长和严重类型的 QT 间期延长的发生率分别为 18.0% 和 12.0%。

三、乐伐替尼

乐伐替尼也是一种口服的多酪氨酸激酶抑制剂,作用靶点包括 VEGFR-1、VEGFR-3、FGFR 1-4、PDGFR-b、KIT 和 RET。从 2008 年 10 月到 2010 年 2 月,58 名 RR-DTC(其中 PTC 占 74%)患者被招募进入乐伐替尼多中心开放 II 期临床试验。所有患者的口服起始剂量为每天 24 mg,平均服药时间为 405 天,平均随访时间为 14 个月。研究发现,PR 和 SD 分别为 59% 和 36%,PFS 为 13.3 个月。最常见的不良反应有高血压、蛋白尿、体重减轻、腹泻和疲乏。39% 患者因这些不良反应而选择减量,29% 患者选择停药。2014 年 2 月卫材(Eisai)公司宣布乐伐替尼的 III 期多中心随机双盲安慰剂对照的临床研究(SELECT)达到了主要研究终点:与安慰剂相比,乐伐替尼明显延长 RR - DTC 患者的 PFS(乐伐替尼组为 18.3 个月;安慰剂组为 3.6 个月)。该研究招募了来自欧洲、美洲和亚洲 100 多个地区的 392 名患者,患者的起始服用剂量为每天 24 mg。初步安全性分析表明,位列前五位的常见不良反应包括高血压、腹泻、食欲下降、体重减轻和恶心。根据这一临床研究结果,该公司将向美国、欧洲、日本的卫生主管机构申请上市许可并获得批准。此前,FDA(2013 年 2 月)、日本厚生劳动部(2012 年 8 月)、欧洲药品委员会(2013 年 5 月)曾先后授予乐伐替尼孤儿药的认定。

四、卡博替尼

作为一种抑制 MET、VEGFR - 1、VEGFR2 和 RET 靶点的酪氨酸激酶抑制剂,卡博替尼(XL184)的Ⅲ期临床实验(国际多中心、随机、安慰剂对照的双盲研究),共纳入 315 位无法手术的局部晚期或转移性 MTC 患者,研究发现卡博替尼显著延长了患者的 PFS(治疗组 PFS 达 11.2 个月,而安慰剂组 PFS 仅 4 个月)。卡博替尼相关的常见不良事件包括腹泻、手足综合征、体重减轻、食欲减退及恶心。其中,3、4 级不良事件发生率分别为 69% 和 33%。卡博替尼组的 214 例患者中有 6 例发生重度黏膜炎和低钙血症,5 例患者出现肺栓塞和高血压。

五、司美替尼

2012 年一项多中心开放Ⅱ期临床试验评价了 MAPK(MEK1 和 MEK2)抑制剂司美替尼治疗进展性 RR - DTC 的有效性、安全性和耐受性。研究结果提示,本治疗方案的反应率为 3%(1 例),SD 占 54%(21 例),PD 占 28%(11 例),中位 PFS 为 8.25 个月。最常见的不良反应包括皮疹、疲乏、腹泻和外周水肿。

2013 年《新英格兰杂志》发表了司美替尼诱导 RR - DTC 再分化并取得 ^{131}I 治疗疗效的文章。入组的 20 位可进行疗效评估的患者中有 12 位患者的病灶对 ^{124}I 的摄取出现增加,其中包括 BRAF 突变患者 4 名(44.4%),NRAS 突变患者 5 名(100%)。12 位患者中的 8 位患者病灶摄碘量达到了 ^{131}I 治疗阈值,其中包含了所有 NRAS 突变阳性的患者。该 8 位患者在接受 ^{131}I 治疗后,5 位表现出病程进展(PD),3 位为病变稳定(SD)。研究未发现 3 级以上的不良反应。研究提示司美替尼在 RAS 突变患者中疗效更为显著,但由于样本量较小,该结果尚待后续研究予以进一步证实。

六、帕唑帕尼

帕唑帕尼是一种新型口服抗血管生成抑制剂,它所针对的靶点包括 VEGFR - 1,VEGFR - 3,PDGFR,KIT。由美国国家癌症研究所资助的一项帕唑帕尼单药治疗进展性转移性 RR-DTC 多中心Ⅱ期临床试验发现,37 名接受帕唑帕尼治疗(800 mg/d)的患者中 FTC 的治疗反应率最高(73%),其次为 HCT(45%)和 PTC(33%)。1 年的无进展生存率和总生存率分别为 47%和 81%。其中,12 位患者因为转氨酶升高、高血压、蛋白尿、咳嗽或腹痛等需要进行药物减量至每天 600 mg,4 名患者因口腔黏膜炎、出血、口腔疼痛、恶心或结肠炎症减至每天 400 mg,2 名患者因为严重的出血事件而停药。

然而一项针对 ATC 患者的Ⅱ期临床试验结果却令人失望,15 个患者均未表现出明确的治疗疗效。作者只能得出这样的结论:帕唑帕尼单独使用可能疗效甚微,也许应该与其他药物联合应用。一项紫杉醇与帕唑帕尼联合使用与安慰剂对比的多中心Ⅱ期临床试验已进入招募患者阶段。

七、舒尼替尼

舒尼替尼是一类能够选择性地靶向多种受体酪氨酸激酶[包括 VEGFR、PDGFR、KIT、FLT3、RET 和集落刺激因子(CSF-1)]的药物。舒尼替尼治疗 FDG 摄取阳性的 RR-DTC 和 MTC 的Ⅱ期临床试验已经结束并发布了研究结果。在接受每天 37.5 mg 的连续治疗后,33 位可评价疗效的患者中有 11 位患者(31%)表现出客观缓解,其中 1 位为完全缓解(CR),10 位为 PR。SD 患者有 16 位(46%),6 位(17%)患者出现 PD。中位至疾病进展时间为 12.8 个月。22 位患者在接受治疗后一周后再次进行了 FDG-PET 扫描,根据实体瘤疗效评价标准(Response Evaluation Criteria In Solid Tumors,RECIST),缓解组(CR 和 PR)、SD 组和 PD 组的平均标准摄取值(standardized uptake value,SUV)改变量分别为−11.7%、−13.9%和 8.6%($P=0.03$)。最常见的不良反应包括疲乏(11%)、中性粒细胞减少(34%)、手足皮肤反应(17%)、腹泻(17%)和白细胞减少(31%)。

综上所述,研究表明索拉非尼等激酶抑制剂在治疗局部复发或转移性的晚期甲状腺癌中显示出一定的疗效和安全性,有望在未来得到更为广泛的临床应用。同时,我们应该清醒地看到,与其他类型的肿瘤相比,甲状腺癌的分子靶向药物治疗研究和应用才刚刚起步,积累的数据还十分有限,还有许多问题尚待解决。例如:靶向治疗对患者总体生存的影响究竟如何?如何选择靶向治疗的最佳时机?应该单独使用还是联合用药?如何提升靶向药物介导[131]I治疗的有效性?能否根据甲状腺癌的基因突变类型或其他分子标志物优化靶向药物的选择?回答这些实际问题迫切需要开展更多的基础和临床研究。

(上海交通大学附属第六人民医院核医学科　陈立波　刘　敏)

第五节　甲状腺癌的术中放疗：来自两个治疗中心的经验

病理分型是甲状腺癌最重要的预后因素，分化不良型甲状腺癌术后容易出现复发，预后差。术后放疗可以明显提高甲状腺癌患者 5 年生存率，特别是改善低分化与未分化型患者的预后，但是外照射的剂量通常受到了颈部重要器官（如脊髓、气管、食管、颈动静脉等）的限制。术中放疗既可以保护周围正常组织，又能对残余的肿瘤予以一次大剂量的照射，因此术中放疗技术为甲状腺腺癌的放疗模式提供了新的研究方向。

一、介绍

根据照射方式的不同，术中放疗可以使用电子束源或者 X 线源，各有优劣：电子束射程有限，且易于散射，可以有效地保护靶区后深部的组织，但是皮肤剂量相对较高；温和的低能 X 线衰减迅速，有利于对周围组织的保护。

使用低能 X 线源的 inrabeam 体积小，重量轻，移动方便且对手术室防辐射要求低，便于在普通的手术室使用，是实施甲状腺癌术中放疗的理想选择。目前仅有两个关于甲状腺癌术中放疗的报道，第一个是在 1995 年，Wolf 报道的以电子束源治疗 5 例滤泡型甲状腺癌患者；第二个本中心报道的使用 X 线源的 intrbeam 术中放疗系统治疗的 9 例难治性甲状腺癌。以上报道提示，术中放疗可在一定程度上缓解肿瘤压迫症状，提高患者的生存质量，同时术中放疗没有导致严重的神经、血管方面的不良反应。我们期待有更多的临床证据来验证甲状腺术中放疗的可行性和安全性，甚至进一步开展关于甲状腺癌术中放疗的Ⅱ、Ⅲ期临床试验。

二、电子线源术中放疗治疗甲状腺癌

1. 病例资料

5 例碘低摄取的滤泡型甲状腺癌患者接受了电子束源的术中放射性治疗，临床分期及相关治疗、预后如表 5.5.1 所示。在这 5 例患者中，3 例为原发型，2 例为复发型，2 名男性，3 名女性；平均年龄为 55 岁（48～63 岁）。其中 3 例在显微镜下存在肿瘤残余，2 例的手术切缘靠近血管和（或）气管。3 例存在颈部淋巴结阳性，但是没有远处转移的证据。所有患者首先接受了 40 Gy 剂量的常规外照射，然后接受了 4～10 Gy术中放疗的追量，平均术中放疗的时间为 45 min。治疗后，1 例患者因外部的肿瘤压迫而接受了气管内铱-192 的近距离照射。所有的复发病例在首次手术后接受了碘剂治疗。

表 5.5.1　滤泡性甲状腺患者术中接受电子来源的放疗

病例	分期	手术	术中放疗	放疗剂量	随访/月
1	pT4N0M0	Residual disease，close margin	6 Gy	40 Gy	48
2	pT4N1M0 ☐	Residual disease，close margin	6 Gy	40 Gy	40
3	pT4N1M0 ☐	Microscopic residual disease	4 Gy	40 Gy	34
4	pT4recurrent ☐	Debulking	4 Gy	40 Gy	34
5	Recurrent folicular ☐	Residual	6 Gy	40 Gy ＋ 铱 － 192（近距离放疗）	20

2. 结果与讨论

平均随访时间为 35.2 个月（20～48 个月），3 名患者在治疗后的 48、40、34 个月仍未发现肿瘤复发。1 例患者在纵隔及颈部出现肿瘤扩散，但是未发现放疗区域的肿瘤复发。1 例患者因肿瘤长入纵隔区域导致了气管移位，未见其他的气管浸润。1 例患者出现纵隔淋巴结转移，但是在甲状腺癌瘤床部位未见复发。1 例患者因原发肿瘤浸润咽喉部而出现了局部的瘘管。作者提出，术中放疗同时结合了常规放疗中分割模式的放射生物学的优势和术中可以给予靶区大剂量的照射，术中放疗的应用趋势是作为常规放疗后的追量手段，这比单独的常规照射可以对靶区施加更高的照射剂量。另一个优势就是降低了对周围正常组织的照射，从而降低了不良反应。

三、X 线源(intrabeam)术中放疗治疗甲状腺癌

1. 病例资料

从 2014 年 7 月到 2015 年 3 月期间，我院一共有 9 位甲状腺癌患者通过 intrabeam 接受了术中放疗。患者年龄从 30～80 岁（平均年龄 55 岁），女性 4 人，男性 5 人。所有患者的临床分级及基本情况如表 5.5.2 所示。

表 5.5.2　甲状腺癌患者通过 X 线源接受术中放疗

病例	性别	年龄/岁	病理	分级/期		远处转移	随访/月
1	女	46	乳头状癌	pTxN1bM0	IVA	—	22
2	男	61	低分化癌	pT4bN0M0	IVB	—	21
3	女	57	低分化癌	pT4aN1aM0	IVA	—	34
4	女	30	低分化癌	pT4N0M1	IVC	肺	—
5	男	62	滤泡癌	pT4aN0M0	IVA	—	17
6	女	80	乳头状癌	pT4aN1M1	IVC	肺	17
7	男	61	乳头状癌	pT4bN0M1	IVC	胸骨、肺	16
8	男	62	低分化癌	pT4bN1bM0	IVB	—	16
9	男	39	乳头状癌	T4bN1bM1	IVC	肺	14

　　手术过程中,对癌肿尽量切除干净,注意保护正常的组织,并且对 8 例非初发甲状腺癌患者予以功能性颈部淋巴结清扫术。1 例术前已有气管肿瘤侵犯所致的右侧声带麻痹,术中左侧喉返神经术中可能损伤,为防止患者窒息,遂予以气管切开。其他 6 例尽管气管受到不同程度肿瘤压迫或者肿瘤侵犯,但未接受气管切开或者气管切除术。所有患者的手术情况如表 5.5.3 所示。

表 5.5.3　接受放疗患者的手术情况

病例	手术方式	术中所见	复发部位
1	纵隔胸骨上窝淋巴结清扫术＋颈侧区淋巴结清扫术	分离纵隔胸骨上窝可见数枚肿大淋巴结融合成团,可触及淋巴结底部	—
2	双甲状腺全切除＋双喉返神经探查＋左侧 Ⅱ,Ⅲ,Ⅳ,Ⅴ,Ⅵ区淋巴清扫术	颈部正中皮下组织水肿,左右侧颈前肌群及左甲状腺,颈血管鞘,黏连,呈实性团块	颈部
3	双侧甲状腺全部切除术＋左侧颈侧区淋巴结清扫＋胸大肌皮瓣移植术	左侧甲状腺肿瘤巨大肿瘤 15 cm×25 cm×16 厘米侵犯皮肤及气管黏膜、左侧喉返神经,左侧颈侧区见多个肿大淋巴结,大者 2 cm×3 cm	失访
4	行双甲状腺全切除术＋双喉返神经探查术	双侧甲状腺,左侧甲状腺完全被肿瘤占据直径 10 cm,气管右偏明显,右侧甲状腺可见多发结节	失访
5	右侧颈内静脉切除＋右侧淋巴清扫术＋气管后食管前肿瘤切除术	右侧颈内静脉于头臂静脉交汇处癌栓充填粘连致密,探查右侧颈内静脉癌栓填充处远端已闭塞	—
6	右甲状腺全切除＋喉返神经探查＋右颈侧区淋巴清扫＋右锁骨胸骨段离断＋右侧胸肌皮瓣移植术	颈部包括破溃处梭形切口,肿瘤直径 10 cm,囊实性,距肿瘤 1 cm 分离并切除肿瘤,气管喉右侧之间局部浸润,右颈内静脉根部旁癌结节	—
7	甲状腺癌根治＋右侧颈部淋巴结清扫＋胸骨切开上纵隔淋巴结清扫＋喉返神经探查＋气管切开	右侧甲状腺见肿瘤侵入浸润,与气管、喉返神经、颈总动脉黏连,向下延伸进入上纵隔	—
8	颈部淋巴结清扫＋上纵隔淋巴结清扫＋右侧无名动脉、颈总动脉、锁骨下动脉人工血管置换术	左侧无名动脉(锁骨下、颈动脉分叉)后缘被肿瘤包绕	—
9	左侧甲状腺癌扩大根治术＋颈淋巴结清扫术＋神经探查	肿瘤位于气管前及偏左侧,肿瘤侵犯气管、喉及左侧颈动脉等周围组织	—

　　将肿瘤组织尽可能的切除后,充分暴露瘤床部位,注意对周围正常组织的保护,将限光筒置于靶区,以 50 kV 的 XRS 对瘤床部位予以 3～4 Gy 的术中照射,剂量中位数为 4 Gy,平均剂量为 3.9 Gy。施用器为平板型,尺寸 2～5 cm,平均尺寸为 3.2 cm。放疗的治

疗时间为 $1'32''\sim7'33''$,平均时间为 $3'45''$。1 例未见转移的 61 岁低分化癌男性,于术后接受了外照射治疗。1 例甲状腺低分化癌男性患者术后 5 个月颈部肿瘤出现复发,遂接受了外照射治疗。术中放疗照射部位如表 5.5.4 所示。

表 5.5.4 术中放疗照射部位

病例	照射部位	XRS 能量	剂量	施用器(平板)尺寸/cm	放射治疗时间
1	胸骨后肿瘤瘤床	50 kV	4 Gy	2.0	$1'32''$
2	肿瘤瘤床	50 kV	4 Gy	4.0	$5'24''$
3	肿瘤瘤床	50 kV	4 Gy	5.0	$7'33''$
4	肿瘤瘤床	50 kV	4 Gy	3.0	$3'16''$
5	气管食管间包块切除处	50 kV	4 Gy	2.0	$1'32''$
6	肿瘤瘤床	50 kV	4 Gy	2.0	$1'33''$
7	气管前端偏右侧	50 kV	3 Gy	4.0	$4'12''$
8	肿瘤瘤床	50 kV	4 Gy	4.0	$5'31''$
9	肿瘤瘤床	50 kV	4 Gy	3.0	$3'19''$

2. 结果与讨论

在 9 位甲状腺癌患者中:1 例甲状腺低分化癌男性患者术后 5 个月颈部肿瘤出现复发,1 例术后发生气管皮肤瘘,1 例伤口发生感染。其他未见进一步的不良反应如血管不良反应(动脉瘤、静脉血栓形成、颈静脉怒张),也未见骨坏死、神经病变等。本次报道的随访时间为(14~22 个月),平均随访时间为(17.6 个月),其中 2 位失访。

关于不良反应:1 例甲状腺乳头状癌患者气管造口术后出现气管皮肤瘘。该患者在之前的手术中植入胸骨钛网,此次手术过程中接受了气管切开术。该患者术后一个月出现颈部切口裂开,又接受了胸壁切开术,将安置的钛网予以取出。该病例的不良反应考虑主要由胸骨内钛网所致,因为异物的植入会在一定程度上影响伤口的愈合情况。1 例甲状腺低分化癌患者术后伤口发生感染,予以加强换药及施加抗生素后,伤口感染症状好转。有 5 例患者术后第一天出现轻微恶心呕吐症状,对症处理后,次日症状明显好转,这主要考虑是麻醉所致的不良反应。由于术中放疗的过程是手术和放疗同时进行,因此很难判断气管瘘管、伤口感染等相关的不良反应与手术或者术中放疗的相关性。其他的不良反应如动脉瘤、静脉血栓形成、颈静脉怒张、骨坏死、神经病变等,在随访过程中没有出现。

四、讨论

Schlumberger 在 NEJM 发表的一项关于甲状腺癌药物治疗的三期临床实验的数据显示,接受了 lenvatinib 治疗的甲状腺癌患者的平均无进展生存期为 18.7 个月,而接受了安慰剂治疗的甲状腺癌患者的平均无进展生存期为 3.6 个月。在本中心治疗的这 9 位患者中，仅有一位患者接受术中放疗 5 个月后出现颈部转移，因此术中放疗对控制甲状腺癌的复发是有效的。外照射可以明显提高甲状腺癌患者的 5 年生存率，并且有利于降低低分化型甲状腺癌的局部复发。即便对于肿块部分切除、无法切除及术后复发患者，外照射治疗仍是有必要的。

Intrabeam 使用低能 X 线实施术中放疗，有利于对皮肤的保护，而且靶区定位精确，产生的不良反应少；在 20～40 min 内可以在施用器表面达到 20 Gy 的剂量，在距施用器球面 1 cm 处可以达到 5～6 Gy 的剂量，一般认为单次剂量的 IORT 的生物效应相当于外照射常规分割相同剂量的 1.5～2.5 倍。本次报道的 9 名患者接受 intrabeam 的术中放疗，平均剂量为 3.9 Gy，最高为 4 Gy，施用器平均尺寸为 3.2 cm，平均治疗时间为 3′45″。术中放疗的剂量是参考了 Vaiyda 对乳腺癌术中放疗、Guo. S 对直肠癌术中放疗的报道，结合我们以往的经验综合考虑制订。

乳腺癌术中放疗临床三期试验表明，术中放疗比外照射有着更高的肿瘤局部控制率和更低的放射毒性，尽管两者的不良或毒性反应类似。Intrabeam 对于局部晚期和复发性直肠癌的治疗是安全的，而且相对于其他的术中放疗技术，intrabeam 有着类似的疗效，但是有更短的手术治疗时间。IORT 在治疗孤立性脑转移肿瘤是可行的。一例乳腺癌晚期胸椎转移患者，用 intrabeam 治疗取得了良好的效果。也有报道肯定了 intrabeam 在治疗早期口腔癌患者的可行性。

同时使用电子束行术中放疗亦见相关报道，关于乳腺癌的临床三期试验（ELIOT）表明：术中放疗组的同侧乳腺肿瘤复发率要高于外野照射组，但是两组的总生存率没有显著性差异。另一项关于直肠癌的三期临床试验显示：术中放疗与手术相比，尽管在局部控制率和生存上的没有优势，但确定了 IORT 的安全性和可靠性。对于小儿软组织肉瘤，IORT 在降低外照射剂量的同时可以带来更好的局部控制与更低的不良反应发生率。IORT 可以提高颅底肿瘤的控制率和生存率，提高晚期宫颈癌的局部控制。Calvo 等综述了术中放疗在胃肠道肿瘤中的使用，认为术中放疗可提高对胃肠道肿瘤的局部控制。

随着关于术中放疗的报道不断增多，GEC-ESTRO 和 ASTRO 建议：更应该谨慎地选择适合术中放疗的患者。术中放疗的一个重要禁忌证就是临床明确已有转移或者肿瘤已有广泛扩散者。但是 Gunderson. Leonard L 认为：即便存在远处转移或者腹膜后种植性转移，以下情况仍可 IORT：①可切除的单器官转移灶；②有极好的系统治疗选择；③有缓慢进展的系统性疾病。在本组报道中，有 8 名患者均出现不同程度的转移，从淋巴结、胸骨到肺转移不等。考虑到这几位患者颈部较大的肿瘤给身体带来巨大的消耗，并且开始压迫呼吸道，严重影响了生活质量。手术解决了患者颈部压迫症状，有利于恢复通气，提高了颈部美观与生活质量。所以我们认为对于这几位患者术中放疗的安排是合适的。

IORT 一般与外照射配合使用，但治疗顺序是另一个值得考虑的问题。在一项关于胰腺癌的初步研究中,先接受外野照射较先接受术中放疗在对肿瘤的控制上更有优势。可能因为:①外野照射前的检查,可以排除掉已存在广泛转移的患者,因此降低了手术切除与术中放疗的风险;②外野照射可能缩小肿瘤的体积,更有利于完整的 R0 切除或是 R1 切除;③R1 或者 R2 的手术过程可能导致种植性转移;④术前的外野照射可缩短外野照射和术中放疗的治疗间隔时间,因为手术可能导致的并发症将推迟随后的外野照射;⑤良好的血供给肿瘤细胞带来更好的氧合,提高了细胞对术前放疗的敏感性。在我们报道的 9 例患者中,仅有 1 例接受了术中放疗前的外野照射,未能发现上述现象。

通过检索临床试验网站 https://www.clinicaltrials.gov,我们发现关于术中放疗的临床试验多涉及乳腺癌、肺癌、消化道的恶行肿瘤等,未涉及甲状腺癌。尽管目前有证据支持:术中放疗比起单独的手术或者单独的外野照射,在肿瘤局部控制率、生存率、伤口预后美观及经济等方面有一定的优势。但没有机构开展关于甲状腺癌术中临床试验,接下来我们期待有更多的临床证据,包括 Ⅱ、Ⅲ 期临床试验,来验证甲状腺术中放疗的可行性和安全性。

(上海交通大学附属第六人民医院外科 付 杰)

第六节 局部晚期甲状腺癌的化学治疗

一、甲状腺癌概述

甲状腺癌发病率约占所有恶性肿瘤的 1%,是最常见的内分泌系统恶性肿瘤。2013年,在美国约有 60 220 例甲状腺癌患者,其中 1 850 例患者死亡。

绝大多数(93%)甲状腺癌为分化型甲状腺癌(differentiated thyroid cancer,DTC),DTC 起源于甲状腺滤泡上皮细胞,主要包括甲状腺乳头状癌(papillary thyroid cancer,PTC)和甲状腺滤泡状癌(follicular thyroid cancer,FTC),少数为 Hürthle 细胞或嗜酸性细胞肿瘤。大部分 DTC 进展缓慢,近似良性病程,10 年生存率很高,但某些组织学亚型(PTC 的高细胞型、柱状细胞型、弥漫硬化型、实体亚型和 FTC 的广泛浸润型等)的 DTC 容易发生甲状腺外侵犯、血管侵袭和远处转移,复发率高、预后相对较差。低分化型甲状腺癌(poorly differentiated thyroid cancer)也属于 DTC 范畴,此类肿瘤相对少见,临床生物学特点为高侵袭性、易转移、预后差,是目前 DTC 治疗的难点之一。另外,甲状腺髓样癌(medullary thyroid cancer,MTC)和未分化甲状腺癌(anaplastic thyroid carcinoma,

ATC)约分别占 4％和 2％。

甲状腺癌多数是无症状的,一般是例行检查中偶然发现的,但只有 5％~15％的结节是恶性的。然而,约有 3％~15％的甲状腺癌患者伴有远处转移,另有 6％~20％的患者在随访期间出现远处转移,最常见的转移部位是肺和骨,偶有转移至脑和皮肤等部位的报道。

二、甲状腺癌的主要治疗方法

甲状腺癌的治疗亦由最早的单纯手术切除逐渐过渡到外科手术、内分泌抑制治疗、放射性核素治疗、放射治疗、化学治疗(简称化疗)以及分子靶向治疗相结合的多学科综合治疗模式。绝大多数甲状腺癌可以手术治愈,10 年生存率约 85％,有 10％~20％的患者因局部复发或远处转移而治疗失败。核素治疗适用于 DTC,尤其是仅有肺转移的患者,但疾病进展过程中肿瘤逐渐去分化,导致摄碘率低甚至不摄碘。不适合核素治疗或治疗失败的晚期甲状腺癌患者可考虑采用化疗和分子靶向治疗等内科治疗手段。

三、化疗原则

化疗作为肿瘤内科治疗中最常用的手段,可以单独使用,也可以与其他方法联合使用。对于可以一期手术切除的局部晚期甲状腺癌,术后辅助化疗的目的是减少肿瘤复发、转移的概率,提高总生存率。对于无法一期手术切除的局部晚期甲状腺癌,希望通过转化性治疗缩小肿瘤并早期防治远处转移,争取获得手术切除肿瘤的机会,此为新辅助化疗,术后可以根据具体情况选择是否辅助化疗。对于转化性治疗后仍无法手术切除、拒绝手术或合并手术禁忌证的局部晚期甲状腺癌患者,化疗作为重要的姑息治疗手段之一,主要目的是控制肿瘤进展、缓解症状、减轻患者痛苦,在提高生活质量的基础上尽可能延长总生存期。

DTC 的治疗方法主要包括手术治疗、术后[131]I 治疗和内分泌抑制治疗。化疗对 DTC 疗效极为有限,49 例 DTC 患者曾使用 5 个化疗方案治疗超过 10 年,5 个方案分别是阿霉素(adriamycin,ADM)+依托泊苷(etoposide,VP - 16)+氟尿嘧啶(fluorouracil,5 - Fu)+环磷酰胺(cyclophosphamide,CTX)、依利醋铵、多柔比星(阿霉素,ADM)、顺铂(cisplatin,DDP)、多柔比星(ADM)+顺铂(DDP),结果令人失望,有效率仅 3％(2 例)。术后辅助化疗无法降低局部复发和远处转移率,无法提高总生存率和延长生存期,因此 DTC 术后不推荐辅助化疗,而对内分泌、核素治疗失败的转移性 DTC 可能有一定的姑息治疗作用。

ATC 是所有甲状腺癌中恶性程度最高、进展最快的一种病理类型,对手术和放化疗疗效差,中位生存期 5 个月,1 年总生存率 20％。拒绝手术、无手术指征或肿瘤已远处转移而其他治疗无效的 ATC 可试用化疗,但疗效不肯定,局部晚期的患者常与放疗合用(见表 5.6.1)。

表 5.6.1 甲状腺未分化癌系统化疗的药物及方案

药物和方案	用法、用量	用药频率
紫杉醇＋卡铂(PTX+CBP)	PTX 60～100 mg/m² ＋CBP AUC=2 IV	每周
	PTX 135～175 mg/m² ＋CBP AUC=5～6 IV	每 3～4 周
多西他赛＋多柔比星(DOC＋ADM)	DOC 20 mg/m² ＋ADM 20 mg/m² IV	每周
	DOC 60 mg/m² ＋ADM 60 mg/m² IV	每 3～4 周
紫杉醇(PTX)	60～90 mg/m² IV	每周
	135～200 mg/m² IV	每 3～4 周
多柔比星(ADM)	20 mg/m² IV	每周
	60～75 mg/m² IV	每 3 周

因此,化疗目前主要用于无法手术切除的局部晚期或转移性甲状腺癌经[131]I 治疗、放疗、分子靶向治疗(vandetanib、cabozantinib、sorafenib、sunitinib 等)等治疗失败后的患者。

四、化疗药物和方案

甲状腺癌传统的化疗药物包括阿霉素(ADM)、顺铂(DDP)、卡铂(carboplatin,CBP)、长春新碱(vincristine,VCR)、博来霉素(bleomycin,BLM)、环磷酰胺(CTX)、异环磷酰胺(ifosfamide,IFO)、甲氨蝶呤(methotrexate,MTX)、丝裂霉素(mitomycin,MMC)、氟尿嘧啶(5-Fu)、达卡巴嗪(dacarbazine,DTIC)等。化疗与放疗联合使用往往毒性反应更大,因此推荐每周方案化疗。

尽管 ADM 疗效有限且具有一定的毒性反应,但仍是最有效且为美国 FDA 唯一批准用于治疗转移性甲状腺癌的化疗药物。ADM 治疗甲状腺癌的客观缓解率(response rate,RR)仅 10%～20%,其对肺转移的疗效优于骨转移或淋巴结转移。一项随机对照临床研究将 92 例进展期甲状腺癌随机分入 ADM 60 mg/(m²·d1),Q3W 单药化疗组和 ADM 60 mg/(m²·d1)＋DDP 40 mg/(m²·d1),Q3W 联合化疗组,其中单药组 41 例,部分缓解(partial response,PR)7 例(17%);联合组 43 例,完全缓解(complete response,CR)5 例、PR 6 例,RR 26%,RR 两组间无统计学差异($P>0.1$)。单药组和联合组 CR 分别是 0 例和 5 例,具有统计学差异($P=0.03$),5 例中 4 例总生存期(overall survival,OS)>2 年,其中 2 例在治疗结束后保持 CR 并存活;PR 病例中无人 OS>2 年。出现危及生命的毒性反应单药组 2 例、联合组 5 例,未出现致死病例。由此可见,ADM＋DDP 联合化疗治疗进展期甲状腺癌的疗效远优于 ADM 单药。但也有研究认为联合化疗的疗效并不明显优于 ADM 单药。

vandetanib 或 cabozantinib 分子靶向治疗失败的进展期 MTC 患者可以选择阿霉素(ADM)＋链脲霉素(streptozotocin,STZ)或氟尿嘧啶(5-FU)＋链脲霉素(STZ)方案和氟尿嘧啶(5-Fu)＋达卡巴嗪(DTIC)方案交替化疗。因此,DTIC 被美国国立综合癌症网络(National Comprehensive Cancer Network，NCCN)甲状腺癌临床实践指南(V.1.2015)推荐用于转移性 MTC(2A 类证据)。

紫杉醇(paclitaxel，PTX)治疗转移性 ATC 具有一定的临床获益,能够延长Ⅳb 期患者生存期。

1967 年 Jones 等建立了人 ATC 的第一个细胞系,目前已经建系的有 BHT - 101 和 HTC/C3 等 9 株。ATC 细胞系(TA - K)对抗癌药物敏感性由高至低依次为 VCR、DDP、米托蒽醌(mitoxantrone，MIT)、平阳霉素(pingyangmycin，PYM)、ADM、VP - 16、5 - Fu、CTX 体外无效。付言涛等首次将蛋白质组学研究应用于 ATC 的治疗性研究,从整体蛋白水平去研究多西他赛(docetaxel，DOC)对 ATC 细胞系(TA - K)肿瘤细胞的抑制作用,提出了新的认识:①DOC 可能导致细胞 DNA 损伤,大量聚腺苷二磷酸-核糖聚合酶(poly-ADP-ribose polymerase，PARP)积聚,产生细胞凋亡或死亡,同时 PARP 的集聚导致 ADP -核糖增多,ADP -焦磷酸酶继发性升高;②通过 PARP,细胞凋亡易感蛋白(cellularapoptosissusceptibilityprotein，CAS),热休克蛋白 27 (heat shock protein 27，HSP 27)调节 P53 的表达与代谢,促进细胞凋亡;③下调 HSP 27 使 Fas 死亡结构域相关蛋白(death domain associated protein，DAXX)的活性升高,促进细胞凋亡;④DOC影响细胞核内外物质转运,以及细胞核基质的蛋白的调节,影响细胞核内核糖核酸的代谢;⑤HSP 27 与抗肿瘤耐药有关,DOC 能够下调 HSP 27,改善 ATC 抗肿瘤药物的敏感性。应用 ADM 作为对照,证实在体外实验中 DOC 是一种对 ATC 更为有效的药物,DOC 增殖抑制作用大于 ADM,DOC 主要是使 TA - K 细胞抑制于 G2/M 期,促进细胞凋亡。

Oxigene 公司开发的药物 Fosbretabulin (Combretastatin A - 4 phosphate disodium，CA4P，CA4 磷酸二钠)是 CA4 的水溶性前体药物,从非洲一种矮柳树(Combretum Caffrum)中发现并分离得到的一大类化合物,CA4 是一种微管蛋白结合剂,结合或靠近β-微管蛋白的秋水仙素结合位点,抑制微管蛋白装配,促进微管解聚。CA4 对增殖的内皮细胞具有细胞毒性,对肿瘤血管具有强效、选择性的毒性,干扰肿瘤血管生成。CA4P 破坏内皮细胞微管骨架,并介导内皮细胞的形态变化,刺激肌动蛋白应力纤维的形成和膜出泡,且通过 Rho/Rho 激酶提高单层通透性。CA4P 抑制内皮细胞的迁移和毛细血管形成,从而导致快速血管性虚脱和肿瘤性坏死。Fosbretabulin 针对甲状腺癌的研究已进行到Ⅲ期,同时也在进行针对非小细胞肺癌、卵巢癌和胃癌的Ⅱ期研究。一例 ATC 患者在Ⅰ期临床试验中使用 CA4P 治疗获得了持久的 CR,无病生存数年。26 例进展期 ATC 患者在接受 CA4P 治疗后有 33% 患者生存期超过了 6 个月。一项大型临床研究中 80 例 ATC 患者随机分入 PTX+CBP+Fosbretabulin 和 PTX+CBP 两组治疗,结果中位生存期分别是 5.2 月和 4.0 月,Fosbretabulin 联合化疗并未显著延长中位生存期。

(上海交通大学附属第六人民医院肿瘤科　孙元珏　姚　阳)

第七节　甲状腺癌骨转移的综合治疗

　　甲状腺癌是最常见的内分泌恶性肿瘤,其占90％以上。2006年,全美预计有3万新发病例。由于女性患者的发生率为男性患者的2～3倍,使得甲状腺癌成为第8位最常见的女性恶性肿瘤。在甲状腺癌疾病的发展过程中,至少有55％～65％的患者将发生骨转移。在死于甲状腺癌的患者中,有65％～80％存在骨转移,甲状腺癌的骨转移好发于脊椎、骨盆、肋骨和长骨近端等部位,以中轴骨转移为主,而且往往表现为多灶性转移。甲状腺癌骨转移病灶溶骨性转移很多见。骨转移可导致患者骨痛、病理性骨折等骨相关事件(SREs)的发生。

　　甲状腺癌骨转移的确切发病机制尚未完全弄清。癌细胞转移至骨骼导致RANK/RANKL系统的平衡破坏,被认为是恶性肿瘤骨转移骨破坏的主要发病机制。恶性肿瘤细胞转移到骨骼并释放可溶介质,激活破骨细胞和成骨细胞。激活的破骨细胞释放细胞因子又进一步促进肿瘤细胞分泌骨溶解介质,从而形成恶性循环。

一、临床表现

　　甲状腺癌骨转移患者可无骨转移相关临床表现,部分骨转移患者出现骨痛、病理性骨折、肢体活动障碍、脊椎压迫和高钙血症(校正后血清钙浓度≥2.7 mmol/L)等。患者通常在确诊骨转移后的10个月左右出现首次骨相关事件(skeletal related events,SREs),SREs是指骨转移所致的病理性骨折、脊髓压迫、高钙血症、为缓解骨疼痛进行放射治疗、为预防或治疗脊髓压迫或病理性骨折而进行的骨外科手术等。需要强调的是为缓解骨疼痛进行的放射治疗(放疗)才属于SREs,其他的放疗不属于SREs。急性SREs可能严重影响患者的生活质量(quality oflife,QOL)。合并病理性骨折的甲状腺癌患者的生存期较短。伴有中度至重度高钙血症(校正后血清钙>3.0 mmol/L)的患者可出现致死性心律失常和肾衰竭。

二、诊断

1. 甲状腺癌骨转移的高危因素

　　确诊为甲状腺癌的患者,一旦出现骨疼痛、病理性骨折、碱性磷酸酶升高、脊髓压迫或脊神经根压迫、高钙血症相关症状等临床表现,应进一步检查排除骨转移病变。对于某些高风险发生骨转移的中、晚期甲状腺癌患者,可考虑把排除骨转移的临床检查作为常规检查项目。骨转移筛查及检查方法主要是依据影像学检查。骨转移的诊断强调规范化,临床应用中要注意哪些是筛查方法,哪些是确诊方法,根据医院的设备和技术选择恰当的方法。

三、诊断方法

（1）骨放射性核素扫描（ECT）：是甲状腺癌骨转移的初筛诊断方法，但不作为骨转移的诊断依据。ECT诊断恶性肿瘤骨转移的灵敏度为62%～98%，假阴性率3%～8%，特异度66.7%～70%假阳性33%～40%。

（2）X线平片：是检查甲状腺癌骨转移的常规方法，可以显示骨骼局部的全貌，是骨科必需的检查方法。X线平片早期诊断骨转移瘤的敏感性低，仅44%～50%。当骨质破坏达50%以上，且直径达1.0～1.5 cm时，才可能形成在X线平片上可见的骨转移灶。X线检查用于骨转移诊断尽管灵敏度低，但是由于X线检查的影像空间分辨率高，应用范围广泛，操作简便，价格低廉，辐射较小，因此仍然是诊断骨转移的主要检查方法。

（3）计算机断层成像（computed tomography，CT）：也是确诊甲状腺癌骨转移的诊断方法，其诊断灵敏度高于X线平片，CT可以更好地显示骨结构的破坏。CT可确诊某些ECT检查阳性而X线平片阴性患者的骨转移病灶。对于需要骨活检的病灶，CT引导下病变处穿刺活检，可提高骨转移病灶穿刺活检部位的准确性及操作的安全性。

（4）磁共振成像（MRI）：是目前诊断骨转移灵敏度和特异度均较高的诊断方法，分别为82%～100%和73%～100%。MRI显示骨髓腔内早期转移灶有特殊优势，还能准确显示骨转移侵犯部位、范围及周围软组织受累情况。由于影像学检查确诊骨转移的可靠指标是骨破坏，而MRI检查不是判断骨破坏的最可靠方法，因此，专家组对MRI用于骨转移确诊存在争议

（5）PET/CT：是正电子发射断层扫描（positron emission computerized tomography，PET）与CT相结合的影像学新技术，是功能成像与静态成像的完好结合。一次检查既可获得PET图像，又可获得CT图像。PET通过检测局部葡萄糖代谢活性变化而发现肿瘤病灶。因此，PET/CT可能较灵敏显示骨髓微转移灶，早期诊断骨转移病变。PET/CT可以同时检查全身器官、淋巴结以及软组织，以全面评估肿瘤病变范围。PET/CT诊断的灵敏度为62%～100%，特异度96%～100%。PET/CT诊断骨转移及全面评估肿瘤病情有特殊优势，但检查费用昂贵，因此不推荐作为常规检查方法。当患者以骨转移灶症状为首发原因就诊时，PET/CT是查找原发灶最简便的方法。

（6）骨活检：病理学是诊断甲状腺癌骨转移的金标准，但不是所有的骨转移瘤患者均需要骨活检。明确的癌症诊断合并影像学典型的多发骨破坏，或同时伴有其他器官的转移病灶，骨转移癌的诊断就可以确定。癌症患者合并单一骨病灶、原发病灶

不便或不能取材确定病理类型及骨病灶的性质对分期及治疗有确定性意义时,应对骨病灶行骨活检。骨转移病灶的活检遵循肌肉骨骼系统肿瘤的活检原则,穿刺针抽取肿瘤组织,偶有切开活检,活检切口需与将来手术切口一致,有利于切除活检的污染伤口或穿刺针道。骨骼在取活检开窗时,尽可能取圆形窗,以减少病理性骨折发生的危险。活检后填充骨水泥,减少出血。术后压迫止血,忌放置引流管,以免造成肿瘤局部播散。为证明取材部位正确,肢体活检应在影像增强仪下进行;躯干、脊柱椎体、腰骶部病变活检应在 CT 引导下进行。骨活检过程中需注意避免造成病理性骨折。

(7)骨代谢生化指标:是近年探索用于骨转移诊断及病情监测的新方法。反映溶骨性骨代谢生化指标:Ⅰ型胶原碳端肽(ICTP)、Ⅰ型胶原氮端肽(NTX)、Ⅰ型胶原 α_1 肽链碳端肽(CTX)、骨唾液酸糖蛋白(BSP)等。反映成骨性骨代谢生化指标:骨特异性碱性磷酸酶(BALP)、总碱性磷酸酶、Ⅰ型前胶原氮端前肽(PINP)等。研究显示,尿 NTX 等骨代谢标志物对骨转移诊断及病情监测有一定的应用前景,但是目前该类指标尚不能作为骨转移诊断的可靠方法使用。

四、治疗

甲状腺癌骨转移治疗的总体策略是采用以缓解骨转移病变所导致的症状、恢复功能、改善生活质量及预防或延缓 SREs 的发生为主要目标的姑息治疗(证据级别:Ⅰ。推荐级别:A)。为骨转移患者制订切实可行的治疗目标,不仅能切实有效地缓解骨转移患者的痛苦,避免发生严重的并发症,而且有利于合理利用有限的医疗资源。甲状腺癌骨转移的基本治疗方法包括:放射治疗、131I 治疗、化学治疗、内分泌治疗、镇痛药物治疗、双磷酸盐类药物治疗及分子靶向治疗等。其他方法包括手术治疗、对症支持与康复治疗。制订骨转移姑息性治疗方案的基本原则:明确治疗目标,个体化综合治疗,动态评估病情及调整治疗方案。

1. 抗肿瘤治疗

1)局部治疗

(1)放射治疗。放射治疗用于恶性肿瘤骨转移治疗的主要作用:缓解骨疼痛,减少病理性骨折的危险,减轻照射区病灶进展。放射治疗缓解骨疼痛的有效率为 59%～88%。建议内科医生在治疗骨转移时,及时征询放疗医生的意见。值得注意的是,放疗缓解骨疼痛需要一定的时间才能显效,因此对于放疗显效前(约 3 个月内)的患者,及放疗不能完全控制疼痛的患者,仍然需根据患者的疼痛程度使用镇痛药。放射治疗方法包括体外照射和放射性核素治疗(见表 5.7.1)。

表 5.7.1　甲状腺癌骨转移的放射治疗

骨转移姑息性放射治疗方法及选择
1. 体外照射局部或区域放疗,骨转移放射治疗的常规放疗方法 体外照射适应证: (1) 用于有骨疼痛症状的骨转移灶,缓解疼痛及恢复功能。 (2) 选择性地用于负重部位骨转移的预防性放疗(如脊柱或股骨转移)。 体外照射常用的剂目及分割方法(选择下列方法之一): · 每次 300 cGy,共 10 次 · 每次 400 cGy,共 5 次 · 每次 800 cGy,共 1 次 · (证据级别:I;推荐级别:A) 2. 放射性核素治疗全身性内照射放疗,骨转移放射治疗可供选择的放疗方法 酌情选择性地用于有严重骨疼痛的全身广泛性骨转移患者。注意:该治疗发生骨髓抑制的风险较高,而且恢复较慢(约 12 周)

　　多项随机对照的临床研究及荟萃分析结果显示,单次照射与分次照射的总有效率和疼痛完全缓解率均无显著性差异。上述 3 种照射方法缓解骨疼痛的疗效及耐受性无显著差异。Chow 等系统分析了 16 项临床试验 5 000 例骨转移患者放疗随机对照临床试验结果。但是,单次照射组治疗后,需要再次放疗可能性显著高于分次照射组。对于骨转移溶骨性病灶的放射治疗,分次照射方法显示了更好的再矿化作用。预期生存时间较长的骨转移患者,适于选择疗程较长的分次照射方法。800 cGy 单次照射方法,主要适用于有骨疼痛症状,期望在短时间内获得镇痛效果,但预期生存时间短,而且无病理性骨折或脊髓压迫等并发症的骨转移患者。对于放疗方案中放疗剂量、分割方式、治疗时间等的选择,建议根据患者实际病情、肿瘤的原发器官、病变部位、技术条件等综合考虑,选择最佳的放射治疗方案,避免放射治疗不足或放射治疗过度。采用适形放疗、立体定向放疗及强调放疗等新技术治疗骨转移,有利于避免放射损伤脊髓等重要器官组织,而且治疗时间短、镇痛效果明显。但该类技术用于骨转移治疗的临床试验及费效比研究的数据尚不够充分。

　　放射性核素治疗用于全身骨转移灶的体内照射,放射性核素有 ^{89} 锶(^{89} Sr),^{131} 碘(^{131} I)、^{153} 钐(^{153} Sa)、^{32} 磷(^{32} P)、^{166} 钬—DOT—MP(^{166} Ho—DOTMP),^{186} 铼—HEDP(^{186} Re—HEDP),^{185} 铑(^{185} Rh)。在这些放射性核素中,^{89}Sr 是目前临床上用于骨转移内照射治疗最常用的放射性核素。全身放射性核素治疗骨转移的镇痛作用、显效时间及镇痛作用持续时间等疗效指标与体外照射相似。Matastron 研究组将骨转移患者接受不同方式放射治疗的疗效相比较,结果显示,不同方式放疗组之间的生存率、总体疗效、疼痛缓解率等均无显著性差异,但放射性核素 ^{89}Sr 治疗组患者较少出现新的骨转移疼痛病变。全身性放射性核素治疗的骨髓抑制发生率相对较高,而且恢复较慢(约 12 周)。曾接受过大剂量化疗的患者容易发生严重的骨髓抑制。此外,约 10% 的患者可能在接受放射性核素治疗后出现骨疼痛短暂加重现象。放射性核素治疗禁忌用于硬脑脊膜外的病变、骨髓抑制的骨转移患者;慎用于脊柱明显破坏或有明显的病理性骨折风险的患者。因此,放射性核素的治疗适合于一般情况较好,多发转移但病灶小、广泛,疼痛不是十分严重的患者。放射性核素治疗可作为选择性用于伴有骨疼痛、预期耐受性好的全身广泛性骨转移患者的备选放疗方案。

(2) 外科治疗。甲状腺癌骨转移的患者生存期可以很长,尤其是表现为孤立骨转移灶的患者,应按原发恶性肿瘤的处理原则,行广泛切除,对于这些患者的骨骼重建功能,应考虑使用时间可能比较持久。无论肿瘤细胞直接破坏骨质,还是由于肿瘤骨转移所致破骨细胞活性增加而导致骨质下降,都会出现肿瘤包块形成、骨强度下降。溶骨破坏的结果就是运动系统功能受损,出现疼痛、骨折、脊髓受压,患者生存质量将受到极大影响。外科手术已经成为治疗骨转移癌的主要方法之一,而且外科手术尤其适用于那些对放化疗治疗无效的顽固疼痛的患者、肿瘤组织已经压迫了脊髓神经而引起了明显的肢体症状的患者、胸腰椎大面积受损的患者,以及已经发生了病理性骨折的患者。在病理性骨折前进行外科治疗,能极大提高生活质量,使患者免受骨折之苦。同样,应该避免脊髓受压所导致的瘫痪。预防性内固定治疗比发生病理性骨折后的治疗要更加简单、安全。脊柱和长管状骨病变对于患者生存期和生活质量影响较大。发生病理性骨折后根据病理性骨折的部位、患者的身体状况,采取包括外固定、内固定、椎板减压等积极的外科干预,减轻患者痛苦,减少由于病理性骨折带来的并发症。外科治疗的主要目的是恢复运动系统功能,提高患者生活质量,对于多发骨转移患者,外科方式去除肿瘤组织不是主要目的。

甲状腺癌骨转移癌外科治疗原则:①预计患者可存活 3 个月以上。②全身状况好,能够耐受手术创伤及麻醉。③预计外科治疗后较术前有更好的生活质量,能够立即活动,要有助于进一步治疗和护理。④预计原发肿瘤治疗后有较长的无瘤期。⑤经全身治疗后,溶骨病灶趋于局限、骨密度增高。⑥孤立的骨转移病灶。⑦病理性骨折风险高者。

一般在保守治疗后,骨破坏仍继续加重患者、疼痛仍继续加重患者、运动系统功能仍不能恢复患者;或出现截瘫危险性大及已经出现病理性骨折的患者,考虑外科治疗。对于下列因素应考虑非手术治疗:①高度恶性侵袭性原发肿瘤;②预计原发肿瘤治疗后无瘤生存期很短;③经全身治疗后,骨转移灶的溶骨破坏未见好转;④全身多发骨破坏;⑤涉及多器官转移;⑥全身一般条件差,有手术禁忌证。

根据原发肿瘤的不同,患者的愈合也不同。外科治疗的方式应该根据患者的预计生存时间进行合理的选择,使患者能够从骨外科治疗中获益,避免手术加重患者生活质量的降低。原发肿瘤得到彻底控制、无其他部位转移灶、仅存单一骨转移灶的患者,骨病灶的处理应该尽量采取彻底去除病灶的方法。

外科治疗必须与其他治疗相结合,外科治疗本身仍需要进一步建立骨转移癌外科治疗综合评估系统,选择恰当的患者进行恰当的治疗,对于生存期长的患者外科治疗可以更积极一些。

2) 全身治疗

(1) ^{131}I 治疗。手术后给予 ^{131}I 治疗的指征为：①没有完全切除肿瘤。②虽然完全切除肿瘤，但存在高危的复发因素，包括年龄＜16 岁或＞45 岁；组织学亚型为高细胞、柱状细胞、弥漫硬化性乳头状亚型、广泛浸润型或低分化乳头状亚型或 Hürthle 细胞癌；原发肿瘤巨大、延伸至甲状腺包囊外或淋巴结转移。③手术 3 个月后甲状腺球蛋白水平升高。④手术后发生远处转移，包括骨转移。

(2) 化疗。通常情况下，化疗在甲状腺癌骨转移治疗中的地位很低。多柔比星被认为是最主要的药物，其他有效的药物包括 VP—16、顺铂、卡铂。

(3) 靶向治疗。近期针对血管内皮生长因子的小分子酪氨酸激酶抑制剂对于晚期分化型甲状腺癌取得了一定的疗效。特别是乳头状癌一般具有 Raf—1 激酶的高表达，使索拉非尼成为一个可供选择的药物。

(4) 甲状腺素。由于甲状腺癌细胞的生长由促甲状腺素控制，因此通过使用甲状腺素来抑制促甲状腺素的分泌可以改善甲状腺癌骨转移的生存。无论采取何种手术方式以及后续治疗，所有甲状腺癌患者均应常规使用左甲状腺素。对于术后患者，促甲状腺激素刺激激素(TSH)应保持在 0.1 mIU/ml 水平以下。

2. 双磷酸盐药物治疗

双磷酸盐是内生性焦磷酸盐的同分异构体。第一代双磷酸盐以氯屈磷酸为代表；第 2 代是含氮的双嶙磷酸盐，以帕米磷酸、阿仑磷酸为代表；第三代包括具有含氮杂环结构的唑来磷酸和含氮不含其他杂环结构的伊班磷酸。双磷酸盐类药物与骨有高度亲和力，并能被优先转运到骨形成或吸收加速的部位。双磷酸盐被骨骼的破骨细胞选择性吸收，并选择性抑制破骨细胞活性，诱导破骨细胞凋亡，从而抑制骨吸收。体外和动物实验显示，双磷酸盐可能通过诱导肿瘤细胞凋亡，抑制肿瘤细胞黏附、浸润和新生血管形成等机制，产生直接与间接抗肿瘤作用。初步临床研究显示，双磷酸盐可能延长晚期肿瘤骨转移患者的无疾病进展时间。双磷酸盐与化疗联合应用，可能提高化疗疗效。

双磷酸盐通过抑制破骨细胞介导的骨吸收作用，减轻骨疼痛，降低发生 SREs 的风险。荟萃分析结果显示：双磷酸盐可以显著降低骨转移患者发生椎体骨折、非椎体骨折、复合型骨折、高钙血症等 SREs 的风险。双磷酸盐改善骨骼健康状况及降低 SREs 风险的疗效可靠，长期用药安全性好，而且适于与化疗、放疗、手术、内分泌治疗等常规抗癌治疗联合应用，也可与阿片类镇痛药联合用药。因此，双磷酸盐虽然不能取代常规抗肿瘤治疗及镇痛治疗，但是可以作为恶性肿瘤骨转移综合治疗的基础用药。

双磷酸盐是防治恶性肿瘤骨转移骨相关事件的基础用药，双磷酸盐的应用强调早期、长期、规律治疗。(证据级别：I；推荐级别：A)。一旦确诊恶性肿瘤骨转移，即建议开始双磷酸盐治疗。无骨痛等临床症状、但已确诊骨转移的患者，仍然建议常规使用双磷酸盐治疗。因为研究显示在发生骨疼痛或 SREs 之前给予双磷酸盐治疗的疗效更好。对于仅

ECT 阳性疑似骨转移的患者,不推荐常规给予双磷酸盐治疗。关于骨转移患者接受双磷酸盐治疗的持续用药时间问题:大多数临床研究中双磷酸盐治疗时间都在 6 个月以上,研究结果显示,双磷酸盐持续用药的疗效肯定,而且安全;此外,由于骨转移患者始终存在发生 SREs 的风险,患者有必要持续接受预防或延缓 SREs 风险的治疗。因此,建议情况允许时,双磷酸盐用药时间 6 个月以上。新的研究结果证明,双磷酸盐使用超过 2 年仍可显著降低 SREs 风险。双磷酸盐用药 2 年以上临床获益的循证医学证据,详见乳腺癌、多发性骨髓瘤、前列腺癌等各论。临床实践中,建议双磷酸盐规律使用,骨转移患者接受双磷酸盐治疗期间,如果再次出现 SREs,仍然可以继续应用。Clemons 等的研究显示,双磷酸盐治疗期间出现骨疼痛加重或 SREs 时,继续接受唑来磷酸治疗,可减少 SREs 再次发生的风险。T. Van den Wyngaert 等的研究显示,与间断使用唑来磷酸的患者相比,持续规律使用双磷酸盐的患者 SREs 风险降低 58%。停药指证:出现不可耐受的药物相关不良反应,或预期继续用药不再获益。常用于骨转移治疗的双磷酸盐药物的用量与用法如表 5.7.2 所示。

表 5.7.2 甲状腺癌骨转移的双磷酸盐治疗

常用于骨转移治疗的双磷酸盐类药物的用量与用法
• 氯屈磷酸 1 600 mg/d,口服;或氯屈磷酸盐注射液 300 mg/d,   静脉滴注>2 h,连续 5 天,之后改为口服制剂 • 帕米磷酸 90 mg,静脉滴注>2 h,每 3～4 周重复 • 唑来磷酸 4 mg,静脉滴注>15 min,每 3～4 周重复 • 伊班磷酸 6 mg,静脉滴注>2 h,每 3～4 周重复

注意:使用双磷酸盐应定期监测肾功能,一般每个月 1 次。

双磷酸盐类药物的活性与其分子结构密切相关。体外和动物实验均显示第 3 代双磷酸盐活性明显高于第 1 代和第 2 代。唑来磷酸与帕米磷酸盐的对比研究结果显示,唑来磷酸在多种恶性肿瘤骨转移患者中降低 SREs 的疗效优于或相当于后者。目前尚缺乏不同双磷酸盐临床疗效的直接对比研究。建议根据患者的具体情况,如肾功能、胃肠功能、给药途径及患者意愿,决定药物的选择及给药途径。

双磷酸盐的主要不良反应为流感样症状(如发热、疲乏、寒战、骨关节痛和肌痛)、胃肠道反应(如恶心、消化不良、腹痛和食管疾病)、无明显临床症状的低磷血症等。肾功能不良是少见的严重不良反应。建议在双磷酸盐治疗前评估肾功能,并每月检测一次肾功能,对长期(2 年以上)接受双磷酸盐治疗患者,定期检查肾功能的时间间隔可以根据临床实际情况判断。下颌骨坏死(ONJ)是罕见的严重不良反应,相对较多发生于长期应用双磷酸盐治疗的多发性骨髓瘤患者。下颌骨坏死的发病机制不明。报告发生该不良反应的病例大多为长期接受高活性双磷酸盐治疗(包括口服双磷酸盐),近期接受过拔牙及口腔外科手术治疗的患者。建议双磷酸盐治疗前，进行常规口腔检查及预先处理口腔疾病；双磷酸盐治疗期间，保持口腔清洁，定期检查口腔及慎行创伤性口腔科治疗。预防下颌骨坏死的发生。

目前双磷酸盐在恶性肿瘤骨转移的应用证据为Ⅰ类，推荐级别为A级。但是有些临床上长期、广泛使用的双磷酸盐，目前尚缺乏大型临床研究证据的支持；而且，也并非所有的恶性肿瘤骨转移均存在相应双磷酸盐治疗的使用证据。这些目前尚存在争议。

地诺单抗(denosumab)是一种新型骨吸收抑制剂，又称为AMG-162，是针对细胞核因子 κB受体活化因子配基(RANKL)的人源化单克隆抗体。该单抗是基于对骨代谢病变OPG-RANKL-RANK系统深刻认识的基础上研发的。最新研究显示，它能有效抑制胰腺癌、前列腺癌等恶性肿瘤骨转移所致的骨吸收。

3. 镇痛药物治疗

骨疼痛是骨转移患者的主要症状。持续有效地缓解骨疼痛是恶性肿瘤骨转移治疗的主要策略。缓解骨疼痛的镇痛治疗方法包括：镇痛药、放射治疗、双磷酸盐、抗癌治疗等。尽管缓解骨疼痛的治疗方法多种多样，但是镇痛药物治疗在骨疼痛治疗中，具有不可取代的作用。镇痛药是骨转移疼痛治疗的关键及基础性治疗用药。骨转移疼痛的镇痛药物治疗应遵循WHO癌症疼痛治疗基本原则。(证据级别：Ⅰ；推荐级别：A)

针对患者的疼痛程度选择不同"阶梯"的镇痛药物(见表5.7.3)。WHO的癌症三阶梯镇痛治疗的五项基本原则：口服及无创途径给药，按阶梯给药，按时给药，个体化给药，注意具体细节。常用镇痛药包括非甾体抗炎药、阿片类镇痛药及辅助用药三大类。非甾体抗炎药及阿片类镇痛药是缓解骨转移疼痛的主要药物。辅助用药包括：抗抑郁药、抗惊厥药、N-甲基-D-天冬氨酸(NMDA)受体拮抗剂、糖皮质激素类、 α_2 肾上腺素能受体激动剂等。辅助用药适于与非甾体抗炎药和(或)阿片类镇痛药联合应用，用于进一步增强缓解神经病理性疼痛等特殊类型疼痛的效果。

表5.7.3　甲状腺癌骨转移的药物镇痛治疗

癌症疼痛药物镇痛治疗原则	镇痛药物选择
1. 口服及无创途径给药	轻度疼痛(VAS评分1～3)：非类固醇消炎药±辅助药物
2. 按阶梯给药	中度疼痛(VAS评分4～6)：阿片类镇痛药＋非类固醇消炎药±辅助药物
3. 按时给药	重度疼痛(VA5评分7～10)：强阿片类镇痛药＋非类固醇消炎药±辅助药物
4. 个体化治疗	
5. 注意具体细节	

(1) 轻度疼痛：选择非甾体抗炎药，或选择含有阿片类和非甾体抗炎药的复方制剂，

酌情联合应用辅助药物。

（2）中度疼痛：选择阿片类镇痛药，如可待因、双氢可待因，同时给予非类固醇消炎药，或阿片类及非类固醇消炎药复方制剂。当非类固醇消炎药用药剂量超过或接近限制剂量时，建议只增加阿片类镇痛药的用药剂量。酌情联合应用辅助药物。

（3）重度疼痛：选择强阿片类镇痛药，如吗啡即释片、吗啡缓释片或羟考酮缓释片、芬太尼透皮贴剂。同时给予非甾体抗炎药，或阿片类及非类固醇消炎药复方制剂。

根据病情将阿片类镇痛药剂量调整至最佳镇痛的安全用药剂量。酌情联合应用辅助药物。有关疼痛治疗的详细内容，请参考 WHO 癌症三阶梯镇痛指导原则。

4. 对症支持治疗

针对骨转移及其并发症等病情给予对症处理及最佳支持治疗。积极缓解肿瘤及骨转移所致躯体症状，提供心理及精神支持治疗，改善患者的功能状态和生活质量。预防和治疗骨转移患者因活动受限而长期卧床或活动减少所引起的各种病变或伴随症状，提高个体活动能力，帮助患者恢复骨骼自主活动功能及生活自理能力。指导恶性肿瘤骨转移患者在日常活动中如何注意避免对骨骼影响较大的动作和活动，以减低发生病理性骨折的风险。例如，活动时避免突然扭转脊柱或肢体，避免负重及提重物，预防跌倒（包括必要的装置配备和改装、浴室安全性等）。对于床上翻身、身体转移和站立行走等日常生活活动能力部分受限的患者，需要医疗陪护人员辅助，必要时配置支具及矫形支具等康复器具，帮助患者适当增加活动能力。对于卧床不起的患者，可酌情进行适当的床上活动。

5. 相关的高钙血症的诊断和治疗

高钙血症（hypercalcemia，HCM）是指肿瘤所致血清钙水平＞2.75 mmol/L(11 mg/dl)，并引起的一系列临床症候群。甲状腺癌骨转移发生高钙血症并不多见。发生高钙血症的主要原因是肿瘤侵犯骨骼，破骨细胞活性增加，导致骨吸收、骨溶解，大量骨骼钙释放入血。

1）诊断

（1）临床表现神经系统功能紊乱：嗜睡、意识模糊、反射减低、肌无力、震颤、冷漠或焦虑不安，严重时可能出现反应迟钝和昏迷。

肾功能紊乱：烦渴、多尿、肾功能不全。

胃肠道功能紊乱：厌食、恶心、呕吐、腹痛、便秘，严重时可发生肠梗阻。

高钙血症可导致严重脱水、氮质血症、精神呆滞、昏迷、心律失常或心脏停搏，进而发生猝死。

（2）实验室检查血清总钙值的正常范围（经人血白蛋白浓度校正）为 2.0～2.7 mmol/L(8.0～10.8 mg/dl)。经人血白蛋白浓度校正计算后，当血清总钙值超过 2.75 mmol/L(11 mg/dl)，则判断为高钙血症。

高钙血症患者的生化检查还经常出现碱性磷酸酶水平增高，血清尿素氮和肌配水平增高，低血钾，低氯性碱中毒，血清磷的浓度多变（但明显升高较少见）。

2）治疗

通常对于轻度高钙血症，一般采取控制血钙的措施。对于有症状、体征的中、重度高血钙患者，需立即治疗。双磷酸盐是目前治疗高钙血症的有效治疗方法，推荐及时应用（证据级别：Ⅰ。推荐级别：A）。高钙血症可危及生命，因此需及时治疗。主要治疗方法如下：

（1）补液。补充足量的水分，可以恢复血容量，增加肾小球滤过率，抑制肾小管对钙的重吸收。补充水分，争取每日尿量达 3～4 L，同时注意维持水、电解质平衡。

（2）利尿。在补充水分同时，应注意合理使用利尿剂。当补液使患者的血容量恢复正常时，给予呋塞米等利尿剂有助于利尿，并可阻断肾小管对钙的重吸收。例如：呋塞米 40～80mg 静脉注射，必要时重复用药。避免使用可增加钙重吸收的噻嗪类利尿剂。

（3）限制钙摄入。避免摄入含钙量高的食品，避免补充维生素 D。

（4）抑制破骨细胞活性。双磷酸盐类药物是抑制破骨细胞活性及降低血钙的有效药物，恶性肿瘤骨转移相关的高钙血症，更适于首选抑制破骨细胞活性的双磷酸盐类药物。中度或重度以上高钙血症即应开始用双磷酸盐治疗。对于血清校正钙值≥3.0 mmol/L（12 mg/dl）的高钙血症患者，唑来磷酸推荐剂量为 4 mg，静脉输注时间不少于 15 min。给药前，应该检测患者的血清肌酐水平，并评估患者水化状态，保持每天尿量达 2 L。用药剂量及间隔时间，应根据患者的血钙水平和肾功能等情况，个体化用药。唑来磷酸的再次用药，必须与前一次用药时间间隔 7～10 天。

降钙素也可用于治疗高钙血症。用法：100～400 IU，静脉或皮下注射，每日 4 次。降钙素缓解高钙血症起效较快，但疗效不及双磷酸盐。扩容、促尿钙排泄等其他方法也是缓解高钙血症的简易方法，建议根据病情选择综合治疗。

（5）血液或腹膜透析。当患者合并肾功能不全时，行血液或腹膜透析治疗可解救患者的高钙血症危象。

（6）抗癌治疗。当抗癌治疗可能控制肿瘤及病情恶化时，应争取机会进行抗癌治疗，以利于更好地控制高钙血症。

（上海交通大学附属第六人民医院肿瘤科　林　峰　姚　阳）

［1］ 常城,李文彬,庄奇新,等.US 和 CT 对甲状腺癌定性和淋巴结转移的比较[J].中国临床医学影像杂志,2011,12(1)：125－126.

［2］ 邓先兆,刘激薇,伍波,等.甲状腺癌术中喉返神经监测[J].中华内分泌外科杂志,2014,8(1)：8－11.

［3］ 邓先兆,杨庆诚,罗全勇,等.分化型甲状腺癌骨转移的多科联合处理[J].中华内分泌外科杂志,2016,10(1)：1－3.

［4］ 董舒,常才.超声引导下甲状腺细针穿刺活检的研究与进展[J].中华医学超声杂志(电子版),2013,10(6).

［5］ 付言涛,赵吉生,郑海波,等.泰索帝与阿霉素对甲状腺未分化癌细胞(TA－K)作用比较及对细胞周期的影响[J].中国实验诊断学,2010,14(7)：1051－1052.

［6］ 龚艳萍,龚日祥,朱精强,等.cN0 甲状腺乳头状癌中央区淋巴结清扫策略的临床研究[J].中华外科杂志,2013,51(12)：1081－1084.

［7］ 郭征,张涌泉.锁骨肿瘤切除与重建[J].中国矫形外科杂志,2007,15(11)：801－803.

［8］ 华丹,郭子君.医用生物蛋白胶在甲状腺手术中应用的 Meta 分析[J].中国组织工程研究,2014,18(8)：1283－1288.

［9］ 黄灿之,陈国锐,林勇杰,等.甲状腺手术与气管切开术[J].广东医学,1991,12(5)：15－16.

［10］ 嵇庆海,王弘士,朱永学,等。甲状腺乳头状腺癌侵犯梨状窝的外科治疗[J].肿瘤,2002,22(5)：428－429.

［11］ 江学庆,江明,钟源,等.甲状腺再手术并发症的预防[J].中华内分泌外科杂志,2009,3(6)：393－395.

［12］ 蒋烈浩,葛明华,凌志强.甲状腺乳头状癌危险度相关基因研究进展[J].国际肿瘤学杂志.2013,40(9)：671－674.

［13］ 李洪福,李莉.3.0T 磁共振成像在甲状腺良恶性病变鉴别诊断中的价值研究[J].医学影像学杂志,2012,22(11)：1825－1843.

[14] 李士福.胸锁乳突肌肌蒂皮瓣修复头颈部术后组织缺损10例报告[J].临床耳鼻咽喉科杂志,1995,(04):241.

[15] 刘超,姚青.实用甲状腺细针穿刺诊疗术[M].北京:人民卫生出版社,2014.

[16] 刘吉斌.现代介入性超声诊断与治疗[M].北京:科学技术文献出版社,2004.

[17] 刘清明,韩在文.用硅橡胶管重建下咽及颈段食管缺损[J].中华耳鼻咽喉科杂志,1998(05):313-315.

[18] 卢少毅,房林,李酷,等.甲状腺术后伤口出血临床分析[J].临床外科杂志,2008,16(10):666-667.

[19] 罗德红,石木兰,李复.甲状腺癌淋巴结转移的CT表现[J].中华放射学杂志,2002,36:36-39.

[20] 罗德红,石木兰,徐震纲.颈部转移淋巴结的CT、B超扫描与病理对照研究[J].中华放射学杂志,1997,31:608-613.

[21] 马寄晓、刘秀杰、何作祥.实用临床核医学[M].北京:中国原子能出版社,2012.

[22] 马宁,王朝杰,周云.分化型甲状腺癌分子诊断标志物的研究[J].中国肿瘤生物治疗杂志,2015,22(6):740-746.

[23] 秦建武.复杂甲状腺手术治疗策略[J].医学与哲学,2015,36(10B):8.

[24] 邱万寿,刘威,吴珏堃,等.高风险甲状腺手术中显露喉返神经技术的价值[J].中华实验外科杂志,2014,31(11),2551-2553.

[25] 闾斌 ,梁秀芬,赵婷婷.DCE—MRI鉴别甲状腺结节良恶性的应用价值[J].临床放射学杂志,2013,32(1):42-45.

[26] 苏安平,朱精强,龚日祥,等.策略性甲状旁腺自体移植在甲状腺乳头状癌再次中央区淋巴结清扫中的应用[J].中国普外基础与临床杂志,2016,23(10):1173-1177.

[27] 孙辉,丽莎,张德恒.人甲状腺未分化癌细胞系(TA-K)抗肿瘤药物的敏感性试验[J].中国地方病防治杂志,2000,15(1):12-14.

[28] 孙辉,刘晓莉.甲状腺术后窒息原因与处理[J].中华普外科手术学杂志:电子版,2013,7(4):254-257.

[29] 孙建,马玉香,李传亭.甲状腺癌的影像学诊断进展[J].医学影像学杂志,2011,23(11):356-357.

[30] 孙团起,吴毅.局部进展甲状腺癌的外科处理[J].外科理论与实,2012;17(1):11-14.

[31] 陶晓峰 .CT、MRI在常见甲状腺疾病中的应用现状及进展 [A].中华医学会、中华医学会放射学分会学术会议,2011-2013.

[32] 陶远孝,张虹,陈利华.下咽和颈段食管的修复重建(附11例报告及文献复习)[J].四川肿瘤防治,1996(01):32-34.

[33] 滕卫平,刘永锋,高明,等.甲状腺结节和分化型甲状腺癌诊治指南,2012.

[34] 王荣华,邢雪,欧琨.甲状腺手术并发急性呼吸道梗阻 15 例分析[J].中国实用外科杂志,1997,17(7)：422 - 423.

[35] 王苏,冯铁诚,李新营,等.超声刀无缝扎技术在开放性甲状腺手术中的应用[J].中国普通外科杂志,2014,23(11)：1553 - 1556.

[36] 王振常,鲜军舫,兰宝森,等.中华影像医学(头颈部卷)2 版[M].北京：人民卫生出版社,2011.

[37] 王宗平,樊友本.BRAF V600E 基因突变与甲状腺乳头状癌临床相关性的研究进展[J].上海医药,2015(6)：3 - 6.

[38] 吴佳奇,秦华东,石铁峰.甲状腺乳头状癌相关基因 BRAF 研究的新进展[J].医学临床研究,2013(12)：2484 - 2487.

[39] 向俊,李端树,沈强,等.甲状腺乳头状癌咽旁淋巴结转移 13 例分析[J].中国实用外科杂志,2014,34 (10)：978 - 980.

[40] 燕山,詹维伟,周建桥.甲状腺与甲状旁腺超声影像学[M].北京：科学技术文献出版社,2009.

[41] 杨卫平,邵堂雷.甲状腺手术后出血预防和处理[J].中国实用外科杂志,2012(5)：377 - 379.

[42] 杨晓玲,林代诚.喉咽及颈段食管重建术的临床评价[J].华西医学,1991(04)：470 - 473.

[43] 杨治力,樊友本.甲状旁腺损伤与防治进展[J].中华内分泌外科杂志,2014,8(4)：265 - 267.

[44] 殷德涛,余坤.甲状腺手术中新技术应用进展[J].中华内分泌外科杂志,2015,9(1)：4 - 5.

[45] 殷蔚伯.肿瘤放射治疗学[M].4 版.北京：中国协和医科大学出版社,2008.

[46] 袁建伟,冯彦林,陆汉魁,等.18F - FDGPET/CT 显像诊断甲状腺癌复发和转移的价值[J].中华核医学杂志,2006,26,99.

[47] 郑宏良,周水淼,李兆基,等.膈神经替代喉返神经修复治疗双侧声带麻痹[J].中华耳鼻咽喉科杂志,2012;37(3)：210 - 214.

[48] 中国医师协会外科医师分会甲状腺外科医师委员会.甲状腺及甲状旁腺手术中神经电生理监测临床指南(中国版)[J].中国实用外科杂志,2013,33(6)：470 - 474.

[49] 中华放射学杂志编委会骨学组 ,第 3 届全国头颈部影像学术会议学术委员会.头颈部 CT、MR 扫描规范指南(试用稿)[J].中华放射学杂志,2005,39：230 - 233.

[50] 中华医学会内分泌学分会,中华医学会外科学分会,中国抗癌协会头颈肿瘤专业委员会,中华医学会核医学分会.甲状腺结节和分化型甲状腺癌诊治指南[J].中国肿瘤

临床杂志,2012,39(17): 1248 - 1272.

[51] 周共庆,陈志军,陈建,等. 开放甲状腺手术中超声刀与传统手术的临床应用比较 [J]. 中国普通外科杂志,2014,23(11): 1604 - 1606.

[52] 朱精强,汪洵理,魏涛,等. 纳米碳甲状旁腺负显影辨认保护技术在甲状腺癌手术中 的应用[J]. 中国普外基础与临床杂志,2013,20(9): 992 - 994.

[53] 朱精强,邹秀和,马宇. 分化型甲状腺癌再次手术的策略及技巧[J]. 中国普外基础与 临床杂志,2013,20(9): 957 - 961.

[54] 朱精强. 甲状腺手术中甲状旁腺保护专家共识[J]. 中国实用外科杂志,2015,35(7): 731 - 736.

[55] 庄奇新,顾一峰,王皓,等. 甲状腺癌的 CT 和 MRI 诊断[J]. 中国医学计算机成像杂 志,2000,6: 386 - 388.

[56] 庄奇新,李明华. 舌骨下颈部影像学[M]. 上海: 上海科学技术出版社,2010.

[57] Adeniran A J, Theoharis C, Hui P, et al. Reflex BRAF testing in thyroid fine-needle aspiration biopsy with equivocal and positive interpretation: a prospective study [J]. Thyroid, 2011,21: 717 - 723.

[58] Agrawal R, Mishra A, Mishra S K. Central compartment reoperation for recurrent/persistent differentiated thyroid cancer [J]. Ann Surg Oncol, 2011,18 Suppl 3: S250.

[59] Ahmed M, Uddin S, Hussain A R, et al. FoxM1 and its association with matrix metalloproteinases (MMP) signaling pathway in papillary thyroid carcinoma [J]. J Clin Endocrinol Metab, 2012,97: E1 - 13.

[60] Ahn D, Sohn J H, Yeo C K, Jeon J H. Feasibility of surgeon-performed ultrasound-guided core needle biopsy in the thyroid and lymph nodes [J]. Head Neck. 2015,38(Sl): E1413 - E1418.

[61] Ain K B, Egorin M J, DeSimone P A. Treatment of anaplastic thyroid carcinoma with paclitaxel: phase 2 trial using ninety-six-hour infusion. Collaborative Anaplastic Thyroid Cancer Health Intervention Trials (CATCHIT) Group [J]. Thyroid, 2000,10(7): 587 - 594.

[62] Alnafisi N S, Driedger A A, Coates G, et al. FDG PET of recurrent or metastatic 131 I-negative papillary thyroid carcinoma [J]. J Nuel Med, 2000,41: 1010 - 1015.

[63] Alvarado R, Sywak M S, Delbridge L, Sidhu S B. Central lymph node dissection as a secondary procedure for papillary thyroid cancer: is there added morbidity? [M]. Surgery 2009;145: 514 - 518.

[64] Amouzegar-Hashemi F, Behrouzi H, Kazemian A, et al. Single versus multiple

fractions of palliative radiotherapy for bone metastases: a randomized clinical trial in Iranian patients [J]. Curr. Ocol. , 2008,15: 36 – 39.

[65] Anastasakis A, Zafeirakis P, Livir-Rallatos C, et al. Athens Eye Hospital Ocular Oncology multidisciplinary team providing combined treatments for patients with choroidal melanoma: 3 years results [J]. J BUON. 2017;22(3): 801 – 802.

[66] Andersen P E, Kinsella J, Loree T R, et al. Differentiated carcinoma of the thyroid with extrathyroidal extension [J]. Am J Surg, 1995,170(5): 467 – 470.

[67] Andreou Z, Trinidade A, Shakeel M, et al. Severe hypo-osmotic hyponatraemia due to chylous leak following radical neck dissection[J]. J Coll Physicians Surg Pak, 2013,23(3): 221 – 223.

[68] Ark N, Zemo S, Nolen D, et al. Management of locally invasive well-differentiated thyroid cancer [J]. Surg Oncol Clin N Am, 2008,17(1): 145 – 155.

[69] Avenia N, Sanguinetti A, Cirocchi R, et al. Antibiotic prophylaxis in thyroid surgery: A preliminary multicentric Italian experience [J]. Ann Surg Innov Res, 2009,3: 10.

[70] Babu Sl, Salih S, Kumar V, et al. Intravenous tumour thrombus from papillary carcinoma of thyroid-a case report & review of literature [J]. Indian J Surg Oncol, 2012,3(3): 206 – 207.

[71] Balme H W. Metastatic carcinoma of the thyroid successfully treated with thyroxine [J]. Lancet , 1954,266: 812 – 813.

[72] Baloch Z W, Cibas E S, Clark D P, et al. The National Cancer Institute Thyroid fine needle aspiration state of the science conference: a summation [J]. Cytojournal, 2008,5: 6.

[73] Barbaros U, Erbil Y, Aksakal N, et al. Electrocautery for cutaneous flap creation during thyroidectomy: a randomised, controlled study [J]. J Laryngol Otol 2008; 122: 1343 – 1348.

[74] Barczyński M, Randolph G W, Cernea C R, et al. External branch of the superior laryngeal nerve monitoring during thyroid and parathyroid surgery: International Neural Monitoring Study Group standards guideline statement [J]. Laryngoscope. 2013;123 Suppl 4: S1 – 14.

[75] Bauer D C, Ettinger B, Nevitt M C, et al. Risk for the study of osteoporotic fractures. Risk for fracture in women with low serum levels of thyroid-stimulating hormone [J]. Ann Intern Med, 2001,134: 561 – 568.

[76] Beckmann U, Gillies D M, Berenholtz S M, et al. Incidents relating to the intra-

hospital transfer of critically ill patients [J]. Intensive Care Med，2004，30(8)：1579 - 1585.

[77] Belsey R. Resection and reconstruction of the intrathoracic trachea [J]. Br J Surg，1950，38：200 - 205.

[78] Bergenfelz A，Jansson S，Kristoffersson A，et al. Complications to thyroid surgery：results as reported in a database from a multicenter audit comprising 3，660 patients [J]. Langenbecks Arch Surg，2008，393：667 - 73.

[79] Berguer R，Kieffer E. Surgery of the Arteries to the Head [M]. New York，NY：Springer-Verlag；1992.

[80] Berguer R，Morasch M D，Kline R A. Transthoracic repair of innominate and common carotid artery disease：immediate and long-term outcome for 100 consecutive surgical reconstructions [J]. J Vasc Surg. 1998；27：34 - 41.

[81] Bhaijee F and Nikiforov Y E. Molecular analysis of thyroid tumors [J]. Endocr Pathol. 2011，22：126 - 133.

[82] Bible K C，Suman V J，Menefee M E，et al. A multiinstitutional phase 2 trial of pazopanib monotherapy in advanced anaplastic thyroid cancer [J]. J Clin Endocrinol Metabol. 2012，97：3179 - 3184.

[83] Biondi B，Cooper D S. The clinical signiĝcance of subclinical thyroid disease [J]. Endocr Rev，2008，29：76 - 131.

[84] Bongers T，Griffiths R D. Sedation in PACU：the role of benzodiazepines [J]. Curr Opin Crit Care，2006，12(2)：131 - 135.

[85] Bononi M，Amore Bonapasta S，Vari A，et al. Incidence and circumstances of cervical hematoma complicating thyroidectomy and its relationship to postoperative vomiting [J]. Head Neck，2010，32(9)：1173 - 1177.

[86] Brabant G. Thyrotropin suppressive therapy in thyroid carcinoma：what are the targets? [J]. J Clin Endocrinol Metab，2008，93：1167 - 1169.

[87] Brasavola A M. Libns de Ratione Vietus in Morbis Acutis，Hippocratis et Galenii Commentaria et Annotiationes [J]. Pars IV，Seotum. Veneuis，1546：97 - 104.

[88] Breaux E，Guillamondegui O. Treatment of locally invasive carcinoma of the thyroid：how radical? [J]. Am J Surg，1980，140：514 - 517.

[89] Brierley J D，Tsang R W. External-beam radiation therapy in the treatment of differentiated thyroid cancer [J]. Seminars in surgical oncology，1999，16：42 - 49.

[90] Brose M S，Frenette C T，Keefe S M，et al. Management of sorafenib-related adverse events：a clinician's perspective [J]. Semin Oncol，2014，41 Suppl 2：S1 - S16

［91］ Brown J E, Cook R J, Lipton A, et al. Prognostic factors for skeletal complications from metastatic bone disease in breast cancer ［J］. Res Treat, 2010, 123: 767 - 779.

［92］ Burke J P. Infection control-a problem for patient safety ［J］. N Engl J Med, 2003,348: 651 - 656.

［93］ Burkey S H, van Heerden J A, Thompson G B, et al. Reexploration for symptoma-tic hematomas after cervical exploration ［J］. Surgery, 2001, 130: 914 - 920.

［94］ Cabanillas M E, Waguespack S G, Bronstein Y, et al. Treatment with tyrosine kinase inhibitors for patients with differentiated thyroid cancer: the M. D. Anderson experience ［J］. J Clin Endocrinol Metab, 2010,95(6): 2588 - 2595.

［95］ Call J A, Caudill J S, McIver B, Foote RL. A role for radiotherapy in the management of advanced medullary thyroid carcinoma: the mayo clinic experience ［J］. Rare tumors, 2013,5: e37.

［96］ Calvo F A, Meirino R M, Orecchia R. Intraoperative radiation therapy first part: rationale and techniques ［J］. Critical reviews in oncology/hematology, 2006,59: 116 - 127.

［97］ Cancer Genome Atlas Research Network. Integrated genomic characterization of papillary thyroid carcinoma ［J］. Cell, 2014,159(3): 676 - 690.

［98］ Cantara S, Capezzone M, Marchisotta S, et al. Impact of protooncogene mutation detection in cytological specimens from thyroid nodules improves the diagnostic accuracy of cytology ［J］. J Clin Endocrinol Metabol, 2010,95: 1365 - 1369.

［99］ Carling T, Udelsman R. Thyroid cancer ［J］. Annu Rev Med, 2014,65: 125 - 137.

［100］ Carr L L, Mankoff D A, Goulart B H, et al. Phase II study of daily sunitinib in FDG-PET-positive, iodine-refractory differentiated thyroid cancer and metastatic medullary carcinoma of the thyroid with functional imaging correlation ［J］. Clin Cancer Res, 2010,16(21): 5260 - 5268.

［101］ Cernea C R, Hojaij F C, De Carlucci D J, et al. Abdominal compression: a new intraoperative maneuver to detect chyle fistulas during left neck dissections that include level IV ［J］. Head Neck, 2012,34(11): 1570 - 1573.

［102］ Chen D, Chen S, Wang W, et al. Spontaneous regeneration of recurrent laryngeal nerve following long-term vocal fold paralysis in humans: histologic evidence ［J］. Laryngoscope, 2011 May;121(5): 1035 - 1039.

［103］ Chen L, Shen Y, Luo Q, et al. Response to sorafenib at a low dose in patients with radioiodine-refractory pulmonary metastases from papillary thyroid carcinoma [J]. Thyroid, 2011,21(2): 119 - 124.

[104] ChenA, Ashburn M A. Cardiac effects of opioid therapy [J]. Pain Med, 2015,16 Suppl: S27 - 31.

[105] Chiang F Y, Wang L F, Huang Y F, et al. Recurrent laryngeal nerve palsy after thyroidectomy with routine identification of the recurrent laryngeal nerve [J]. Surgery, 2005,137(3): 342 - 347.

[106] Chiappetta G, Ferraro A, Vuttariello E, et al. HMGA2mRNA expression correlates with the malignant phenotype in human thyroid neoplasias [J]. Eur J Cancer, 2008,44: 1015 - 1021.

[107] Chou C K, Chen R F, Chou F F, et al. MiR146b is highly expressed in adult papillary thyroid carcinomas with high risk features including extrathyroidal invasion and the BRAF(V600E) mutation [J]. Thyroid, 2010,20: 489 - 494.

[108] Chow E, Harris K, Fan G, et al. Palliative Radiotherapy Trials for Bone Metastases: A Systematic Review [J]. J Clin Oncol, 2007,25(11): 1423 - 1436.

[109] Christopher J B, Thomas H T. Management of metastatic lesions of the humerus [J]. The Orthopedic Clinics of North America, 2000,31(4): 597.

[110] Chudova D, Wilde J I, Wang E, et al. Molecular classification of thyroid nodules using high-dimensionality genomic data [J]. J Clin Endocrinol Metab, 2010,95: 5301 - 5309.

[111] Chung A Y, Tran T B, Brumund K T, et al. Metastases to the thyroid: a review of the literature from the last decade [J]. Thyroid, 2012,22(3): 258 - 268.

[112] Ciaglia P, Firsching R, Syniec C. Elective Percutaneous dilatational tracheostomy: a new simple bedside procedure: Preliminary report [J]. Chest, 1985,87(6): 715 - 719.

[113] Colley F. Die Resection der Trachea. Eine experimentelle Studie [J]. Deutsche Ztschr Chir, 1895,40: 150 - 162.

[114] Cooney M M, Savvides P, Agarwala S, et al. Phase Ⅱ study of combretastatin A4 phosphate (CA4P) in patients with advanced anaplastic thyroid carcinoma (ATC) [J]. J Clin Oncol(Meeting Abstracts), 2006,24(18S): 5580.

[115] Cooper D S, Doherty G M, Haugen B R, et al. Revised management guidelines for patients with thyroid nodules and differentiated thyroid cancer [J]. Thyroid, 2009,19 (11): 1167 - 1214.

[116] Cooper D S, Doherty G M, Haugen B R, et al. Revised management guidelines

for patients with thyroid nodules and differentiated thyroid cancer [J]. Thyroid, 2009,19: 1167 – 1214.

[117] Crawford E S, Stowe C L, Powers R W Jr. Occlusion of the innominate, common carotid, and subclavian arteries: long-term results of surgical treatment [J]. Surgery. 1983;94: 781 – 791.

[118] Cummings C W, Purcell L L, Flint P W. Hydroxylapatite laryngeal implants for medialization. Preliminary report [J]. Ann Otol Rhinol Laryngol, 1993,102: 843 – 851.

[119] Czaja J M, McCaffrey T V. The surgical management of laryngotracheal invasion by well-differentiated papillary thyroid carcinoma [J]. Arch Otolaryngol Head Neck Surg, 1997,123: 484 – 490.

[120] Dadu R1, Devine C, Hernandez M, et al. Role of salvage targeted therapy in differentiated thyroid cancer patients who failed first-line sorafenib [J]. J Clin Endocrinol Metab, 2014,99(6): 2086 – 2094.

[121] Dana M. Hartl, Jean-Paul Travagli, Sophie Leboulleux, et al. Clinical review: Current Concepts in the Management of Unilateral Recurrent Laryngeal Nerve Paralysis after Thyroid Surgery [J]. *J Clin Endocrinol Metab*, 2005,90: 3084 – 3088.

[122] De Cassia Braga Ribeiro K, Kowalski LP, Latorre Mdo R. Perioperative complications, comorbidities, and survival in oral or oropharyngeal cancer [J]. Arch Otolaryngol Head Neck Surg 2003;129(2): 219 – 28.

[123] Debakey M E, Morris G C Jr, Jordan GL Jr, Cooley D A. Segmental thrombo-obliterative disease of branches of aortic arch; successful surgical treatment [J]. JAMA. 1958,166: 998 – 1003.

[124] Del Rio P, Nisi P, Benedicenti S, et al. Intraopera-tive neuromonitoring in thyroidectomy: the learning curve [J]. Ann Ital Chir. 2016;87: 298 – 305.

[125] Deniwar A, Kandil E, Randolph G. Electrophysiological neural monitoring of the laryngeal nerves in thyroid surgery: review of the current literature [J]. Gland Surg, 2015,4(5): 368 – 375.

[126] Dionigi G, Chiang F Y, Dralle H, et al. Safety of neural monitoring In thyroid surgery [J]. Int J Surg, 2013,11Suppl 1: S120 – S126.

[127] Dougherty T B. Nguyen D T. Anesthetic management of the patient scheduled for head and neck cancer surgery [J]. J Clin Anesth, 1994,6: 74 – 82.

[128] Dowlati A, Robertson K, Cooney M, et al. A phase I pharmacokinetic and

translational study of the novel vascular targeting agent combretastatin a - 4 phosphate on a single-dose intravenous schedule in patients with advanced cancer [J]. Cancer Res, 2002,62(12): 3408 - 3416.

[129] Droz J P, Schlumberger M, Rougier P, et al. Chemotherapy in metastatic nonanaplastic thyroid cancer: experience at the Institut Gustave-Roussy [J]. Tumori, 1990,76 (5): 480 - 483.

[130] Durante C, Haddy N, Baudin E, et al. Long-term outcome of 444 patients with distant metastases from papillary and follicular thyroid carcinoma: benefits and limits of radioiodine therapy [J]. J Clin Endocrinol Metab, 2006,91(8): 2892 - 2899.

[131] Dzodic R, Markovic I, Santrac N, et al. Recurrent Laryngeal Nerve Liberations and Reconstructions: A Single Institution Experience [J]. World J Surg. 2016 Mar,40(3): 644 - 651.

[132] E. Koike, H. Yamashita, S. Watanabe, et al. Brachiocephalic vein thrombus of papillary thyroid cancer: report of a case [J]. Surgery Today, 2002,3(1): 59 - 62.

[133] Ecker T, Carvalho A L, Choe J H, et al. Hemostasis in thyroid surgery: harmonic scalpel versus other techniques—a meta-analysis [J]. Otolaryngology-Head and Neck Surgery, 2010,143(1): 17 - 25.

[134] Edge S B, Byrd D R, Compton C C, et al. AJCC cancer staging manual (7th ed) [M]. New York, NY: Springer; 2010.

[135] Edge S B, Byrd D R, Compton C C, et al. AJCC Cancer Staging Manual, ed 7 [M]. New York, Springer, 2010.

[136] Elisei R, Schlumberger M J, Muller S P, et al. Cabozantinib in progressive medullary thyroid cancer [J]. J Clin Oncol, 2013,31(29): 3639 - 3646.

[137] Eng C Y, Quraishi M S, Bradley P J. Management of Thyroid nodules in adult patients [J]. Head Neck Oncol, 2010,2: 11.

[138] Farahati J, Reiners C, Stuschke M, et al. Differentiated thyroid cancer: impact of adjuvant external radiotherapy in patients with perithyroidal tumor infiltration (stage pT4) [J]. Cancer, 1996,77(1): 172 - 180.

[139] Ferraz C, Eszlinger M, Paschke R. Current state and future perspective of molecular diagnosis of fine-needle aspiration biopsy of thyroid nodules [J]. J Clin Endocrinol Metab, 2011,96(7): 2016 - 2026.

[140] Flynn M B, Lyons K J, Tarter J W, Ragsdale T L. Local complications after surgical resection for thyroid carcinoma [J]. Am J Surg, 1994,168: 404 - 407.

[141] Foma W, Pegbessou E, Amana B, et al. Left parapharyngeal ectopic goitre associated with eutopic thyroid and postoperative Horner's syndrome [J]. Eur Ann Otorhinolaryngol Head Neck Dis, 2017,134(3): 207 - 208.

[142] Ford D, Giridharan S, McConkey C, et al. External beam radiotherapy in the management of differentiated thyroid cancer [J]. Clin Oncol (R Coll Radiol), 2003,15(6): 337 - 341.

[143] Frost EA. Tracing the tracheostomy [J]. Ann Otol Rhinol Laryngol, 1976,85 (5 Pt. 1): 618 - 624

[144] Fujimoto Y, Obara T, Ito Y, et al. Aggressive surgical approach for locally invasive papillary carcinoma of the thyroid in patients over forty-five years of age [J]. Surgery, 1986,100(6): 1098 - 1107.

[145] Fukahori M, Yoshida A, Hayashi H, et al. The association between RAS gene mutations and clinical characteristics in follicular thyroid tumors: new insights from a single center and a large patient cohort [J]. Thyroid, 2012,22: 683 - 689.

[146] Gammage M D, Parle J V, Holder R L, et al. Association between serum free thyroxine concentration and atrial ? brillation [J]. Arch Intern Med, 2007,167: 928 - 934.

[147] Garcia-Rostan G, Costa A M, Pereira-Castro I, et al. Mutation of the PIK3CA gene in anaplastic thyroid cancer [J]. Cancer Res, 2005,65: 10199 - 10207.

[148] Geraci G, Lo Nigro C, Sciuto A, et al. Non-recurrent laryngeal nerve coexisting with ipsilateral recurrent nerve: personal experience and literature review [J]. G Chir. 2011;32(5): 251 - 254.

[149] Ghofrani M, Beckman D, Rimm D L. The value of onsite adequacy assessment of thyroid fine-needle aspirations is a function of operator experience [J]. Cancer. 2006;108(2): 110 - 113.

[150] Ginsberg G G. Palliation of malignant esophageal dysphagia: would you like plastic or metal? [J]. Am J Gastroenterol 2007;102(12): 2678 - 2679.

[151] Giordano L, Pilolli F, Toma S, et al. Parapharyngeal metastases from thyroid cancer: surgical management of two cases with minimally-invasive video-assisted technique [J]. Acta Otorhinolaryngol Ital, 2015,35(4): 289 - 292.

[152] Glück T, Zeller A. Die prophylactische Resektion der trachea [M]. Arch Klin Chir 1881;26: 427 - 36.

[153] Godballe C, Madsen A R, Pedersen H B, et al. Post-thyroidectomy hemorrhage: a national study of patients treated at the Danish departments of ENT Head and

Neck Surgery [J]. European Archives of Oto-Rhino-Laryngology, 2009,266(12): 1945 - 1952.

[154] Gomez Saez J M. Diagnostic and prognostic markers in differentiated thyroid cancer [J]. Curr Genomics. 2011;12(8): 597 - 608.

[155] Graham A. Malignant epithelial tumors of the thyroid with special reference to invasion of blood vessels [J]. Surg Gynecol Obstet, 1924,39: 781 - 790

[156] Grillo H C, Dignan E F, Miura T. Extensive resection and reconstruction of mediastinal trachea without prosthesis or graft: an anatomical study in man [J]. J Thorac Cardiovasc Surg, 1964,48: 741 - 749.

[157] Grillo H C, Suen H C, Mathisen D J, et al. Resectional management of thyroid carcinoma invading the airway [J]. Ann Thorac Surg, 1992,54(1): 3 - 9.

[158] Gunderson L L, Willett C G, Calvo F A, Harrison L B. Intraoperative Irradiation [M]. Humana Press, 2011.

[159] Gussekloo J, vanExel E, deCraen A J, Meinders A E, et al. Thyroid status, disability and cognitive function, and survival in old age [J]. JAMA, 2004,292: 2591 - 2599.

[160] Hall B L, Hirbe M, Yan Y, et al. Thyroid and parathyroid operations in veterans affairs and selected university medical centers: results of the patient safety in surgery study [J]. Journal of the American College of Surgeons, 2007,204(6): 1222 - 1234.

[161] Harding J, Sebag F, Sierra M, et al. Thyroid surgery: postoperative hematoma—prevention and treatment [J]. Langenbeck's Archives of Surgery, 2006,391(3): 169 - 173.

[162] Haugen B R, Alexander E K, Bible K C, et al. 2015 American Thyroid Association Management Guidelines for Adult Patients with Thyroid Nodules and Differentiated Thyroid Cancer [J]. Thyroid, 2016;26: 1 - 142.

[163] Hayes D N, Lucas A S, Tanvetyanon T, et al. Phase II efficacy and pharmacogeno-mic study of Selumetinib (AZD6244; ARRY - 142886) in iodine - 131 refractory papillary thyroid carcinoma with or without follicular elements [J]. Clin Cancer Res, 2012,18(7): 2056 - 2065.

[164] Haymart M R, Banerjee M, Yin H, et al. Marginal treatment benefit in anaplastic thyroid cancer [J]. Cancer, 2013,119: 3133 - 3139.

[165] He H, Jazdzewski K, Li W, et al. The role of microRNA genes in papillary thyroid carcinoma [J]. Proc Natl Acad Sci USA, 2005,102: 19075 - 19080.

[166] Heemstra K A, Hamdy N A, Romijn J A, et al. The effects of thyrotropin-suppressive therapy on bone metabolism in patients with well-differentiated thyroid carcinoma [J]. Thyroid, 2006,16: 583 – 591.

[167] Higashiyama T, Ito Y, Hirokawa M, et al. Induction chemotherapy with weekly paclitaxel administration for anaplastic thyroid carcinoma [J]. Thyroid, 2010,20 (1): 7 – 14.

[168] Hillermann C L, Tarpey J, Phillips D E. Laryngeal nerve identification during thyroid surgery—feasibility of a novel approach [J]. Can J Anaesth, 2003,50: 189 – 192.

[169] Hisham A N, Lukman M R. Recurrent laryngeal nerve in thyroid surgery: a crtiical appraisal [J]. ANZ J Surg, 2002,72(12): 887 – 889.

[170] Ho A L1, Grewal R K, Leboeuf R, et al. Selumetinib-enhanced radioiodine uptake in advanced thyroid cancer [J]. N Engl J Med, 2013,368(7): 623 – 632.

[171] Hoftijzer H C, Heemstra K A, Corssmit E P, et al. Quality of life in cured patients with differentiated thyroid carcinoma [J]. J Clin Endocrinol Metab, 2008,93: 200 – 203.

[172] Hoftijzer H, Heemstra K A, Morreau H, et al. Beneficial effects of sorafenib on tumor progression, but not on radioiodine uptake, in patients with differentiated thyroid carcinoma [J]. Eur J Endocrinol, 2009,161(6): 923 – 931.

[173] Honings J, Stephen A E, Marres H A, Gaissert H A. The management of thyroid-carcinoma invading the larynx or trachea [J]. Laryngoscope. 2010; 120 (4): 682 – 9.

[174] Hou P, Liu D, Shan Y, et al. Genetic alterations and their relationship in the phosphatidylinositol 3-kinase/Akt pathway in thyroid cancer [J]. Clin Cancer Res, 2007,13: 1161 – 1170.

[175] Howell G M, Carty S E, Armstrong M J, et al. Both BRAF V600E mutation and older age (>65 years) are associated with recurrent papillary thyroid cancer [J]. Ann Surg Oncol, 2011,18: 3566 – 3571.

[176] Howlader N, Noone A M, Krapcho M, et al, eds. SEER Cancer Statistics Review, 1975 – 2011 [Z]. Accessed Sep 28,2015.

[177] Hwang S B, Lee H Y, Kim W Y, et al. The anatomy of the external branch of the superior laryngeal nerve in Koreans [J]. Asian J Surg. 2013;36(1): 13 – 9.

[178] Iervasi G, Molinaro S, Landi P, et al. Association between increased mortality and mild thyroid dysfunction in cardiac patients [J]. Arch Intern Med, 2007,167:

1526 - 1532.

[179] Ishahara T, Kobahashi K, Kikuchi K, et al. Surgical treatment of advanced thyroid carcinoma invading the trachea [J]. J Thorac Cardiovasc Surg, 1991,102: 717 - 720.

[180] Jackson B Sl, Sproat J E. Necrotizing fasciitis of the head and neck with intrathoracic extension [J]. J Otolaryngol. 1995 Feb;24(1): 60 - 3.

[181] Jackson C L. High tracheotomy and other errors: the chief causes of chronic laryngeal stenosis [J]. Surg Gyneeol Obstet 1923,32: 29.

[182] Jansson S, Tisell L E, Hagne I, et al. Partial superior laryngeal nerve (SLN) lesions before and after thyroid surgery [J]. World J Surg, 1988,12: 522 - 526.

[183] Jimenez C, Hu M I, Gagel R F. Management of medullary thyroid carcinoma [J]. Endocrinology and metabolism clinics of North America 2008,37: 481 - 96, x - xi.

[184] Johnson J R, Williams G, Pazolur R, et al. End points and United States food and drug administration approval of oncology drugs [J]. J Clin Oncol, 2003,21 (7): 1404 - 1411.

[185] Johnson J T, Wagner R L. Infection following uncontaminated head and neck surgery [J]. Arch Otolaryngol Head Neck Surg, 1987,113: 368 - 369.

[186] Joliat G R, Guarnero V, Demartines N, et al. Recurrent laryngeal nerve injury after thyroid and parathyroid surgery: Incidence and postoperative evolution assessment [J]. Medicine (Baltimore). 2017;96(17): e6674.

[187] Jonklaas J, Sarlis N J, Litofsky D, et al. Outcomes of patients with differentiated thyroid carcinoma following initial therapy [J]. Thyroid, 2006,16: 1229 - 1242.

[188] Joseph M M, Kaufman W A, Shindo M L. Complications of anesthesia for head-neck and reconstructive surgery [J]. Semin Anesth, 1996,15: 203 - 211.

[189] Kaisha W, Wobenjo A, Saidi H. Topography of the recurrent laryngeal nerve in relation to the thyroid artery, Zuckerkandl tubercle, and Berry ligament in Kenyans [J]. Clin Anat, 2011,24(7): 853 - 857.

[190] Kasperbauer J L. Locally advanced thyroid carcinoma [J]. Ann Otol Rhinol Laryngol, 2004,113(9): 749 - 753.

[191] Keutgen X M, Filicori F, Crowley M J, et al. A panel of four miRNAs accurately differentiates malignant from benign indeterminate thyroid lesions on fine needle aspiration [J]. Clin Cancer Res, 2012,18(7): 2032 - 2038.

[192] Kieffer E, Sabatier J, Koskas F, Bahnini A. Atherosclerotic innominate artery occlusive disease: early and long-term results of surgical reconstruction [J]. J

Vasc Surg. 1995,21: 326 - 337.

[193] Kiess A P, Agrawal N, Brierley J D, et al. External-beam radiotherapy for differentiated thyroid cancer locoregional control: A statement of the American Head and Neck Society [J]. Head & neck, 2016,38: 493 - 498.

[194] Kim M K, Mandel S H, Baloch Z, et al. Morbidity following central compartment reoperation for recurrent or persistent thyroid cancer [J]. Arch Otolaryngol Head Neck Surg, 2004,130(10): 1214 - 1216.

[195] Kim T H, Park Y J, Lim J A. The association of the BRAF (V600E) mutation with prognostic factors and poor clinical outcome in papillary thyroid cancer: a meta-analysis [J]. Cancer, 2012,118: 1764 - 1773.

[196] Kim T Y, Kim W G, Kim W B, Shong Y K. Current status and future perspectives in differentiated thyroid cancer [J]. Endocrinol Metab (Seoul), 2014,29(3): 217 - 225.

[197] Kloos R T, Ringel M D, Knopp M V, et al. Phase Ⅱ trial of sorafenib in metastatic thyroid cancer [J]. J Clin Oncol, 2009,27(10): 1675 - 1684.

[198] Koike E, Yamashita H, Noguchi S, et al. Endoscopic ultrasonography in patients with thyroid cancer: its usefulness and limitations for evaluating esophagopharyngeal invasion [J]. Endoscopy, 2002,34 (6): 457 - 460.

[199] Kratky J, Vitkova H, Bartakova J, et al. Thyroid nodules: pathophysiological insight on oncogenesis and novel diagnostic techniques [J]. Physiol Res, 2014,63 Suppl 2: S263 - 75.

[200] Krespi Y P, Lawson W, Blaugrund S M, Biller H F. Massive necrotizing infections of the neck [J]. Head Neck Surg, 1981 Jul - Aug,3(6): 475 - 481.

[201] Krishnamurthy A. Clavicle metastasis from carcinoma thyroid-an atypical skeletal event and a management dilemma [J]. Indian Journal of Surgical Oncology, 2015, 1 - 4.

[202] Kung B, Aftab S, Wood M, Rosen D. Malignant melanoma metastatic to the thyroid gland: a case report and review of the literature [J]. Ear Nose Throat J, 2009,88(1): E7.

[203] Lacoste L, Gineste D, Karayan J, et al. Airway complication in thyroid surgery. [J], Ann Otol Rhinol Laryngol, 1993,102(6): 441 - 446.

[204] Landa I, Ganly I, Chan TA, et al. Frequent somatic TERT promoter mutations in thyroid cancer: higher prevalence in advanced forms of the disease [J]. J Clin Endocrinol Metab, 2013,98: E1562 - 1566.

［205］Leboulleux S, Bastholt L, Krause T, et al. Vandetanib in locally advanced or metastatic differentiated thyroid cancer: a randomised, double-blind, phase 2 trial ［J］. Lancet Oncol, 2012,13: 897 – 905.

［206］Lee H S, Lee B J, Kim S W, et al. Patterns of post-thyroidectomy hemorrhage ［J］. Clinical and experimental otorhinolaryngology, 2009,2(2): 72.

［207］Lee Y S, Nam K H, Chung W Y, et al. Postoperative complications of thyroid cancer in a single center experience ［J］. J Korean Med Sci. 2010;25(4): 541 – 545.

［208］Levendag P C, De Porre P M, van Putten W L. Anaplastic carcinoma of the thyroid gland treated by radiation therapy ［J］. International journal of radiation oncology, biology, physics 1993;26: 125 – 8.

［209］Li J, Wang Z, Fu J, et al. Surgical treatment of clavicular malignancies ［J］. Journal of shoulder and elbow surgery / American Shoulder and Elbow Surgeons ［et al］. 2011;20: 295 – 300.

［210］Li Z Y, Tian W, Cai H K, et al. Clinical manifestations and managements of post-neck dissection chylothorax ［J］. Chin Med J (Engl), 2013,126(13): 2570 – 2572.

［211］Liu M, Shen Y, Ruan M, et al. Notable decrease of malignant pleural effusion after treatment with sorafenib in radioiodine-refractory follicular thyroid carcinoma ［J］. Thyroid, 2014,24(7): 1179 – 1183.

［212］Liu X, Bishop J, Shan Y, et al. Highly prevalent TERT promoter mutations in aggressive thyroid cancers ［J］. Endocr Relat Cancer, 2013,20: 603 – 610.

［213］Liu Y M, Chi C Y, Ho M W, et al. Microbiology and factors affecting mortality in necrotizing fasciitis ［J］. J Microbiol Immunol Infect, 2005 Dec;38(6): 430 – 435.

［214］Liu Z, Hou P, Ji M, et al. Highly prevalent genetic alterations in receptor tyrosine kinases and phosphatidylinositol 3-kinase/akt and mitogen-activated protein kinase pathways in anaplastic and follicular thyroid cancers ［J］. J Clin Endocrinol Metab, 2008,93: 3106 – 3116.

［215］Lu W T, Sun S Q, Huang J, et al. An applied anatomical study on the external laryngeal nerve loop and the superior thyroid artery in the neck surgical region ［J］. Anat Sci Int, 2015,90(4): 209 – 215.

［216］Lundgren C I, Hall P, Dickman P W, et al. Clinically significant prognostic factors for differentiated thyroid carcinoma: a population-based, nested case-control study[J]. Cancer，2006，106(3)：524 – 531.

[217]　Machens A，Hinze R，Lautenschlager C，et al. Extended surgery and early postoperative radiotherapy for undifferentiated thyroid carcinoma [J]. Thyroid： official journal of the American Thyroid Association 2001；11：373 – 80.

[218]　Mangano A，Kim H Y，wu C W，et al. Continuous intraoperative neuromonitoring in thyroid surgery：Safety analysis of 400 consecutive electrode probe placements with standardized procedures [J]. Head Neck，2016，38 Suppl 1：E1568 – E1574.

[219]　Martinez S R，Beal S H，Chen A，et al. Adjuvant external beam radiation for medullary thyroid carcinoma [J]. Journal of surgical oncology，2010，102： 175 – 8.

[220]　Martinod E，Paquet J，Dutau H，et al. In Vivo Tissue Engineering of Human Airways [J]. Ann Thorac Surg，2017，103(5)：1631.

[221]　Mattavelli F，Bombardieri E，Collini P，et al. Role of surgery in treatment of advanced differentiated thyroid carcinomas [J]. Acta Otorhinolaryngol Ital，2007， 27(2)：62 – 67.

[222]　Matuszczyk A，Petersenn S，Bockisch A，et al. Chemotherapy with doxorubicin in progressive medullary and thyroid carcinoma of the follicular epithelium [J]. Horm Metab Res，2008，40：210 – 213.

[223]　Mazzaferri E L. Management of a solitary thyroid nodule [J]. N Engl J Med， 1993，328(8)：553 – 559.

[224]　McAtamney D，O'Hare R，Hughes D，et al. Evaluation of remifentanil for control of haemodynamic response to tracheal intubation [J]. Anaesthesia，1998， 53：1223 – 1227.

[225]　McCarty T M，Kuhn J A，Williams W L Jr，et al. Surgicalmanagement of thyroid cancer invading the airway [J]. Ann Surg Oncol. 1997；4(5)：403 – 8.

[226]　McGriff N J，Csako G，Gourgiotis L，et al. Effects of thyroid hormone suppression therapy on adverse clinical outcomes in thyroid cancer [J]. Ann Med， 2002，34：554 – 564.

[227]　Meade J W：Tracheostomy-its complications and their management. A study of 212 cases [J]. N Engl J Med，1961，265(11)：519 – 523.

[228]　Meade R H. A History of Thoracic Surgery [J]. Springfield：Charles C Thomas. 1961

[229]　Melo M，da Rocha A G，Vinagre J，et al. TERT promoter mutations are a major indicator of poor outcome in differentiated thyroid carcinomas [J]. J Clin

Endocrinol Metab，2014，99：E754 - 765.

[230] Mesci C，Hozdoker E. Visual acuity and contrast sensitivity function after accommodative and multifocal intraocular lens implantation. [J]. European Journal of Ophthalmology，2010，20(1)：90.

[231] Middendorp M，Grünwald F. Update on recent developments in the therapy of differentiated thyroid cancer [J]. Semin Nucl Med，2010，40：145 - 152.

[232] Nakamori Y，Fujimi S，Ogura H，et al. Conventional open surgery versus percutaneous catheter drainage in the treatment of cervical necrotizing fasciitis and descending necrotizing mediastinitis [J]. AJR Am J Roentgenol，2004 Jun；182 (6)：1443 - 1449.

[233] Nakao K，Kurozumi K，Fukushima S，et al. Merits and demerits of operative procedure to the trachea in patients with differentiated thyroid cancer [J]. World J Surg，2001，25：723 - 727.

[234] Nexavar (sorafenib) tablets prescribing information [Z]. Wayne. NJ：Bayer HealthCare Pharmaceuticals，Inc；2012.

[235] Nikiforov Y E and Nikiforova M N. Molecular genetics and diagnosis of thyroid cancer [J]. Endocrinol，2011(7)：569 - 580.

[236] Nikiforov Y E，Steward D，Robinson-Smith T M. Molecular testing for mutations in improving the fine-needle aspiration diagnosis of thyroid nodule [J]. J Clin Endocrinol Metab，2009，94：2092 - 2098.

[237] Nikiforova M N，Tseng G C，Steward D，et al. MicroRNA expression profiling of thyroid tumors：biological significance and diagnostic utility [J]. J Clin Endocrinol Metab，2008，93：1600 - 1608.

[238] Nishida T，Nakao K，Hamaji M. Differentiated thyroid carcinoma with airway invasion：indication for tracheal resection based on the extent of cancer invasion [J]. J Thorac Cardiovasc Surg，1997，114(1)：84 - 92.

[239] Nocera M，Baudin E，Pellegriti G，et al. Treatment of advanced medullary thyroid cancer with an alternating combination of doxorubicin-streptozocin and 5 FU-dacarbazine. Groupe d'Etude des Tumeurs à Calcitonine (GETC) [J]. Br J Cancer，2000，83(6)：715 - 718.

[240] Ovassapian A. Fiberoptic Airway Endoscopy in Anesthesia and Critical Care [M]. New York，NY：Raven Press，1990.

[241] Pallante P，Visone R，Ferracin M，et al. MicroRNA deregulation in human thyroid papillary carcinomas [J]. Endocr Relat Cancer，2006，13：497 - 508.

［242］ Palmedo H, Bucerius J, Joe A, et al. Integrated PET/CT in differentiated thyroid cancer: diagnostic accuracy and impact on patient management ［J］. J Nucl Med , 2006,47: 616 – 624.

［243］ Park S Y, Kim M S, Eom J S, et al. Risk factors and etiology of surgical site infection after radical neck dissection in patientswith head and neck cancer ［J］. Korean J Intern Med. 2016 Jan;31(1): 162 – 9. doi: 10. 3904/kjim. 2016. 31. 1. 162. Epub 2015 Dec 28.

［244］ Paschke R, Hegedus L, Alexander E, et al. Thyroid nodule guidelines: agreement, disagreement and need for future research ［J］. Nat Rev Endocrinol, 2011,7(6): 354 – 61.

［245］ Patnaik U, Nilakantan A, Shrivastava T. Anatomical variations of the external branch of the superior laryngeal nerve in relation to the inferior constrictor muscle: cadaveric dissection study ［J］. J Laryngol Otol. 2012;126(9): 907 – 12.

［246］ Peterson J J, Kransdorf M J, O'Connor M L. Diagnosis of occult bone metastases: postion emissiontomography ［J］. Clin Orthop, 2003, 415 (10): 120 – 128.

［247］ Pingpank J F Jr, Sasson A R, Hanlon A L, et al. Tumor above the spinal accessory nerve in papillary thyroid cancer that involves lateral neck nodes: a common occurrence ［J］. Arch Otolaryngol Head Neck Surg, 2002, 128 (11): 1275 – 1278.

［248］ Pinheiro A D, Foote R L, McCaffrey T V, et al. Intraoperative radiotherapy for head and neck and skull base cancer ［J］. Head & neck, 2003; 25: 217 – 25; discussion 25 – 6.

［249］ Pisello F, Geraci G, Sciumè C, et al. Prevention of complications in thyroid surgery recurrent laryngeal nerve injury personal experience on 313 cases ［J］. Ann Ital Chir, 2005,76(1): 23 – 28.

［250］ Portella R B, Silva J L, Wagman M B, et al. Exercise performance in young and middle-aged female patients with subclinical hyperthyroidism ［J］. Thyroid, 2006, 16: 731 – 735.

［251］ Price D L, Wong R J, Randolph G W. Invasive thyroid cancer: management of the trachea and esophagus ［J］. Otolaryngol Clin North Am, 2008,41(6): 1155.

［252］ Promoberger R, Ott J, Kober F, et al. Risk factors for postoperative bleeding after thyroid surgery ［J］. Br J Surg, 2012,99(3): 373 – 379.

［253］ Pujol P, Daures J P, Nsakala N, et al. Degree of thyrotropin suppression as a prognostic determinant in differentiated thyroid cancer [J]. J Clin Endocrinol Metab，1996,81：4318 - 4323.

[254] Randolph G W，Kamani D. The importance of preoperative laryngoscopy in patients undergoing thyroidectomy：voice，vocal cord function，and the preoperative detection of invasive thyroid malignancy [J]. Surgery，2006,139(3)：357 - 362.

[255] Reeve T，Thompson N W. Complications of thyroid surgery：how to avoid them，how to manage them，and observations on their possible effect on the whole patient [J]. World journal of surgery，2000,24(8)：971 - 975.

[256] Ricarte-Filho J C，Ryder M，Chitale D A，et al. Mutational profile of advanced primary and metastatic radioactive iodinerefractory thyroid cancers reveals distinct pathogenetic roles for BRAF，PIK3CA，and AKT1 [J]. Cancer Res，2009,69：4885 - 4893.

[257] Riesco-Eizaguirre G，Gutierrez-Martinez P，Garcia-Cabezas M A，et al. The oncogene BRAF V600E is associated with a high risk of recurrence and less differentiated papillary thyroid carcinoma due to the impairment of NatI-targeting to the membrane [J]. Endocr Relat Cancer，2006,13：257 - 269.

[258] Rob C G，Bateman G H. Reconstruction of the trachea and cervical esophagus [J]. Br J Surg 1949;37：202 - 205.

[259] Rodier J F，Volkmar P P，Bodin F,et al. Thoracic duct fistula after thyroid cancer surgery：towards a new treatment? [J]. Case Rep Oncol，2011,4(2)：255 - 259.

[260] Rosenbaum M A，Haridas M，McHenry C R. Life-threatening neck hematoma complicating thyroid and parathyroid surgery [J]. The American Journal of Surgery，2008,195(3)：339 - 343.

[261] Ruan M，Shen Y，Chen L，Li M. et al. RECIST 1. 1 and serum thyroglobulin measurements in the evaluation of responses to sorafenib in patients with radioactive iodine-refractory differentiated thyroid carcinoma [J]. Oncol Lett，2013,6(2)：480 - 486.

[262] Rybak L d，Rosenthal D I. Radiological imaging for the diagnosis of bone metastases [J]. QJ Nucl Med，2001,45(3)：53 - 64.

[263] Saleh H A，Hammoud J，Zakaria R，Khan A Z. Comparison of Thin-Prep and cell block preparation for the evaluation of Thyroid epithelial lesions on fine needle aspiration biopsy [J]. Cytojournal. 2008;5：3.

[264] Samuels M H. Subclinical thyroid disease in the elderly [J]. Thyroid, 1998, 8: 803 - 813.

[265] Sawin C T, Geller A, Wolf P A, et al. Low serum thyrotropin concentrations as a risk factor for atrial ? brillation in older persons [J]. N Engl J Med, 1994, 331: 1249 - 1252.

[266] Schlumberger M, Tahara M, Wirth L J, et al. Lenvatinib versus placebo in radioiodine-refractory thyroid cancer [J]. The New England journal of medicine, 2015, 372: 621 - 630.

[267] Schwartz D L, Lobo M J, Ang K K, et al. Postoperative external beam radiotherapy for differentiated thyroid cancer: outcomes and morbidity with conformal treatment [J]. International journal of radiation oncology, biology, physics 2009; 74: 1083 - 1091.

[268] Segev D L, Umbricht C, Zeiger M A. Molecular pathogenesis of thyroid cancer [J]. Surg Oncol, 2003, 12(2): 69 - 90.

[269] Serpell J W, Phan D. Safety of total thyroidectomy [J]. ANZ J Surg, 2007; 77: 15 - 9.

[270] Sfakianakis G N, Skillman T G, George J M. Thyroxine withdrawal in thyroid cancer [J]. Ohio State Med J, 1975, 71: 79 - 82.

[271] Shah J P, Loree T R, Dharker D, et al. Prognostic factors in differentiated carcinoma of the thyroid gland [J]. Am J Surg 1992, 164(6): 658 - 661.

[272] Shargorodsky M, Serov S, Gavish D, et al. Long-term thyrotropin-suppressive therapy with levothyroxine impairs small and large artery elasticity and increases left ventricular mass in patients with thyroid carcinoma [J]. Thyroid, 2006, 16: 381 - 386.

[273] Sheldon Ch, Pudenz R H, Tichy F Y. Percutaneous tracheotomy [J]. J MA Med Assic, 1957, 65(16): 2068 - 2070.

[274] Shen, Y, Ruan M, Luo Q, et al. Brain metastasis from follicular thyroid carcinoma: treatment with sorafenib [J]. Thyroid, 2012, 22(8): 856 - 860.

[275] Sherman S I. Cytotoxic chemotherapy for differentiated thyroid carcinoma [J]. Clin Oncol (R Coll Radiol), 2010, 22(6): 464 - 468.

[276] Shimaoka K, Schoenfeld D A, DeWys W D, et al. A randomized trial of doxorubicin versus doxorubicin plus cisplatin in patients with advanced thyroid carcinoma [J]. Cancer, 1985, 56(9): 2155 - 2160.

[277] Smallridge R C, Ain K B, Asa S L, et al. American Thyroid Association

guidelines for management of patients with anaplastic thyroid cancer [J].
Thyroid, 2012,22(11): 1104 - 1139.

[278] Smallridge R C, Copland J A. Anaplastic thyroid carcinoma: pathogenesis and
emerging therapies [J]. Clinical oncology 2010;22: 486 - 97.

[279] Smit J W, Eustatia-Rutten C F, Corssmit E P, et al. Reversible diastolic dysfunction
after long-term exogenous subclinical hyperthyroidism: a randomized, placebo-
controlled study [J]. J Clin Endocrinol Metab, 2005,90: 6041 - 6047.

[280] So K, Smith R E, Davis S R. Radiotherapy in well-differentiated thyroid cancer:
is it underutilized? [J]. ANZ journal of surgery, 2016,86: 696 - 700.

[281] Soares P and Sobrinho-Simoes M. Cancer: small papillary thyroid cancers—is
BRAF of prognositc value? [J]. Nat Rev Endocrinol, 2011,7: 9 - 10.

[282] Sole C V, Calvo F A, Polo A, et al. Anticipated intraoperative electron beam
boost, external beam radiation therapy, and limb-sparing surgical resection for
patients with pediatric soft-tissue sarcomas of the extremity: a multicentric pooled
analysis of long-term outcomes [J]. International journal of radiation oncology,
biology, physics 2014;90: 172 - 180.

[283] Sosa J A, Elisei R, Jarzab B, et al. Randomized safety and efficacy study of
fosbretabulin with paclitaxel/carboplatin against anaplastic thyroid carcinoma [J].
Thyroid, 2014,24(2): 232 - 240.

[284] Su AP, Wei T, Liu F, et al. Use of carbon nanoparticles to improve lymph nodes
dissection and identification of parathyroid glands at thyroidectomy for papillary
thyroid cancer [J]. Int J Clin Exp Med, 2016,9(10): 19529 - 19536.

[285] Sun X S, Sun S R, Guevara N, et al. Indications of external beam radiation
therapy in non-anaplastic thyroid cancer and impact of innovative radiation
techniques [J]. Critical reviews in oncology/hematology, 2013,86: 52 - 68.

[286] Sundram F, Robinson B G, Kung A, et al. Well-differentiated epithelial thyroid
cancer management in the Asia Paci? c region: a report and clinical practice
guideline [J]. Thyroid, 2006,16: 461 - 469.

[287] Suslu N, Vural S, Oncel M, et al. Is the insertion of drains after uncomplicated
thyroid surgery always necessary? [J]. Surg Today, 2006,36: 215 - 218.

[288] Tezuka M, M urata Y, Ishida R, etal. MR imaging of the thyroid: correlation
between apparent diffusion coefficient and thyroid scintigraphy [J]. Magn reson
imaging, 2003,17(2): 163 - 169.

[289] Thariat J O S T, Barsela G, Carrie C, et al. Prognosis of irradiated anaplastic

thyroid carcinomas: a rare cancer network study [J]. International journal of radiation oncology, biology, physics 2014;90: S549e50.

[290] Thomas L, Lai S Y, Dong W, et al. Sorafenib in metastatic thyroid cancer: a systematic review [J]. Oncol. 2014;19: 251 – 258.

[291] Thomas L, Lai S Y, Dong W, et al. Sorafenib in Metastatic Thyroid Cancer: A Systematic Review [J]. Oncologist, 2014,19(3): 251 – 258.

[292] Togashi T, Sugitani I, Toda K, et al. Surgical management of retropharyngeal nodes metastases from papillary thyroid carcinoma [J]. World J Surg, 2014,38 (11): 2831 – 2837.

[293] Tuttle R M, Haddad R I, Ball D W, et al. Thyroid carcinoma, version 2. 2014 [J/OL]. J Natl Compr Canc Netw. 2014,12(12): 1671 – 1680; quiz 80.

[294] Urbano T G, Clark C H, Hansen V N, et al. Intensity modulated radiotherapy (IMRT) in locally advanced thyroid cancer: acute toxicity results of a phase I study [J]. Radiother Oncol 2007;85(1): 58 – 63.

[295] Uruno T1, Masaki C, Suzuki A, et al. Antimicrobial prophylaxis for the prevention of surgical site infection after thyroid and parathyroid surgery: a prospective randomized trial [J]. World J Surg. 2015 May; 39(5): 1282 – 1287.

[296] Van Natta T L, Nguyen A T, Benharash P, et al. Thoracoscopic thoracic duct ligation for persistent cervical chyle leak: utility of immediate pathologic confirmation [J]. JSLS. 2009,13(3): 430 – 432.

[297] Vasileiadis I, Karatzas T, Charitoudis G, et al. Association of Intraoperative Neuromonitoring With Reduced Recurrent Laryngeal Nerve Injury in Patients Undergoing Total Thyroidectomy [J]. JAMA Otolaryngol Head Neck Surg. 2016;142(10): 994 – 1001.

[298] Visone R, Pallante P, Vecchione A, et al. Specific microRNAs are downregulated in human thyroid anaplastic carcinomas [J]. Oncogene, 2007,26: 7590 – 7595.

[299] Volante M, Rapa I, Gandhi M, et al. RAS mutations are the predominant molecular alteration in poorly differentiated thyroid carcinomas and bear prognostic impact [J]. J Clin Endocrinol Metab, 2009,94: 4735 – 4741.

[300] Wang J, Takashima S, Matsushita T, et al. Esophageal invasion by thyroid carcinomas: prediction using magnetic resonance imaging. J Comp Assis Tomogr 2003;27(1): 18 – 25.

[301] Wang W, Chen D, Chen S, et al. Laryngeal reinnervation using ansa cervicalis for thyroid surgery-related unilateral vocal fold paralysis: a long-term outcome

analysis of 237 cases [J]. PLoS One. 2011;6(4): e19128.

[302] Wang X L, Xu Z G, Wu Y H, et al. Surgical management of parapharyngeal lymph node metastasis of thyroidcarcinoma: a retrospective study of 25 patients [J]. Chin Med J (Engl), 2012,125(20): 3635 - 3639.

[303] Wang Y, Ji Q, Li D, et al. Preoperative CT diagnosis of right nonrecurrent inferior laryngeal nerve [J]. Head Neck. 2011;33(2): 232 - 238.

[304] Watkinson J C, Franklyn J A, Olliff J F, et al. Detection and surgical treatment of cervical lymph nodes in differentiated thyroid cancer [J]. Thyroid, 2006, Feb; 16(2): 187 - 94.

[305] Watts J M. Traeing the Tracheostomy [J]. Am Otol, 1976,85(5Ptl): 618 - 624.

[306] Weber F, Teresi R E, Broelsch C E, et al. A limited set of human MicroRNA is deregulated in follicular thyroid carcinoma [J]. J Clin Endocrinol Metab, 2006, 91: 3584 - 3591.

[307] Wei T, Li Z, Jin J, et al. Autotransplantation of Inferior Parathyroid glands during central neck dissection for papillary thyroid carcinoma: a retrospective cohort study [J]. Int J Surg. 2014;12(12): 1286 - 90.

[308] Wells S A Jr, Robinson B G, Gagel R F, et al. Vandetanib in patients with locally advanced or metastatic medullary thyroid cancer: a randomized, double-blind phase III trial [J]. J Clin Oncol Off J Am Soc Clin Oncol. 2012;30: 134 - 141.

[309] Wenz F, Schneider F, Neumaier C, et al. Kypho - IORT - a novel approach of intraoperative radiotherapy during kyphoplasty for vertebral metastases [J]. Radiation oncology, 2010,5: 11.

[310] Wilkerson P M, Haque A, Pitkin L, et al. Thoracoscopic ligation of the thoracic duct complex in the treatment for high-volume chyle leak following modified radical neck dissection: safe, feasible, but underutilised[J]. Clin Otolaryngol, 2014,39(1): 73 - 74.

[311] World Health Organization. Medical need for opioid analgesics. Achieving balance in national opioids control policy: Guideline for Assessment. Geneva: WHO, 2000: 3 - 4.

[312] Wu C W, Dionigi G, Sun H, et al. Intraoperative neuromonitoring for the early detection and prevention of RLN traction injury in thyroid surgery: a porcine model [J]. Surgery. 2014;155(2): 329 - 39.

[313] Wu G, Mambo E, Guo Z, et al. Uncommon mutation, but common amplifications,

of the PIK3CA gene in thyroid tumors [J]. J Clin Endocrinol Metab, 2005, 90 (8): 4688 - 4693.

[314] Wu H, Zhang B, Zang Y, et al. Ultrasound-guided fine-needle aspiration for solid thyroid nodules larger than 10 mm: correlation between sonographic characteristics at the needle tip and nondiagnostic results [J]. Endocrine. 2014; 46 (2): 272 - 278.

[315] Wu K, Hou S M, Huang T S, Yang R S. Thyroid carcinoma with bone metastases: a prognostic factor study [J]. Clin Med Oncol. 2008, 2: 129 - 34.

[316] Xing M, Westra W H, Tufano R P, et al. BRAF mutation predicts a poorer clinical prognosis for papillary thyroid cancer [J]. J Clin Endocrinol Metabol, 2005, 90: 6373 - 6379.

[317] Xing M. Molecular pathogenesis and mechanisms of thyroid cancer [J]. Nat Rev Cancer, 2013, 13: 184 - 199.

[318] Y Yamagami, M Tori, M Sakaki, et al. Thyroid carcinoma with extensive tumor thrombus in the atrium [J]. General Thoracic and Cardiovascular Surgery, 2008, 56(11): 555 - 558.

[319] Yalcin B, Anatomic configurations of the recurrent laryngeal nerve and inferior thyroid artery [J]. Surgery. 2006, 139(2): 181 - 187.

[320] Yang S, Zhou L, Lu Z, et al. Systematic review with meta-analysis of intraoperative neuromonitoring during thyroidectomy [J]. Int J Surg. 2017; 39: 104 - 113.

[321] Yi P Q, Nie F F, Fan Y B, et al. Intraoperative radiotherapy for the treatment of thyroid cancer: a pilot study [J]. Oncotarget, 2017, 8: 29355 - 29360.

[322] Yip L, Nikiforova M N, Carty S E, et al. Optimizing surgical treatment of papillary thyroid carcinoma associated with BRAF mutation [J]. Surgery, 2009, 146: 1215 - 1223.

[323] Youben F, Zheng D, Zhili Y, et al. Expression and clinical significance of FOXE1 in papillary thyroid carcinoma [J]. Mol Med Rep, 2013, 8: 123 - 127.

[324] Zang J, Wu S, Tang L, et al. Incidence and risk of QTc interval prolongation among cancer patients treated with vandetanib: a systematic review and meta-analysis [J]. PLoS ONE, 2012, 7: e30353.

[325] Zarogoulidis K, Boutsikou E, Zarogoulidis P, et al. The impact of zoledronic acid therapy in survival lung cancer patients with bone metastases [J]. Int J Cancer, 2009, 21(5): 455 - 465.

[326] Zhu J, Tian W, Xu Z, et al. Expert consensus statement on parathyroid protection in

thyroidectomy [J]. Ann Transl Med. 2015;3(16): 230.

[327] Zhu Z, Ciampi R, Nikiforova M N, et al. Prevalence of RET/PTC rearrangements in thyroid papillary carcinomas: effects of the detection methods and genetic heterogeneity [J]. J Clin Endocrinol Metab, 2006,91: 3603 - 3610.